全国卫生职业院校规划教材
全国中等卫生职业教育示范教材

供中等卫生职业教育各专业使用

病理学基础

主　编　许煜和
副主编　张秀珍　谢建华
编　委　(按姓氏汉语拼音排序)
　　　　曹冬霞(临沧市卫生学校)
　　　　古丽菲娅·阿布都吉力里(新疆伊宁卫生学校)
　　　　贺　玲(华北煤炭医学院秦皇岛分院)
　　　　李　庆(长沙市卫生学校)
　　　　刘碧英(长沙市卫生学校)
　　　　刘海燕(济南市卫生学校)
　　　　田晓露(红河州卫生学校)
　　　　谢建华(龙岩卫生学校)
　　　　徐雪冬(连州市卫生学校)
　　　　许煜和(新疆伊宁卫生学校)
　　　　张国江(毕节地区卫生学校)
　　　　张丽华(朝阳市卫生学校)
　　　　张秀珍(廊坊市卫生学校)

科学出版社
北京

内 容 简 介

本书为全国中等卫生职业教育示范教材,包括病理解剖学及病理生理学的课程内容。病理解剖学侧重从形态学结构方面阐述疾病的发生发展规律,病理生理学则主要从代谢和功能方面阐述疾病发生的本质。为激发学生的学习兴趣、拓展知识和活跃思维,使学生既轻松又能有效掌握所学知识,每章都设有引言、案例、链接、考点、小结及自测题,主要突出医学专业护士执业资格考试要点,需知晓并掌握的基本概念及理论、病理变化及临床病理联系。书中随文配有彩色插图,病变典型,使教学过程更生动、直观,书后附有实验指导,可增强学生的认知和实践动手能力。

本书适宜于中等卫生职业教育各专业学生、老师使用。

图书在版编目(CIP)数据

病理学基础 / 许煜和主编 . —北京:科学出版社,2011.2
全国卫生职业院校规划教材 · 全国中等卫生职业教育示范教材
ISBN 978-7-03-029688-7

I. 病… II. 许… III. 病理学-专业学校-教材 IV. R36

中国版本图书馆 CIP 数据核字(2011)第 010455 号

责任编辑:裴中惠 / 责任校对:李　影
责任印制:刘士平 / 封面设计:黄　超

科学出版社　出版
北京东黄城根北街 16 号
邮政编码:100717
http://www.sciencep.com

北京天时彩色印刷有限公司　印刷
科学出版社发行　各地新华书店经销

*

2011 年 2 月第 一 版　　开本:787×1092　1/16
2015 年 6 月第十次印刷　　印张:13 1/2
字数:328 000

定价:39.90 元
(如有印装质量问题,我社负责调换)

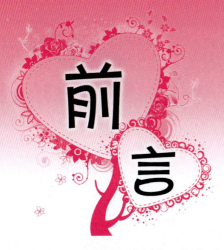

本教材是根据科学出版社 2010 年启动的全国中等卫生职业教育示范教材编委会精神和总体要求而组织编写的。教材内容以卫生职业教育教学改革和发展趋势特点为先导,本着以各专业及护理岗位需求为标准的编写理念,以科学、实用、注重职业技能、体现专业特色为目标,适应护士执业资格考试新大纲要求,将适合护理临床需要的知识点和护士执业标准中规定的内容提炼入教材,通过临床案例、大体标本和病理切片图真实、直观反映了所需的病理专业基础知识,并阐明了病理学与临床、护理及相关医学专业的内在联系。

本书由基本理论和实验指导两部分组成,理论部分为 16 章,实验内容为 9 项,教学时数建议安排 54 学时,其中理论教学 45 学时,实验教学 9 学时。

本教材还适当插入了引言、案例、链接、考点、小结及自测题。引言设在每章节的开始,以开启学生学习该门课程的兴趣;考点体现了考纲的基本要求、章节中的重要知识点、执业资格考试要点等;每章节后附小结和自测题,小结为学生提供了总结性与比较性内容,自测题包含执业资格考试题型训练、案例及思考题等内容,为学生自主学习提供了方便。实验指导中增加了相关的正常组织学内容,以帮助学生复习和正确观察病理学切片。

在本教材编写过程中,自始至终得到了科学出版社的指导和支持,为顺利编写并完成提供了保障,全体参编人员认真负责、团结协作,付出了心血和努力,在此一并表示最诚挚的感谢。由于受时间和编写能力所限,难免有疏漏和错误之处,敬请同行专家、师生和读者批评指正。

编　者
2010 年 11 月

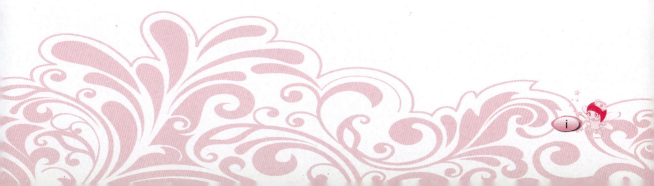

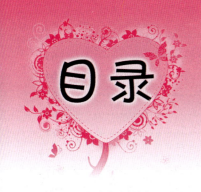

目录

第1章　绪　论

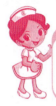

　　病理学(pathology)是研究疾病病因、发病机制、病理变化及转归的基础医学学科。通过学习来认识和掌握疾病的发生发展规律,阐明和揭示疾病的本质,为正确诊治和预防疾病提供理论依据。

第 1 节　病理学的内容与任务

　　依据研究角度和实验观察角度的不同,病理学又分为病理解剖学和病理生理学。病理解剖学侧重从形态学结构方面研究疾病的发生发展规律,病理生理学则主要从功能和代谢方面研究疾病发生的本质。两者相辅相成,紧密联系,不可截然分开。

　　病理学的主要任务是阐明疾病发生的原因;在病因作用下导致疾病发生和发展的发病机制;在疾病发生、发展过程中,机体的功能、代谢和形态结构的改变,以及疾病的转归等。

病理学发展简史　　链接

　　1761 年,意大利的 Morgani(1682～1771)医生通过对 700 多例尸体的解剖,详细记录病变器官的肉眼变化之后,认为不同的疾病是由相应器官病变引起的,并编写出《疾病的部位和原因》一书,由此提出了器官病理学的概念。19 世纪初,维也纳的 Rokitansky 利用 84 000 多例尸检材料写成《病理解剖学》巨著。19 世纪中叶,随着显微镜的发明和使用,德国病理学家 Virchow(1821～1902)通过对病变组织、细胞的深入观察,创立了细胞病理学,并于 1858 年出版了《细胞病理学》一书。经过近一个半世纪的探索研究和不断完善,相继形成了解剖病理学、细胞病理学、超微结构病理学。随着科学技术的发展和应用,病理学出现了许多新的分支学科,如免疫病理学、分子病理学、遗传病理学、定量病理学、地理病理学及社会病理学等。

第 2 节　病理学与临床医学的关系

　　病理学是一门沟通基础医学和临床医学的桥梁学科,病理学既以解剖学、生理学、组织胚胎学、生物化学、微生物学、免疫学及寄生虫学为依托,又与临床密切相关,尤其对疾病的临床诊断-病理组织学检查方法,其直观性和客观性是其他诊断方法(如影像技术、内镜技术、分子生物学技术)所无法替代的。活体组织检查是迄今诊断疾病的最可靠方法,细胞学检查对诊断早期肿瘤起到重要作用,尸体解剖能对患者死因和诊断做出终极回答。随着临床实践研究课题的不断进展,病理学的发展将与临床医学的进展相互促进、共同提高。

第 3 节　病理学的研究方法

病理学十分重视对患者机体各器官、组织形态结构和功能代谢变化的研究,其研究方法主要有以下几种:

1. **活体组织检查**　简称活检,即采用手术切取、钳取、穿刺病变组织,进行形态学观察,做出病理诊断,例如对肝、脾、骨髓和淋巴结的穿刺活检。其特点包括:①组织新鲜,可供多种研究方法选用(如免疫组化、组织培养等);②诊断及时,手术中可做冷冻快速诊断,以供医生确定最佳手术治疗方案;③确定疾病性质,指导疾病治疗和判断预后。

2. **尸体解剖**　简称尸检,即对死者的遗体进行病理解剖,全面检查各系统、脏器、组织的病理变化。其特点为:①确定诊断,查明死因,总结经验,提高诊治水平;②及时发现和诊断传染病、地方病和新病种;③收集病理标本和组织切片材料,供教学、科研使用。

3. **细胞学检查**　采用刮取或收集黏膜、浆膜表面脱落的细胞进行形态学观察,做出细胞学诊断。例如,临床上常用的阴道涂片或子宫刮片,痰涂片及食管拉网等方法。其特点为:①操作简便,快捷易做;②患者痛苦小,且节省开支,易接受;③适用于大样本人群健康普查。

4. **组织和细胞培养**　应用细胞培养技术,观察离体组织、细胞的形态、功能代谢的改变,对肿瘤的生长、细胞癌变、病毒复制、细胞基因变化及组织损伤后细胞生长调节等方面的研究有重要价值。其特点为:①针对性强,研究目标明确;②条件易于控制,周期短;③组织细胞来源丰富。

5. **动物实验**　在实验动物体内复制人类疾病模型,通过人为控制各种条件和不同药物治疗,探明疾病的病因、病理变化和转归,从中发现疾病发生发展的规律。其特点为:①根据需要,可进行任何方式的观察研究,或与人体疾病进行对照研究;②可进行多次重复验证,积累资料,供医学研究;③动物与人体之间存在一定的物种差异,动物实验所得结论,可供研究人体疾病参考。

活体组织检查、尸体解剖及细胞学检查是病理学研究的主要方法,也是临床上的重要检查手段。

第 4 节　病理学的观察方法

1. **大体观察**　是指用肉眼或借助放大镜、量尺等辅助工具,对所检标本的大小、形状、色泽、重量、质地、表面、界限及切面、病灶特征及硬度等进行细致观察及检测,是病理学检查不可忽略的第一步,具有微观观察不能取代的优势。

2. **组织学和细胞学观察**　从大体标本上切取适当大小的病变组织制成切片或把直接采集到的病变部位细胞制成涂片,根据需要进行不同染色,在光学显微镜下观察组织病变特点和细胞变化特征,是病理学研究和诊断的最基本方法。

3. **超微结构观察**　运用电子显微镜(透射或扫描)对组织和细胞的内部及表面的超微结构进行观察,可从亚细胞(细胞器)和分子水平上了解组织细胞的病理变化,加深对疾病本质的认识和理解。

4. **组织和细胞化学观察** 利用某些能与细胞中的化学成分进行"特异性"结合的试剂,显示组织细胞的某些成分(如蛋白质、酶类、核酸、糖原和脂肪等)的变化,对疾病的诊断有一定参考价值。

5. **免疫组织化学观察** 是应用抗原-抗体特异性结合原理形成的一种组织化学技术,在光学显微镜下,原位检测待检(抗原)物质的存在与否,并可进行定性、定量和定位的研究。临床上常用于肿瘤的诊断和鉴别。

除上述观察方法外,随着现代医学科学的发展,放射自显影、流式细胞、图像分析及聚合酶链及分子原位杂交等技术越来越广泛地应用于医学研究和临床诊断,大大推进了病理学研究的进展。

考点:病理学研究和诊断的最基本方法

第 5 节 病理学的学习方法

病理学既是一门医学基础课程,也是一门与医学临床学科密切相关的桥梁课程,在临床诊治中具有重要作用。在学习中要勤于思考、善于总结,通过标本和切片观察、动物实验和多媒体直观教学,重点掌握概念、病理过程,学会应用病理学方法进行临床案例分析,努力提高学习效果。

(一) 理论联系实践,重视实验课学习

通过大体标本、组织切片和动物实验的观察,使感性认识和理性认识有机结合,使理论得到验证。

(二) 明确功能、代谢与形态之间的关联

疾病发生发展过程中,机体常发生功能、代谢和形态的改变,三者之间互相联系、互相影响、互为因果。形态结构的改变势必导致功能、代谢的变化,而功能、代谢的改变也必然会引起形态的改变。如原发性高血压患者心肌肥大,是由于心脏长期功能代偿导致形态改变;风湿性心脏病患者,由于二尖瓣狭窄和关闭不全,导致全身血流动力改变,即形态改变导致功能改变。

(三) 学会动态认识疾病,注意局部与整体的关系

在一定时限观察的标本、组织切片及患者症状,只是疾病某一时段的病变和表现,对于疾病的整个发生、发展过程来说是局部的,并非疾病的全貌,因此,要学会动态观察疾病的发生与发展。人体是一个有机整体,全身各个系统和器官是互相联系的,局部病变可累及整个机体,要正确认识局部与整体的关系。

(四) 注重病理学与基础医学、临床医学和护理学的关联

掌握本专业必备理论与实践知识,以生物-心理-社会的新医学模式去认识疾病,从而有效预防、治疗和护理疾病。

小 结

病理学是研究疾病病因、发病机制、病理变化及病变的转归与结果的基础医学学科,同时也是沟通基础医学和临床医学的桥梁课程,根据研究的侧重不同可分为病理解剖学和病理生理学。

病理学的主要任务是认识和掌握疾病发生发展的规律,阐明和揭示疾病的本质。主要研究手段有尸体解剖、活体组织检查、细胞学检查、组织和细胞培养及动物实验五种,主要观察方法有大体观察、组织学和细胞学观察、超微结构观察、组织化学和细胞化学观察、免疫组织化学观察等。

自 测 题

一、名词解释

1. 病理学　2. 活体组织检查

二、填空题

1. 病理学的主要研究方法有_____、_____、_____、_____、_____五种。

2. 病理学的主要观察方法有_____、_____、_____、_____、_____五种。

三、选择题

A 型题(最佳选择题)

1. 病理学的主要任务是

   A. 研究疾病的病因、发病机制

   B. 研究疾病的病理变化和转归

   C. 认识和掌握疾病发生发展的规律

   D. 阐明并揭示疾病的本质

   E. 以上均是

2. 宫颈涂片属于病理学的_____研究方法。

   A. 组织培养　　　　B. 活检

   C. 脱落细胞学检查　D. 细胞培养

   E. 免疫组化检查

3. 侧重功能代谢变化研究疾病发生发展规律的学科是

   A. 病理学　　　　　B. 病理解剖学

   C. 病理生理学　　　D. 免疫病理学

   E. 实验病理学

B 型题(配伍选择题)

   A. 患病机体的形态结构改变

   B. 患病机体的功能、代谢变化

   C. 正常人体的形态结构

   D. 正常人体的代谢

   E. 正常人体的功能

4. 病理解剖学研究

5. 病理生理学研究

四、简答题

为什么说病理学是一门桥梁学科?

(许煜和)

第2章 疾病概论

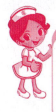

生病对每一个人来说都是一件很痛苦的事,人人都不希望自己生病,可疾病又如影随形,几乎每个人都生过病,只是轻重缓急和身体发病部位不同而已。人为什么会生病?为什么有的人生病、有的人不生病呢?现就从我们的生存环境及自身说起。

第1节 健康与疾病

一、健　　康

疾病和健康是生命过程中的两种对立形式,正确认识健康与疾病的概念,了解并掌握疾病发生发展的机制与规律,认识疾病的本质,可为临床诊治和护理提供理论依据。

是否人不生病、无病痛就是健康? 不同的社会文化背景下对健康与疾病的认识不尽相同,随着社会的进步、经济与科学技术的发展,人们对健康与疾病有了新的认识。世界卫生组织(World Health Organization,WHO)关于健康的定义是:"健康不仅是身体上没有疾病和病痛,还要在躯体上、精神上和社会适应或交往上都处于完好状态。"这一定义反映的是把健康与生物因素、心理因素及社会因素相结合的现代医学模式。从生物-心理-社会医学模式的角度看,健康不仅要有健全的体魄,还需要有良好的心理状态和社会适应能力。

二、疾　　病

疾病是指在致病因素作用下,因机体稳态调节紊乱而发生的异常生命活动过程。疾病的发生常可引起体内一系列功能、代谢和形态的改变,患者出现各种症状和体征,对环境和社会的适应能力下降。健康与疾病并没有明显的界限,从最佳健康状态到逐渐损伤和抗损伤,发展到亚健康和疾病,病情从轻到重,直至死亡,两者之间是一个动态连续过程,健康与疾病之间的动态关系如下:

最佳健康状态→良好状态→亚健康状态→ 疾病→轻病→ 重病→死亡

> **亚健康(sub-health)状态** 链接
>
> 亚健康状态是介于健康和疾病之间的一种临界状态,又称"机体的第三状态"。亚健康状态即:①心身轻度失调状态:表现为情绪低落、食欲不振、心情烦躁、失眠等;②潜在临床状态:即潜伏着发展成为某一病理损害的可能;③前临床状态:即已有病理改变,但临床症状不明显。亚健康状态是一种特殊的、短暂的阶段,它既可以恢复到健康状态,也可以进一步发展为各种疾病。

第 2 节　病因学概论

病因学主要研究疾病发生的原因与条件。原因是指作用于机体引起疾病并决定该疾病特征的体内外因素。条件是指在病因作用于机体的前提下,决定或影响疾病发生发展的因素,包括疾病发生的诱因,如上消化道大出血血氨升高可诱发肝性脑病。危险因素是指与疾病发生发展关系密切的因素,但尚未完全确定是致病的原因还是条件。如高血压、高血脂、高血糖及吸烟是动脉粥样硬化形成的危险因素。

一、疾病发生的原因

疾病发生的原因称为病因或致病因素,病因在一定条件下发挥致病作用,并决定该疾病的特异性。常见的病因类型和致病特点见表2-1。

表2-1　病因类型与致病特点

类型	病　　因	致　病　特　点
生物因素	病原微生物(细菌、病毒、真菌、立克次体、螺旋体、衣原体)和寄生虫(原虫及蠕虫)等	有特定的侵入途径及特定的损害部位,与机体的感受性及免疫防御功能有关,如病毒性肝炎及细菌性痢疾等
理化因素	机械力、温度、大气压、电离辐射、噪声等物理因素;强酸、强碱、重金属盐类、有机磷农药、化学毒物和某些药物等化学因素	物理因素与作用强度、时间和部位有关,无明显的组织、器官选择性,如烫伤、冻伤、减压病;化学因素与性质、剂量、作用时间有关,多数对机体作用部位有选择性,如有机磷及一氧化碳中毒
营养因素	糖、脂肪、蛋白质、水、氧气、无机盐、维生素及微量元素	缺乏或过多均可导致疾病,如营养不良、软骨病、贫血、夜盲症及高血压、高脂血症等
遗传性因素	遗传物质改变(基因突变或染色体畸变)	遗传性疾病或遗传易感性,如唐氏综合征、血友病、白化病、精神分裂症等
免疫性因素	免疫功能先天不足、后天低下,免疫缺陷或免疫功能异常	变态反应、免疫缺陷病、自身免疫性疾病等,如荨麻疹、支气管哮喘等
心理及社会因素	紧张、忧虑、抑郁、悲伤、恐惧等	应激性疾病、变态人格、身心疾病等,如原发性高血压、神经衰弱症等

二、疾病发生的条件

疾病发生的条件是指通过作用于机体或病因,加速或延缓疾病发生的各种因素。疾病的发生除一定要有病因存在外,还必须有一定的条件存在。条件本身虽不能直接引起疾病,但是可以促使病因对机体产生影响,如结核杆菌入侵是结核病的病因,但不一定都引起结核病,只有营养不良、抵抗力下降等条件存在的情况下,机体才会感染结核病。因此,病因常在一定条件下而致病。人们可以通过改变致病条件来延缓或阻止疾病的发生。

第 3 节　疾病发生发展的一般规律

不同的疾病,在其发展过程中既有其本身的独特规律,又有共同的一般规律,主要体现在

以下方面:

一、损伤与抗损伤

致病因素作用于机体,可引起机体的损伤性变化,同时机体应激调动各种防御和代偿功能来对抗损伤性反应。损伤与抗损伤反应贯穿于疾病的始终,并影响疾病的发展和转归。如烧伤时可引起皮肤、组织坏死,体液大量渗出导致循环血量减少、血压下降等损伤性反应。与此同时,体内出现白细胞增加、微动脉收缩、心率加快、心排血量增加等抗损伤性反应。当抗损伤性反应占优势并得到及时治疗时,疾病得到缓解,机体就会康复。当损伤占优势又无有效的治疗时,疾病则向恶化方向转化甚至死亡。

在不同疾病中损伤与抗损伤的斗争不尽相同,也就构成了不同的临床表现,在疾病防治中要尽量增强抗损伤反应而减轻和消除损伤反应。

二、因果转化

因果转化是指在疾病发生发展过程中,原始致病因素作用于机体而产生的某些变化,在一定条件下又作为新的原因引起另一些变化,出现原因与结果的互相转化和交替。因果转化可导致疾病向两个方向发展,即:①恶性循环:机体的损伤不断加重,病情进行性恶化;②良性循环:通过机体对原始病因的代偿反应和适当治疗,病情减轻,逐渐康复。因此,如能及早采取措施在疾病发展环节上阻止恶性循环,同时建立良性循环,即可使疾病朝有利于康复的方向发展。下面以大出血为例,说明发展过程(见图2-1)。

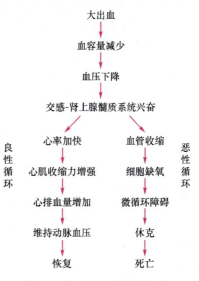

图 2-1　大出血后的因果转化

三、局部与整体

任何疾病都可以表现出局部病变和全身性反应,局部病变可通过神经和体液的途径影响整体,而机体的全身功能状态则可影响局部病变的发展与转归。如上呼吸道感染,可引起局部充血、水肿等炎性反应,且通过神经体液途径可影响全身,引起白细胞升高、发热、寒战等全身反应,白细胞发挥作用有利于局部病变消退,表现出整体对局部的影响。同时,还应具体分析是全身病变还是局部病变在疾病发展中起主导作用,如疖肿是皮肤局部的化脓性炎症,通常进行局部对症处理便可治愈,但若是糖尿病的并发症,则必须首先治疗糖尿病,疖肿才可痊愈。因此,正确认识局部与整体的相互关系对疾病的诊治具有重要意义。

考点:疾病过程中损伤与抗损伤、因果转化及局部与整体的关系

第 4 节　疾病的经过与转归

疾病都有一个发生、发展和转归过程,通常分为以下4个阶段:

1. **潜伏期**　是指从病因入侵到疾病最初症状出现前的时期。此期患者没有临床症状,不

易发觉。潜伏期长短随病因的特异性、疾病类型和机体本身的特征而不同,对确定或怀疑感染传染病的个体可及早隔离。

2. 前驱期　是指潜伏期后到开始出现临床典型症状前的时期。此期出现的临床症状多无特异性,如全身不适、疲乏无力、头晕头痛、食欲不振等一般性临床症状,容易被忽视,此期及时发现有利于疾病的早期诊断和治疗。

3. 症状明显期　是指出现疾病特征性临床症状的时期。临床上常以此期的症状和体征作为诊断疾病的重要依据。

4. 转归期　是指疾病的终结期。转归的趋向取决于机体损伤与抗损伤反应的结果,正确而及时的治疗可影响疾病的转归。疾病的转归有以下3种趋向:

(1) 完全康复:指疾病所致的损伤已经消除,机体受损组织、细胞的功能、代谢和结构完全恢复正常,症状和体征消退,机体的自稳调节能力和外界适应能力完全恢复正常。

(2) 不完全康复:指疾病所致的损伤已得到控制,主要的症状和体征消失,但机体的功能、代谢和形态结构并未完全恢复正常,而是通过代偿机制来维持相对正常的生命活动。

(3) 死亡:是指生命活动的终止,也是生命的必然规律。死亡分为生理性死亡和病理性死亡。生理性死亡是由于机体器官自然衰老所致,病理性死亡则是疾病进行性恶化的结果。死亡的类型包括传统概念死亡、脑死亡和猝死3种,其判定标准见表2-2。

表2-2　死亡类型及判定标准

死亡类型	判定标准
传统概念死亡(分为3个阶段)	濒死期(临终状态):患者脑干以上中枢神经处于深度抑制,各系统功能和代谢严重障碍,表现为体温下降、意识模糊、心跳减弱、血压下降、呼吸不规则和反射迟钝等 临床死亡期:延髓以上中枢神经处于深度抑制,表现为心跳、呼吸停止,反射消失,机体各组织细胞仍进行着微弱的代谢活动 生物学死亡期:机体各重要器官的代谢活动相继停止,发生不可逆变化,尸体逐渐出现尸冷、尸斑、尸僵并开始腐败和分解
脑死亡	全脑功能不可逆永久丧失,表现为:①自主呼吸停止;②不可逆昏迷和大脑无反应;③脑电波消失;④脑干神经反射消失,瞳孔散大或固定;⑤脑血液循环完全停止
猝死	6小时或24小时内因非暴力意外的突然死亡

脑干以上全脑功能发生不可逆的永久性停止称为脑死亡,脑死亡是判断死亡的重要标志。脑死亡一旦确立,就意味着在法律上已经具备死亡的合法依据,可帮助医务人员确定终止复苏抢救的界限。此外,脑死亡后各器官、组织并非同时死亡,也为器官移植创造了良好的时机和合法的根据,但宣告脑死亡须慎重。

案例2-1

　　患者,男性,患高血压20余年,看电视时突感头晕,出冷汗,之后昏迷急诊入院。经体检和CT检查,诊断为脑干出血,给予药物治疗。第2天呼吸心跳突然停止,深度昏迷,经使用呼吸机、心脏起搏器和药物抢救后,心跳恢复到130～140次/分,但瞳孔始终散大,经检查,脑电波消失、脑血流停止。

　　问题:该患者是否发生脑死亡?是否要继续抢救和治疗?

第 5 节　衰老与疾病的关系

人的机体、组织随着年龄的增长,表现出功能、适应性和抵抗力的减退,这种人类生命的必然过程称为衰老,衰老与疾病的发生有着密切关系。

一、衰老的原因和机体的变化

(一) 衰老的原因

衰老过程受多种因素影响,促进机体衰老的因素主要有:①社会因素;②疾病,一些慢性疾病对人体组织器官的损害可造成人体的老化;③营养不足或营养不当;④缺乏体力劳动;⑤其他因素,如环境温度、太阳辐射、海拔高度、各种污染等。

(二) 衰老时机体的变化

1. 神经内分泌系统功能减退,使稳定机体内环境的机制和能力下降,而使许多生理、生化指标和体液、血压、血脂、血糖、体液 pH、离子浓度不能维持在相对恒定的水平,是许多老年性疾病发生的原因。

2. 机体各个系统脏器储备功能减退,应对各种紧急情况的反应能力降低,致使疾病易感性增高。

3. 机体防御、免疫功能减退,使机体抵抗力减弱,因而,老年人易患感染性疾病,并导致肿瘤发病率增高。

4. 各器官功能的衰退和代谢减慢,对外界和体内环境改变的适应能力下降,表现为易疲劳、思维迟缓、运动的灵活性和准确性下降。

二、衰老与疾病

衰老过程引起机体各器官退行性变,使器官对环境的适应能力减弱,容易发生各种疾病,如心血管疾病、脑血管疾病、恶性肿瘤、糖尿病、呼吸系统感染等,在发病和病程中有以下特点:

1. 临床表现不典型　由于老年人机体反应性降低,故起病大多隐匿,临床症状和体征多不典型,如严重感染时只有低热,甚至不发热,很少出现高热,易造成漏诊和误诊。

2. 多种疾病同时存在　老年人常一人患有多种疾病,累及多个脏器,如高血压与冠心病、心血管病与脑血管病并存,可出现一种疾病改变、掩盖或干扰另一种疾病的现象,使临床诊断和鉴别诊断变得更为复杂。

3. 容易发生并发症和病程进展快　老年人患病时易出现嗜睡、昏迷、躁动或精神错乱等神经、精神系统的并发症,并因活动能力减低或长期卧床等并发肺部感染、血栓形成、栓塞与运动障碍、肌肉失用性萎缩、压疮等。由于脏器功能和内环境稳定性减退,一旦发生疾病,病情迅速进展和恶化。

考点:老年性疾病的发病及病程特点

小 结

疾病由不同的病因引起,包括内部因素、外部因素、自然环境和社会环境;疾病的发生、发展和转归通常分为潜伏期、前驱期、症状明显期和转归期;疾病的转归,主要取决于机体的损伤与抗损伤反应,疾病的最终结局包括康复和死亡两种形式。

死亡是机体生命活动的终止。其过程可分为濒死期、临床死亡期和生物学死亡期,近期提出的脑死亡概念是指全脑功能的不可逆的永久性丧失,机体作为一个整体功能的永久性停止。

机体衰老可引起各器官退行性变,使器官对环境的适应能力减弱,容易发生各种疾病,故老年性疾病的发病和病程多表现为症状不典型、多种疾病并存、容易发生并发症和病程进展快的特点。

自 测 题

一、名词解释

1. 健康　2. 疾病　3. 脑死亡　4. 衰老

二、填空题

1. 疾病的转归有_____、_____、_____。

2. 老年性疾病发病和病程中具有_____、_____、_____的特点。

三、选择题

A 型题(最佳选择题)

1. 疾病的发展取决于
   A. 病因的强度
   B. 是否有诱因存在
   C. 机体免疫功能的强弱
   D. 损伤与抗损伤力量对比
   E. 遗传因素

2. 下列哪项不作为脑死亡的标准
   A. 自主呼吸停止　　B. 心跳停止
   C. 脑电波消失　　　D. 脑神经反射消失
   E. 不可逆性昏迷

3. 临床上疾病诊断依据主要取决于
   A. 潜伏期　B. 前驱期　C. 症状明显期
   D. 转归期　E. 以上都不是

4. 老年人易患感染性疾病和肿瘤发病率高的主要

原因是
   A. 神经内分泌系统功能减退
   B. 机体脏器储备功能减退
   C. 机体防御、免疫功能减退
   D. 各器官功能衰退
   E. 各器官功能代谢减慢

5. 判断不完全康复的依据是
   A. 病因消除　　B. 症状消退
   C. 功能恢复　　D. 活动协调
   E. 疾病时的损伤性变化得到控制

B 型题(配伍选择题)
   A. 潜伏期　　　B. 前驱期
   C. 转归期　　　D. 症状明显期
   E. 不完全康复期

6. 病因入侵到疾病最初症状出现前属于

7. 出现疾病特征性临床症状属于

8. 疾病终结属于

四、简答题

引起疾病的原因有哪些?

(许煜和)

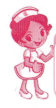

第3章 细胞和组织的适应、损伤和修复

> 身体的每一个细胞都有生命。当体内、外环境的改变对其构成刺激时,微小的"他们"会发生什么变化?"他们"的变化又以什么形式表现出来?变化后的"他们"有怎样的结局?通过本章学习将揭开谜底。

当内外环境改变或刺激因子作用时,细胞和组织发生形态结构和功能代谢等非损伤性病理变化来与之相协调,称为适应。适应在形态上表现为萎缩、肥大、增生和化生。若环境改变或刺激超出了细胞和组织的适应能力,则产生损伤性的病理变化。损伤性病变可分为可逆性损伤和不可逆性损伤,前者表现为细胞和组织变性,后者表现为细胞死亡。损伤后造成部分细胞和组织形成缺损,机体对其进行修补和恢复的过程,称为修复(见图3-1)。

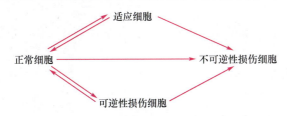

图3-1 正常细胞、适应细胞、可逆性损伤细胞和不可逆性损伤细胞的关系

第 1 节 细胞和组织的适应

适应(adaptation)是机体的细胞、组织或器官对于内外环境的各种刺激所做出的非损伤性的应答。适应在形态学上表现为萎缩、肥大、增生和化生。

案例3-1

患者,男性,63岁,有45年吸烟史,33年慢性支气管炎病史。近10年来呼吸功能、心功能明显下降,气急、发绀、全身性水肿,因肺部感染和心衰经治疗无效死亡。尸检:①支气管黏膜上皮为复层鳞状上皮;②右心室增大,室壁增厚;③脑回变窄,脑沟变宽且深,镜下神经细胞体积变小。

问题: 1. 该患者支气管黏膜上皮发生了什么病变?为什么?

2. 该患者右心室心肌细胞发生了什么变化?为什么?

3. 该患者神经细胞发生了什么变化?

一、萎 缩

萎缩(atrophy)是发育正常的实质细胞、组织或器官的体积缩小(见图3-2)。萎缩的器官或组织,细胞体积缩小,并常伴有实质细胞的数目减少。

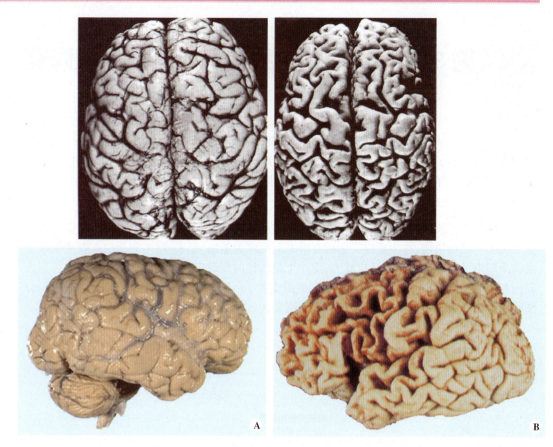

图 3-2　正常脑与萎缩脑

A. 正常脑；B. 萎缩脑

（一）原因和分类

根据发生原因,萎缩可分为生理性萎缩和病理性萎缩。

1. 生理性萎缩　如青春期后胸腺萎缩,更年期子宫和卵巢的萎缩等。

2. 病理性萎缩　按其发生原因又可分为以下 5 种:

（1）营养不良性萎缩:全身营养不良性萎缩常见于恶性肿瘤晚期、慢性消耗性疾病(如严重肺结核)、消化道梗阻、长期饥饿等。全身性萎缩最先萎缩的是脂肪,其次是肌肉、脾、肝、肾等,心、脑萎缩发生最晚。局部营养不良性萎缩常见于局部缺血,如脑动脉粥样硬化引起的脑萎缩。

（2）压迫性萎缩:组织与器官长期受压后引起的萎缩,如尿路梗阻时肾盂积水压迫肾实质引起的肾萎缩。

（3）失用性萎缩:运动器官长期不活动,组织和细胞功能及代谢降低导致萎缩,如骨折后肢体长期固定引起肌肉萎缩。

（4）神经性萎缩:运动神经元或轴突损伤引起效应器官的萎缩,如脊髓灰质炎患者下肢的肌肉萎缩。

（5）内分泌性萎缩:由于内分泌腺功能下降引起靶器官细胞萎缩,如垂体功能低下引起的肾上腺、甲状腺及性腺的萎缩。

（二）病理变化

肉眼观，萎缩的细胞、组织及器官体积变小，重量减轻，质地变硬，颜色变深，包膜皱缩。镜下观，实质细胞体积缩小或数目减少。在实质细胞减少的同时，间质细胞可以增生，甚至造成器官和组织体积的增大（假性肥大）。

（三）结局

萎缩的细胞、组织及器官功能下降。萎缩是一种可逆性变化。及时去除病因后，可逐渐恢复原状；若病因持续，萎缩的细胞最后可消失，导致器官体积变小。

考点： 萎缩的概念，病理性萎缩的类型

> **链接**
>
> ### 阿尔茨海默病（Alzheimer's disease，AD）
>
> 本疾病是由德国阿尔茨海默医生所描述的老年痴呆病的一种，多发生于中年或老年的早期，病理改变主要为大脑皮质弥漫性萎缩，脑沟增宽，脑回变窄，脑室扩大，神经元大量减少。症状是短期记忆力丧失，认知能力退化，逐渐变得呆傻，以至生活不能自理。据专家估计，我国阿尔茨海默病患病人数已超过 500 万，随着人口老龄化进程的加快，数字将更为庞大。60 岁以上的老年人群中，年龄每增加 5 岁，本病的患病危险就可增加 1.85 倍。阿尔茨海默病已成为 21 世纪威胁人类的严重疾病之一。

二、肥　　大

肥大（hypertrophy）是指细胞、组织和器官体积增大（见图 3-3）。组织、器官肥大时，除了实质细胞体积增大外，也可伴有细胞数目的增加。

（一）类型

肥大可分为生理性肥大与病理性肥大两种。

1. 生理性肥大　生理状态下发生的肥大。如妊娠期子宫、哺乳期乳腺及运动员肌肉的肥大均属于生理性肥大。

2. 病理性肥大　分为以下两种类型：

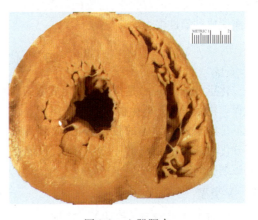

图 3-3　心肌肥大

（1）代偿性肥大：由相应器官的功能负荷加重所致。如高血压时，左心室后负荷加重，心肌发生肥大。一侧肾切除后，另一侧肾脏代偿性肥大。

（2）内分泌性肥大：由于内分泌激素增多而使靶细胞肥大，如肝硬化患者的乳腺肥大。

（二）后果

肥大的组织、器官的实质细胞功能增强，发挥代偿作用，但代偿作用有一定限度，超过限度将导致器官功能失代偿。如高血压引起左心室代偿性肥大，过度肥大则引起左心衰竭。

三、增　　生

增生（hyperplasia）是指组织、器官内实质细胞数量增加（见图 3-4）。常导致组织、器官的体积增大。增生多发生于再生能力强的组织，如肝、肾、上皮组织等。

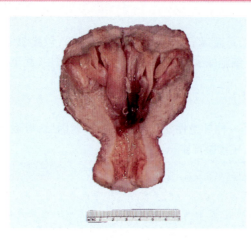

图3-4 子宫内膜增生

（一）类型

1. 生理性增生 适应生理需要所发生的增生,如女性青春期和哺乳期的乳腺上皮增生、育龄期女性子宫内膜增生。

2. 病理性增生

（1）代偿性增生:常伴代偿性肥大,如部分肝脏切除后残存的肝细胞的增生。

（2）内分泌性增生:内分泌功能紊乱引起的增生,如青春期和更年期妇女雌激素分泌过多所致的子宫内膜增生,雄激素过高时老年男性前列腺增生。

（3）再生性增生:组织损伤后由周围正常细胞增生完成修复,如创伤的愈合、慢性炎症时的增生。

（二）后果

增生时实质细胞数目增多,常伴有组织、器官的功能增强,在引发因素去除后可停止增生。在创伤愈合的过程中,过度的纤维增生可形成瘢痕疙瘩。若细胞增生过度失去控制,则可演变成肿瘤性增生。

四、化 生

化生(metaplasia)是指一种分化成熟的细胞类型被另一种分化成熟的细胞类型所取代的过程。化生只见于再生能力较强的组织。化生不是原来成熟细胞的直接转化,而是具有多分化潜能的细胞向另一方向转化,只能在同源细胞间进行。

（一）类型

1. 鳞状上皮化生(鳞化) 常见于气管和支气管黏膜(见图3-5)、宫颈黏膜。呼吸道上皮由于长时间吸烟刺激,原来的纤毛柱状上皮可转化为鳞状上皮。子宫颈发生慢性炎症时,宫颈黏膜上皮可被鳞状上皮取代,称为子宫颈鳞状上皮化生。

2. 肠上皮化生(肠化) 见于胃黏膜(见图3-6)。慢性胃炎时,胃黏膜上皮转变为含潘氏细胞或杯状细胞的小肠或大肠上皮组织,称为肠上皮化生。

3. 间叶组织化生 间叶组织中幼稚的成纤维细胞在损伤后,可转变为成骨细胞或成

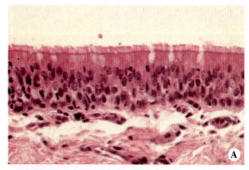

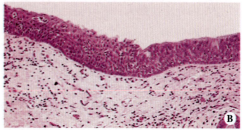

图3-5 正常气管黏膜上皮与支气管黏膜鳞状上皮化生
A. 正常气管黏膜上皮;B. 支气管黏膜鳞状上皮化生

软骨细胞,称为骨或软骨化生。

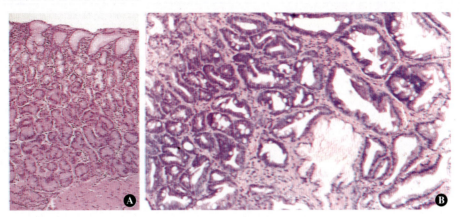

图 3-6　正常胃黏膜与胃黏膜肠上皮化生
A. 正常胃黏膜；B. 胃黏膜肠上皮化生

(二) 后果

化生的生物学意义:化生是机体的适应性反应。通过化生,对某些刺激增强了保护作用,但改变了原组织的结构,削弱或丧失了原组织的功能,部分可能发生癌变。如长期吸烟,支气管鳞状上皮化生,增强了对烟雾中有害刺激的保护,但因不具有纤毛结构而丧失了自净能力;而慢性萎缩性胃炎发生肠上皮化生则是进展成胃癌的癌前病变。

考点:化生的概念、常见类型

案例3-2

患者,女性,62岁,23年前发现患有糖尿病,12年前又发现患有动脉粥样硬化和高血压,近来头晕,头痛,右手麻木,握物无力。1个月前右侧蹈趾末端麻木,以后发展为局部皱缩,色泽变为黑褐色;1天前突然昏迷、大小便失禁,经抢救无效死亡。尸检:①脑内囊区域出血,壳核、尾状核多处囊性坏死病灶;②镜检:脾细动脉及肾入球动脉等管壁增厚,呈红染均质无结构物质。

问题:1. 该患者右侧蹈趾末端发生了什么病变？怎么形成的？
　　　2. 脾细动脉及肾入球动脉属于何种病变？
　　　3. 脑部坏死病灶又是何种病变？

第 2 节　细胞和组织的损伤

当机体内外环境变化超过细胞和组织的适应能力后,可引起细胞和细胞间质发生物质代谢障碍而导致形态结构和功能的改变,称为损伤(injury)。损伤性病变包括变性(较轻,可逆性损伤)和细胞死亡(严重,不可逆性损伤)。凡能引起疾病的原因大致也是引起损伤的原因。

一、可逆性损伤——变性

变性(degeneration)是由于物质代谢障碍,细胞或细胞间质内出现异常物质或正常物质的数量显著增多,并伴有细胞功能低下。变性的种类很多(见表3-1),常见的有以下几类:

表 3-1　常见变性的特点比较

变性类型	病变部位	病变特点
细胞水肿	细胞质内	细胞体积增大,胞质中大量红染的细颗粒状物
脂肪变性	细胞质内	细胞体积增大,胞质中大量大小不等的圆形空泡
玻璃样变性	细动脉管壁、结缔组织中、细胞质内	形成无结构、均质、红染、半透明的物质

(一) 细胞水肿

细胞水肿是指细胞内水、钠增加,又称水变性。常是细胞损伤中最早的改变。

1. **原因和部位**　缺氧、感染、中毒、高热等原因使线粒体受损,ATP 生成减少,细胞膜 $Na^+ - K^+$ 泵功能障碍,引起细胞内水、钠增多。细胞水肿大多见于肝、肾、心等线粒体丰富的实质性器官。

2. **病理变化**　肉眼观,病变器官体积增大,包膜紧张,切缘外翻,颜色变淡。镜下见细胞体积增大,胞质内出现红染的细颗粒状物(肿胀的线粒体和内质网)(见图 3-7)。细胞水肿进一步发展,细胞体积明显增大,线粒体和内质网进一步扩张呈囊泡状,胞质疏松透明,称气球样变,常见于病毒性肝炎。

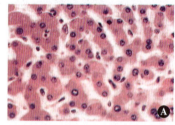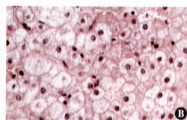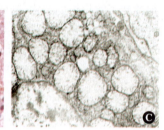

图 3-7　正常肝细胞、肝细胞水肿

A. 正常肝细胞;B. 肝细胞水肿(光镜结构图);C. 肝细胞水肿(电镜结构图)

3. **影响和后果**　病变的组织、器官功能降低。细胞水肿的病因去除后,多数可恢复正常形态;如病因持续存在,严重的细胞水肿也可发展为细胞死亡。

(二) 脂肪变性

脂肪变性是指实质细胞内出现异常的脂肪滴。

1. **原因和部位**　脂肪变与感染、中毒、酗酒、缺氧、营养不良、糖尿病及肥胖等因素有关。上述因素可导致脂肪在细胞内转化、利用和运输过程中发生障碍。脂肪变最常见于肝、心及肾。

2. **病理变化**　肉眼观,病变器官体积增大,包膜紧张,边缘钝圆,质软,淡黄色,切面有油腻感。镜下观,见细胞质内有大小不等的脂肪空泡(脂肪滴在制片过程中被有机溶剂溶解而呈空泡状),细胞核可被脂滴挤压而偏于一侧(见图 3-8)。

显著弥漫性肝脂肪变性,称为脂肪肝。重度肝脂肪变可发展为肝细胞坏死,纤维组织增生而发生肝硬化。

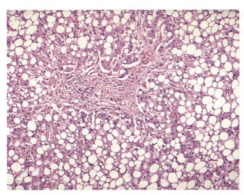
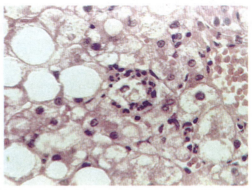

图 3-8　肝脂肪变性

脂　肪　肝

　　正常情况下,肝脏只含少量脂肪,约占肝重量的5%。在某些异常情况下,肝脏内脂肪含量超过5%时被界定为轻度脂肪肝,脂肪含量超过10%时为中度脂肪肝,超过25%以上为重度脂肪肝。脂肪肝正严重威胁人体的健康,成为仅次于病毒性肝炎的第2大肝病,已被公认为是隐蔽性肝硬化的常见原因。

　　脂肪肝的病因主要有:①营养过度:肥胖;②代谢异常:如糖尿病;③化学物质:药物对肝的损伤,包括乙醇对肝的损伤;④内分泌障碍:如甲状腺功能障碍、库欣综合征等;⑤其他:如营养失调、感染等。一般而言,脂肪肝属于可逆性疾病,早期诊断并及时治疗可恢复正常。

　　3. 影响和后果　脂肪变性的器官功能降低。病因去除后,可恢复正常。若病因持续存在,可发展为细胞坏死。

(三) 玻璃样变性

　　玻璃样变性又称透明变性,指在细胞内或间质中,出现均质、红染及半透明的蛋白样物质。它可以发生在结缔组织、血管壁,也可见于细胞内。

　　1. 细动脉壁玻璃样变　多发生于缓进型高血压和糖尿病时的肾、脑、脾等脏器的细动脉壁(见图3-9)。缓进型高血压时,全身细动脉持续痉挛,导致血管内膜缺血受损,通透性增高,血浆蛋白渗入内膜下,使细小动脉管壁增厚、变硬,管腔狭窄,弹性减弱,脆性增加,易发生破裂及出血。

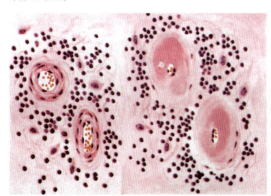
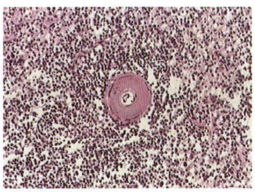

图 3-9　小动脉玻璃样变(管壁增厚、管腔狭窄)

2. 结缔组织玻璃样变　常见于纤维瘢痕组织、纤维化的肾小球以及动脉粥样硬化的纤维性斑块等,肉眼观,灰白、半透明状,质地坚韧,缺乏弹性。镜下观,纤维细胞明显变少,陈旧的胶原纤维增粗并互相融合成为均质无结构红染的梁状、带状或片状,失去纤维性结构。

3. 细胞内玻璃样变　是指细胞内过多的蛋白质导致细胞发生了形态学改变。表现为细胞内出现大小不等的均质红染圆形小体。常见于肾小管上皮细胞、肝细胞及浆细胞的胞质中。

二、不可逆性损伤——细胞死亡

细胞死亡有坏死和凋亡两种形式。坏死是细胞遭受严重损伤而累及细胞核时,发生代谢停止、结构破坏和功能丧失等不可逆性变化。凋亡是受基因调控的细胞的自我消亡,见于生理或病理过程中。

(一)坏死

活体内局部组织、细胞的死亡称为坏死(necrosis)。坏死组织细胞的代谢停止,功能丧失。坏死可由变性逐渐发展而来,当致病因素特别强烈时,也可直接导致坏死的发生。

1. 坏死的病理变化

(1)细胞核的改变:是细胞坏死的主要形态学标志,表现为:①核固缩:细胞核染色质DNA浓聚、皱缩,核体积缩小,染色变深;②核碎裂:核染色质崩解为小碎片,核膜破裂,染色质碎片分散在胞质内;③核溶解:染色质的DNA分解,核染色变淡,结构模糊,甚至只见到核的轮廓或轮廓也完全消失。

(2)细胞质的改变:嗜酸性染色增强。实质细胞坏死后,胞质水分逐渐丧失,胞质强嗜酸性,呈红染细颗粒状或均质状,有时细胞质可完全溶解消失。

(3)间质的改变:间质的基质崩解,胶原纤维肿胀、崩解、断裂或液化。坏死的细胞和崩解的间质融合成一片模糊的颗粒状、无结构的红染物质。

2. 坏死的类型

(1)凝固性坏死:坏死组织因为失水变干、蛋白质凝固,而变为灰白色或黄白色、干燥质实的凝固体,故称为凝固性坏死(见图3-10)。凝固性坏死常见于心、肾、脾等器官的缺血性坏死(梗死)。镜下观,细胞结构消失,组织结构轮廓尚存,坏死区周围形成充血、出血和炎症反应带。

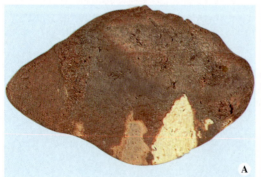
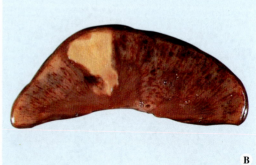

图3-10　凝固性坏死

A. 脾梗死;B. 肾梗死

干酪样坏死是凝固性坏死的特殊类型。主要见于由结核杆菌引起的坏死。干酪样坏死组织分解彻底,镜下只见红染的无结构颗粒物,不见组织轮廓。由于组织分解彻底,加上含较多的脂质,因而坏死区呈黄色,质地松软,状似干酪,故称干酪样坏死。

（2）液化性坏死:组织坏死后分解液化,并形成坏死腔,称为液化性坏死。常发生在含蛋白质少、脂质多(如脑)或产生蛋白酶多(如胰腺)的组织。发生在脑组织的液化性坏死又称为脑软化(见图3-11)。

脂肪坏死也属于液化性坏死。主要有急性胰腺炎时酶解性坏死和乳房外伤性脂肪坏死。

（3）坏疽（gangrene）:是指局部大块组织坏死,继发腐败菌感染。由于腐败菌分解坏死组织产生硫化氢,与血红蛋白中的铁离子结合,形成硫化铁,使坏死组织变为黑色。坏疽可分为3种类型(见表3-2)。

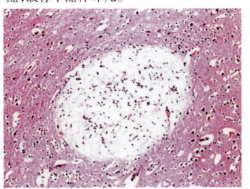

图3-11　脑组织液化性坏死

表3-2　3种类型坏疽的比较

	干性坏疽	湿性坏疽	气性坏疽
发生部位	多见于四肢(末端)	与外界相通脏器	深部肌肉开放性创伤
原因	动脉堵塞,静脉通畅	动脉堵塞,静脉回流受阻	合并厌氧菌感染
病变特点	硬,呈黑色,与正常组织分界清楚	湿肿,呈污黑色,与正常组织分界不清,有恶臭	肿胀呈蜂窝状,污黑或污绿色,与周围组织分界不清,有恶臭
后果	腐败菌感染轻,病变发展慢,全身中毒轻	腐败菌感染轻,病变发展快,全身中毒严重	坏死组织分解产物和毒素大量吸收,可致迅速中毒而死亡

1）干性坏疽:多发生于四肢末端(见图3-12)。由于动脉受阻而静脉回流通畅,体表坏死组织水分蒸发,故局部干燥皱缩,呈黑色,与周围健康组织之间有明显界线。坏死组织干硬,不利于细菌生长,病情进展缓慢,全身中毒症状轻。

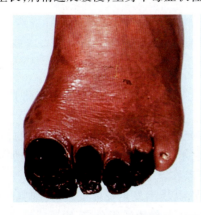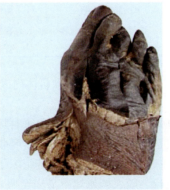

图3-12　足干性坏疽

2）湿性坏疽：多发生于与外界相通的内脏（肠、子宫、肺等），或有淤血的肢体。由于动静脉同时堵塞，坏死灶含水分较多，故腐败菌感染严重，局部明显肿胀，呈暗绿色或污黑色，有恶臭，与健康组织间无明显分界线。同时，组织坏死腐败所产生的毒性产物及细菌毒素被吸收后，全身中毒症状严重。

3）气性坏疽：为湿性坏疽的一种特殊类型，见于深达肌肉的开放性创伤，合并产气荚膜杆菌等厌氧菌感染。细菌分解坏死组织时产生大量气体，使坏死组织内含大量气泡，病变部位湿软、肿胀呈蜂窝状，按之有"捻发"音，有恶臭。气性坏疽病变发展迅速，大量毒素吸收入血，中毒症状明显，危及生命。

> **链接　　　气性坏疽**
>
> 气性坏疽常发生于地震导致的挤压伤或战争创伤中，是一种非常凶险的病症，起病急，潜伏期短（1~4天，可短到6~8小时），病情发展迅猛。临床上患者自觉患部沉重，有包扎过紧感，而后，突然出现患部"胀裂样"剧痛，不能用一般止痛剂缓解。患部肿胀明显，压痛剧烈。伤口周围皮肤水肿、紧张、苍白、发亮，很快变为紫红色，进而变为紫黑色，并出现大小不等的水泡。经综合治疗后，其结局有：①治愈：全身和局部症状消失，伤口基本愈合；②好转：截去某一肢体，全身症状改善；③未愈：全身中毒症状加重，多器官功能衰竭。

（4）纤维蛋白样坏死：发生在结缔组织及小血管壁的坏死形式。镜下观，病变部位形成细丝状、颗粒状、小条或小块状无结构物质，呈强嗜酸性，与纤维蛋白染色性质相似，故称为纤维蛋白样坏死。纤维蛋白样坏死常见于急性风湿病、新月体性肾小球肾炎等变态反应性疾病，也可见于恶性高血压、胃溃疡底部的血管壁。

几种坏死类型的病变特点比较见表3-3。

表3-3　几种坏死类型病变特点的比较

坏死类型	病理变化	发生机制	病变特点
凝固性坏死	心、肾、脾等缺血性梗死灶	坏死组织失水变干，蛋白质凝固	色灰白或黄白色，干燥坚实，原有结构轮廓常保存
干酪样坏死	结核性坏死灶	组织崩解明显，脂质含量多（特殊类型凝固性坏死）	干燥、颗粒状，色泽发黄，失去原有轮廓结构
液化性坏死	脑组织坏死；化脓性病灶；脂肪坏死	含可凝固蛋白少，脂质多；酶性消化占优势的病灶	组织分解、液化，病灶形成含液态物质的坏死腔
纤维蛋白样坏死	结缔组织、间质内和小血管壁的一种坏死	与变态反应、自身免疫反应有关	由纤维蛋白、免疫球蛋白、坏死物质形成的红染、无定性沉积

3. 坏死的结局　组织坏死后在机体内成为异物，机体可通过以下方式将其清除，并进行再生修复。

（1）溶解吸收：较小的坏死灶可由来自坏死组织本身和中性粒细胞释放的蛋白水解酶将坏死物质分解液化，然后由淋巴管或血管吸收，不能吸收的碎片则由巨噬细胞加以吞噬清除，留下的组织缺损，则由细胞再生或肉芽组织予以修复。

（2）分离排出：较大坏死灶不易完全吸收，其周围发生炎症反应，白细胞释放蛋白水解酶，加速坏死边缘坏死组织的溶解吸收，使坏死灶与健康组织分离，脱落或排出后形成缺损。表皮和黏膜浅表缺损称为糜烂，深达皮下和黏膜下的缺损称为溃疡。肾、肺等内脏器官坏死组织液化后可经自然管道（输尿管、气管）排出，留下空腔，成为空洞。深部组织坏死后形成开口于皮肤或黏膜的盲性管道,称为窦道。体表与空腔器官之间或空腔器官与空腔器官之间两端开口的病理性通道,称为瘘管。

（3）机化（organization）：坏死组织如不能完全溶解吸收或分离排出,而由新生肉芽组织取代坏死组织的过程,称为机化。

（4）包裹、钙化：较大范围的坏死组织,难以溶解吸收,或不能完全机化,则由周围增生结缔组织加以围绕,称为包裹。大量钙盐沉积在坏死组织中,称为钙化。

（二）细胞凋亡

凋亡（apoptosis）是由基因控制的自主性的有序死亡。大多数是指生理状态下细胞更新的程序性死亡（如生理性萎缩、细胞的老化衰亡、成人激素依赖性器官的退化等）,但在病理状态下也可发生（如肿瘤发生过程中肿瘤细胞的死亡、病毒性肝炎中嗜酸性小体的形成、病理性萎缩等）。凋亡的形态特点为：一般为单个或者小团块细胞,细胞固缩、细胞核浓缩形成凋亡小体。

第 3 节　细胞和组织的修复

修复（repair）是指当组织细胞损伤造成缺损后,由周围健康组织细胞再生加以修补恢复的过程。修复有再生和纤维性修复两种方式。在多数情况下,由于有多种组织发生损伤,故上述两种修复过程常同时存在。

一、再　　生

再生（regeneration）是指组织损伤后由周围同种细胞分裂增生完成修复的过程。

（一）类型

1. 生理性再生　在生理情况下,有些组织、细胞不断老化与更新,称生理性再生。如表皮细胞不断地角化脱落,通过基底细胞不断增生、分化,予以补充;月经期子宫内膜脱落后,由基底部细胞增生加以恢复;消化道黏膜上皮细胞每 1～2 天再生更新 1 次等。所有的生理性再生都能保持原有的结构和功能（完全性再生）。

2. 病理性再生　在病理状态下,组织、细胞损伤后所发生的再生,称为病理性再生。再生的组织、细胞完全保持了原有组织的结构和功能,属完全性再生,发生于损伤范围小、再生能力强的组织。不能进行完全再生修复的组织缺损则由肉芽组织进行修复,瘢痕形成,属不完全性再生,发生于损伤较重、再生能力较弱或缺乏再生能力的组织。

（二）组织再生能力

人体内各组织、细胞再生能力是不同的。通常,分化程度低、易受损伤或经常更新的细胞再生能力强,反之则弱。根据组织再生能力的强弱,可将人体细胞分为 3 类。

1. 不稳定性细胞　又称持续分裂细胞。是指一大类再生能力很强的细胞。在生理情况下,这类细胞总在不断增殖,以代替衰亡或破坏的细胞,如表皮细胞、呼吸道和消化道黏膜被覆细胞、淋巴及造血细胞等。病理性损伤时,常常表现为完全性再生。

> **链接**
>
> ### 干细胞
>
> 　　干细胞(stem cells)是一类具有自我复制能力、分化潜能和可塑性极强的多潜能细胞。它可以分化成多种功能细胞,来衍化、再生、修复组织和器官。因此,医学界称之为"万用细胞"。
>
> 　　目前,科学家已经能够在体外鉴别、分离、纯化、扩增和培养人体胚胎干细胞,并以这样的干细胞为"种子",培育出一些人的组织器官。此项全新的医疗技术,可以再造人体正常的甚至年轻的组织器官,从而实现用自己的或他人的干细胞或细胞所衍生出的新组织器官来替换自身病变的或衰老的组织器官。

　　2. 稳定性细胞　又称静止细胞。这类细胞有较强的潜在再生能力,在生理情况下处在细胞周期的静止期(G_0),不增殖。但是当受到损伤或刺激时,即进入合成前期(G_1),开始分裂增生,参与再生修复,如各种腺体及腺样器官的实质细胞,消化道、泌尿道和生殖道等的黏膜腺体,肝、胰、涎腺、内分泌腺、汗腺、皮脂腺实质细胞及肾小管上皮细胞等。

考点: 各组织的再生能力

　　3. 永久性细胞　又称非分裂细胞。是指不具有再生能力的细胞,此类细胞生成后即脱离细胞周期,永久停止有丝分裂,如神经细胞、骨骼肌细胞和心肌细胞。这类细胞一旦损伤破坏则永久性缺失。

(三) 组织再生过程

　　1. 上皮组织再生　被覆上皮受损后,其临近上皮的基底层细胞分裂增生,将缺损处修复。腺上皮损伤后,如果基底膜未破坏,则由残存的上皮细胞分裂补充,可完全再生修复;如腺体完全破坏,则再生甚为困难。

　　2. 血管再生

　　(1) 小血管的再生:毛细血管多以生芽方式再生(见图3-13)。内皮细胞分裂、增生开始,先以出芽的方式形成实心的细胞条索,在血流的冲击下出现管腔,形成新生的毛细血管,并进一步相互吻合成网状,为适应功能的需要有的可改建为小动脉和小静脉。

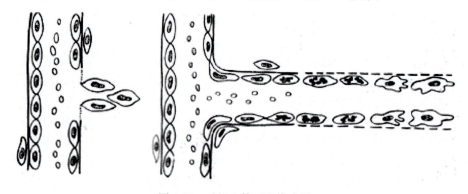

图3-13　毛细血管再生模式图

　　(2) 大血管的修复:大血管离断后需手术吻合,吻合处两侧内皮细胞分裂增生,互相连接,恢复原来内膜结构。但离断的肌层不易完全再生,而由结缔组织增生连接,形成瘢痕修复。

　　3. 结缔组织再生　在损伤刺激下,受损处成纤维细胞进行分裂、增生。当成纤维细胞停止分裂后,开始合成并分泌前胶原蛋白,在细胞周围形成胶原纤维,同时细胞逐渐成熟,呈长梭形,胞质越来越少,核越来越深染,成为纤维细胞(见图3-14)。

4. 神经组织再生 脑及脊髓内的神经细胞破坏后不能再生,由神经胶质细胞及其纤维修补,形成胶质瘢痕。外周神经受损时,如果与其相连的神经细胞仍然存活,则可完全再生。首先,远端的髓鞘及轴突崩解、消失,两端的神经鞘细胞增生并彼此链接,形成髓鞘。若断离的两端相隔太远(超过 2.5cm 时),再生轴突均不能达到远端,而与增生的结缔组织混合在一起,卷曲成团,成为创伤性神经瘤(截肢神经瘤),可发生顽固性疼痛。

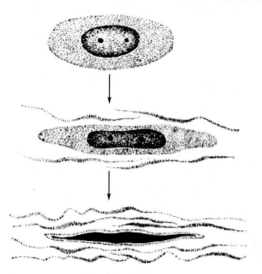

图 3-14　成纤维细胞产生胶原纤维并转化为纤维细胞模式图

二、纤维性修复

纤维性修复是指再生能力较差的细胞、组织丧失后,机体通过纤维组织增生对缺损组织进行修补恢复的过程。因修复后形成瘢痕,又称瘢痕修复。

(一) 肉芽组织的概念

肉芽组织(granulation tissue)是由新生的毛细血管、增生的成纤维细胞及炎细胞构成的幼稚的结缔组织。

(二) 肉芽组织的形态

1. 肉眼观,新鲜的肉芽组织呈鲜红色、颗粒状、柔软湿润、触之易出血而无痛觉,形似鲜嫩的肉芽,故称为肉芽组织。

2. 镜下观,新生毛细血管由伤口底部和边缘向创面垂直生长,接近创面时相互吻合形成弓形突起,在毛细血管周围有许多新生的成纤维细胞及炎性细胞(中性粒细胞、巨噬细胞等)(见图 3-15)。

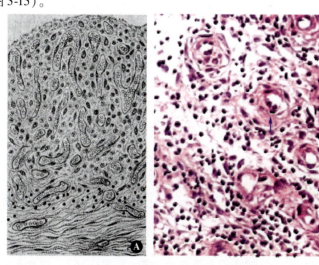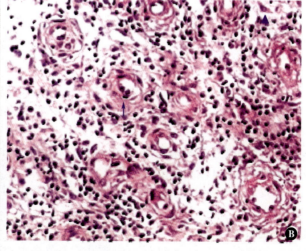

图 3-15　肉芽组织

A. 模式图;B. 镜下观

非健康肉芽组织

健康肉芽组织在创口愈合中起重要作用,但在实际的愈合过程中常常会出现非健康肉芽组织。非健康肉芽组织颜色苍白,表面颗粒不均,水肿状,松弛无弹性,不易出血,分泌物多甚至有脓苔,肉芽组织量明显不足。临床上需清除非健康肉芽组织,使创口从底部和边缘长出健康肉芽组织,创口才能愈合。

(三) 肉芽组织的功能

肉芽组织在组织损伤修复过程中起非常重要的作用:①抗感染,保护创面;②填补创口及其他组织缺损;③机化或包裹坏死组织、血栓、血凝块、炎性渗出物及其他异物等。

(四) 肉芽组织的成熟、瘢痕形成

考点:肉芽组织的概念、肉眼形态、功能及结局

肉芽组织在组织损伤后2~3天内即可出现,随着修复过程的发展,肉芽组织按其生长的先后顺序,逐渐成熟。其变化有:炎细胞减少并逐渐消失;毛细血管数量减少,少数按功能需要被改建为小动脉或小静脉;成纤维细胞产生大量胶原纤维后转变成纤维细胞。肉芽组织成熟后,成为瘢痕组织,含大量胶原纤维和纤维细胞。瘢痕组织呈灰白色、质地坚韧,可收缩并发生玻璃样变。

案例3-3

患者,男性,35岁。在建筑工地摔倒,左膝跪在砖块边缘形成一横裂伤口,当时疼痛、流血,用手帕包扎伤口未经其他处理。第2天发现伤口红肿、渗液来院。经医院清创缝合,抗感染,14天后拆线,留下一线状瘢痕。

问题:1. 该患者创口属于哪一类型愈合? 为什么?

2. 若该患者从未到医院清创,最终创口也愈合,属于哪一类型愈合? 有什么特点?

3. 影响伤口愈合最重要的因素是什么?

三、创 伤 愈 合

创伤愈合是指组织遭受创伤后的愈复过程,包括各种组织再生、肉芽组织增生、瘢痕形成的复杂组合,表现出各种过程的协同作用。

(一) 皮肤和软组织的创伤愈合

1. 创伤愈合的基本过程

(1) 伤口的早期变化:伤口局部有不同程度的组织坏死和血管断裂出血,数小时内便出现炎症反应,表现为充血、浆液渗出及白细胞游出,故局部红肿。

(2) 伤口收缩:2~3天后伤口边缘的整层皮肤及皮下组织向中心移动,伤口迅速缩小,直到14天左右停止。

(3) 肉芽组织增生和瘢痕形成:大约从第3天开始从伤口底部及边缘长出肉芽组织,填平伤口。大约在伤后1个月瘢痕完全形成。

(4) 表皮及其他组织再生:如果伤口过大,超过20cm时,则再生表皮很难将伤口完全覆盖,需要植皮。

2. 创伤愈合的类型

(1) 一期愈合(primary healing):主要见于无菌手术切口(见图3-16)。这种伤口组织缺损少、创缘整齐、无感染、经黏合或缝合后创面对合严密。伤口中只有少量血凝块,炎症

反应轻微，表皮再生在 1～2 天内便可完成。肉芽组织在第 3 天就可从伤口边缘长出并很快将伤口填满，5～7 天胶原纤维形成（可以拆线），约 2～3 周完全愈合，留下一条线状瘢痕。

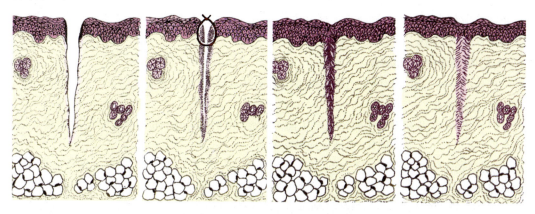

图 3-16　创伤一期愈合模式图

　　（2）二期愈合（secondary healing）：见于组织缺损较大、创缘不齐、裂隙较大、无法整齐对合或伴有感染的伤口（见图 3-17）。与一期愈合相比，二期愈合的特点是：①首先要控制感染、清除异物，其后健康的肉芽组织才能生长；②伤口大，伤口收缩明显，要从伤口底部及边缘长出数量较多的肉芽组织才能将伤口填满；③愈合的时间较长，形成的瘢痕较大。

　　一期愈合和二期愈合的区别见表 3-4。

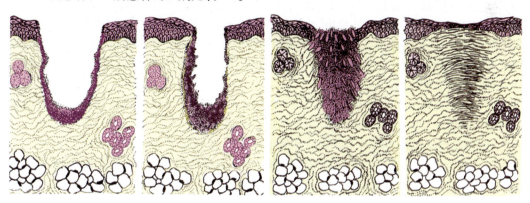

图 3-17　创伤二期愈合模式图

　　3. 痂下愈合　是指伤口表面的渗出液、血液及坏死脱落组织干燥后形成黑褐色硬痂，在硬痂下进行的愈合过程，待再生完成后，痂皮即脱落。多见于浅表皮肤擦伤，深Ⅱ°或Ⅲ°烧伤后皮革样硬痂下的愈合过程也属此类，痂皮干燥不利于细菌生长，故对伤口有一定保护作用。痂下愈合的速度一般较无痂皮者缓慢，愈合时间较长。

表 3-4　一期愈合和二期愈合的区别

项目	一期愈合	二期愈合
组织缺损	小	大
创缘	整齐	不齐
感染和异物	无	有
创面对合	对合严密	常为开放
愈合特点	短	长

（二）骨折愈合

骨折分为外伤性骨折和病理性骨折两类。骨组织再生能力强,骨折后,经过良好复位的单纯外伤性骨折,断端及时、牢固的固定,适当的功能锻炼,数月后便可完全愈合,数年后可恢复正常结构和功能。骨折愈合的过程分为以下几个阶段:①血肿形成;②纤维性骨痂形成;③骨性骨痂形成;④骨痂改建或再塑。

（三）影响创伤愈合的因素

创伤愈合除与损伤程度及组织再生能力有关外,还与下列因素有关:

1. 全身因素

（1）年龄:儿童和青少年的组织再生能力较强,创伤愈合快;而老年人组织再生能力差,愈合慢,这与老年人血管硬化、血液供应减少有关。

（2）营养状况:影响伤口愈合的营养因素主要包括蛋白质、维生素、微量元素等。严重的蛋白质缺乏,尤其是含硫氨基酸(如蛋氨酸、胱氨酸)缺乏时,肉芽组织及胶原形成不良,伤口愈合延缓。维生素C缺乏时,成纤维细胞合成胶原纤维减少,影响伤口愈合。钙和磷在骨折愈合中尤为重要,锌缺乏也会延缓创伤愈合。

（3）其他因素:大量使用糖皮质激素能抑制炎症反应,但影响毛细血管形成、成纤维细胞的增生和胶原纤维合成,并加速胶原纤维分解,使创伤愈合延迟;抗肿瘤药物抑制细胞增生延缓创伤愈合;某些疾病如尿毒症、糖尿病及某些免疫缺陷性疾病等,可对创伤愈合产生不利影响。

2. 局部因素

（1）感染与异物:感染可严重影响伤口的愈合。伤口中若有细菌、毒素、坏死组织及异物等,可引起局部强烈炎症反应,渗出物多,伤口明显肿胀。当炎症反应将感染和异物清除后,伤口才能愈合。因此,伤口如有感染,或有较多的坏死组织及异物,常常是二期愈合。临床上对于创面较大、已被细菌污染但尚未发生明显感染的伤口,应施行清创术以清除坏死组织、异物和细菌,并可在确保没有感染的前提下,缝合断裂的组织、修整创缘、缝合伤口以缩小创面来达到一期愈合的目的。

（2）局部血液循环:良好的血液循环一方面保证组织再生所需的氧和营养,另一方面对坏死物质的吸收及控制局部感染也起重要作用。因此,局部血流供应良好时,则伤口愈合好;反之,则伤口愈合迟缓,如发生局部血管动脉粥样硬化、静脉曲张等病变时。

（3）神经支配:正常神经支配对损伤的修复有一定的作用。局部神经受损,导致局部神经性营养不良;自主神经损伤,使局部血液供应减少。例如,患麻风病时神经纤维受累引起溃疡,不易愈合。因此,在清创时应注意避免伤及神经,对神经损伤的伤口,需进行缝合处理,以保护神经,促进神经纤维的再生。

（4）电离辐射:能破坏细胞、损伤血管、抑制组织再生,因此影响创伤的愈合。

小 结

在内外环境改变或刺激因子作用下,机体的细胞和组织首先发生适应性改变,表现为萎缩、肥大、增生和化生。

当这些刺激因子的作用超出了细胞和组织的承受限度时,可产生损伤性的改变,表现为变性和细胞死亡。变性是由于代谢障碍,细胞或细胞间质内出现某些异常物质或正常物质数量显著增多。变性常见类型有细胞水肿、脂肪变和玻璃样变。变性常为可逆性损伤。坏死是指活体的局部组织细胞的死亡。细胞坏死的主要标志是细胞核的改变,表现为核浓缩、核碎裂和核溶解。组织坏死的类型有凝固性坏死、液化性坏死、坏疽和纤维素样坏死。

组织、细胞损伤的同时,修复也随之启动。修复有两种形式:①再生:由周围同种细胞增生实现修复的过程;②纤维性修复:通过肉芽组织增生实现修复。肉芽组织是由新生的毛细血管、增生的成纤维细胞和炎细胞所组成的幼稚结缔组织。根据创伤的程度及有无感染,将创伤愈合分为两类:一期愈合和二期愈合,二期愈合通过清创术可转化为一期愈合。影响创伤愈合的因素有全身因素和局部因素,其中最重要的影响因素是局部的感染和异物。

自 测 题

一、名词解释

1. 萎缩　2. 肥大　3. 增生　4. 化生　5. 变性
6. 坏死　7. 坏疽　8. 再生　9. 肉芽组织
10. 机化

二、填空题

1. 组织、细胞的适应性反应在形态学上的表现为_____、_____、_____和_____。

2. 常见发生于上皮组织的化生有_____和_____。

3. 变性常见的类型有_____、_____和_____。

4. 坏死类型有_____、_____、_____和_____。坏死的结局有_____、_____、_____和_____。

5. 坏死在组织学上的主要标志为_____的改变,表现为_____、_____和_____。

三、选择题

A 型题(最佳选择题)

1. 血管壁玻璃样变性主要发生于
   A. 小动脉　B. 细动脉　C. 微动脉
   D. 中动脉　E. 大动脉

2. 坏死与坏疽的主要区别是
   A. 发生部位不同　B. 有无腐败菌感染
   C. 组织缺血的程度　D. 组织有否淤血
   E. 对机体影响

3. 液化性坏死易发生于下列哪个器官
   A. 心　B. 肝　C. 肾　D. 肺　E. 脑

4. 下列哪个器官一般不可能发生坏疽
   A. 阑尾　B. 肺　C. 脑
   D. 子宫　E. 四肢

5. 肺结核可发生的坏死为

　A. 液化性坏死　　B. 脂肪坏死
　C. 纤维素性坏死　D. 干酪样坏死
　E. 液化性坏死

6. 气球样变性属于
　A. 细胞水肿　　B. 脂肪变性
　C. 玻璃样变　　D. 纤维素样坏死
　E. 黏液样变性

7. 某右侧股骨骨折患者,石膏固定3个月,拆除石膏后发现右腿肌肉明显萎缩,这属于
　A. 营养性　B. 压迫性　C. 内分泌性
　D. 失用性　E. 神经性

8. 脂肪变性最常见发生于
　A. 肝　B. 肺　C. 心　D. 脂肪组织　E. 肾

9. 缺乏再生能力的细胞是
　A. 神经细胞　　B. 胶质细胞
　C. 平滑肌细胞　D. 肝实质细胞
　E. 肾小管上皮细胞

10. 以下哪项不符合一期愈合
　　A. 组织缺损小　B. 创缘整齐
　　C. 对合严密　　D. 有感染
　　E. 形成瘢痕小

11. 下列哪个部位容易发生干性坏疽
　　A. 阑尾　　B. 子宫　　C. 胆囊
　　D. 肺　　E. 肢体末端

12. 凝固性坏死常见于
　　A. 脑与心　　B. 脾与肾　　C. 胃与子宫
　　D. 胰腺与脑　E. 肺与肠

B 型题(配伍选择题)
　A. 溃疡　　B. 窦道　　C. 瘘管
　D. 空洞　　E. 糜烂

13. 深部组织坏死后形成开口于皮肤或黏膜的盲

性管道为

14. 深达皮下和黏膜下的缺损为

15. 内脏器官坏死组织液化后可经自然管道排出，留下空腔为

    A. 细胞质内水、钠增加

    B. 实质细胞的细胞质中出现中性脂肪滴

    C. 细胞间质中出现均质、红染、无结构的半透明物质

    D. 细胞体积明显增大,胞质疏松透明

    E. 细胞质中出现大量褐色颗粒

16. 细胞水肿

17. 脂肪变性

18. 玻璃样变

四、简答题

1. 简述病理性萎缩的类型及常见原因。

2. 比较变性的常见类型及病变特点。

3. 简述肉芽组织的结构特点及功能。

（谢建华）

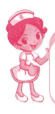

第4章 局部血液循环障碍

头晕、脱发、皮肤颜色青紫、手脚冰凉、四肢麻木等生活中常见的症状是什么原因造成的？临床上常出现的心肌梗死、肺栓塞、脑出血等疾病致人死亡的主要原因又是如何产生的？本章将通过叙述局部血液循环障碍相关知识解答以上问题。

第 1 节 充血和淤血

充血(hyperemia)和淤血(congestion)都是指局部组织血管内血液含量的增多。

一、充 血

器官或组织因动脉输入血量增多而发生的充血,称动脉性充血(arterial hyperemia),简称充血。表现为局部组织或器官小动脉和毛细血管扩张,血液输入量增加。

(一) 常见的充血类型

动脉性充血是器官或组织细动脉扩张的结果。在生理和病理情况下,血管舒张,神经兴奋性增高或舒血管活性物质释放,使细动脉扩张,较多的动脉血流入组织而造成充血。常见的充血可分为:

1. 生理性充血 为适应器官和组织生理需要和代谢增强需要而发生的充血,称生理性充血,如进食后的胃肠道黏膜充血、运动时的骨骼肌充血和妊娠时的子宫充血、感情激动或害羞时的面部充血、热水浴后皮肤充血等。

> **热在临床上的应用** 链接
>
> 热可促进血液循环,使局部血管扩张,促进炎性局限或消退、解除痉挛性疼痛、减轻深部组织充血及保暖。临床护理用热的方法有:热水袋、中药热敷袋、电烤灯、热湿敷、热浸泡、热坐浴等,通过以上方法促使局部动脉充血,改善局部血液循环,促进疾病痊愈。

2. 病理性充血

(1) 炎性充血:在炎症早期或炎灶边缘,由于致炎因子刺激血管舒张神经或麻痹缩血管神经及一些炎症介质的作用引起的充血。炎性充血是最常见的一种病理性充血类型,尤其是炎症早期或急性炎症表现的极为明显。

(2) 刺激性充血:摩擦、温热、酸碱等物理或化学因素刺激引起的充血。

(3) 减压后充血(贫血后充血):长期受压而引起局部缺血的组织,血管张力降低,当压力突然解除,由小动脉反射性扩张而引起的充血。例如胃肠臌气或腹水时,当迅速放气、放水,腹腔内压力突然消失,腹腔内受压的动脉发生扩张充血。这种充血易造成其他器官(如脑)、组织的急性缺血,严重时会危及生命。

(4) 侧支性充血:当某一动脉内腔受阻引起局部缺血时,缺血组织周围的动脉吻合支发生扩张充血,借以建立侧支循环,以补偿受阻血管的供血不足。

（二）病变及后果

1. 肉眼观　发生充血的组织色泽鲜红，体积轻度增大，代谢旺盛，温度升高，功能增强（如腺体或黏膜的分泌增多等），位于体表时血管有明显的搏动感。

2. 镜下观　小动脉和毛细血管扩张充满红细胞，由于多半是炎性充血，故常见炎性渗出、出血、实质细胞变性坏死等病变。

动脉性充血是短暂的血管反应，原因消除后，局部血量恢复正常，通常对机体无不良后果。但在有高血压或动脉粥样硬化等疾病的基础上，由于情绪激动等原因可造成脑血管（如大脑中动脉）充血、破裂，后果严重。

案例4-1

患者，女性，58岁，患原发性高血压13年，伴劳力性心悸、气短2年余。1周前因受凉感冒而症状加重，昨日出现不能平卧，并咳出粉红色泡沫痰。查体：体温37.8℃，脉搏120次/分，律齐，呼吸28次/分，面色、口唇发绀，端坐呼吸，心界向左侧扩大，两肺听诊有散在湿啰音及哮鸣音。

问题：1. 该患者病情发生了什么变化？
2. 是何原因导致该患者病情发生此变化？

二、静脉性充血

器官或局部组织静脉血流回流受阻，血液淤积于小静脉和毛细血管内，称静脉性充血（venous hyperemia），简称淤血。淤血是一被动过程，可发生于局部或全身。

（一）原因

1. 静脉受压　静脉受外部各种原因压迫，导致静脉管腔狭窄或闭塞、血液回流障碍，导致器官或组织淤血，如肿瘤、炎症包块及绷带包扎过紧等均可引起淤血；妊娠时增大的子宫压迫髂总静脉引起下肢淤血水肿；肠扭转、肠套叠或嵌顿疝等引起局部肠淤血等。

2. 静脉腔阻塞　常见于静脉血栓形成，由于静脉分支多，只有当静脉腔阻塞而血流又不能通过侧支回流时才发生静脉性充血。

3. 心力衰竭　二尖瓣瓣膜病和原发性高血压引起左心功能不全时，可导致肺淤血，肺源性心脏病导致右心功能不全，造成肝、肾和下肢等器官淤血，引起体循环淤血。

（二）病变和后果

发生淤血的组织、器官体积肿胀，发生于体表时，由于淤积的血液中氧合血红蛋白减少、还原血红蛋白增多，局部呈青紫色，称为发绀。由于局部血液淤滞、血流缓慢，致代谢减慢，局部皮肤温度降低。

淤血是可复性的，其对机体的影响取决于淤血的程度、淤血发生的速度和持续时间、侧支循环建立的状况以及淤血器官的组织特性等因素，长期淤血可引起：①淤血性水肿：淤血使毛细血管内流体静压升高，淤血缺氧使毛细血管壁通透性增加，导致局部组织水肿或引起浆膜腔积液而影响相应器官的功能；②淤血性出血：严重淤血缺氧使毛细血管壁通透性明显增高，当红细胞漏出血管外时，形成淤血性出血（漏出性出血）；③组织损伤：淤血导致局部缺氧以及局部代谢产物的堆积、刺激，可引起实质细胞发生萎缩及不同程度的损伤（变性或坏死）；④器官硬化：长期慢性淤血，实质细胞逐渐发生萎缩，间质纤维组织增生，导致网状纤维胶原化，使器官质地逐渐变硬，如长期慢性肝淤血引起的淤血性肝硬化。

（三）重要器官的淤血

临床上常见的重要器官淤血有肺淤血和肝淤血。

1. **肺淤血** ①急性肺淤血：多因左心衰竭引起，镜下观肺泡壁毛细血管高度扩张淤血，肺泡腔内见水肿液及多少不等的红细胞，患者可有粉红色泡沫痰。②慢性肺淤血：通常由慢性左心衰竭引起，左心腔内压力升高，阻碍肺静脉回流，肺部局部血管出现血液淤积。肉眼观，肺体积增大，重量增加，呈紫红色，质地较实，切面有淡红色泡沫状液体流出。镜下观，肺细小静脉及肺泡壁毛细血管高度扩张、充满血液，肺泡腔内有水肿液，严重时可见红细胞，形成肺水肿及漏出性出血；当肺泡腔内的红细胞被巨噬细胞吞噬后，红细胞崩解释放出棕黄色、颗粒状的含铁血黄素，这种胞质内含有含铁血黄素的巨噬细胞称为心力衰竭细胞（见图4-1）。长期慢性肺淤血，还可导致肺泡壁上的纤维组织增生及网状纤维胶原化，使肺质地变硬，肉眼观呈深褐色，称肺褐色硬化。

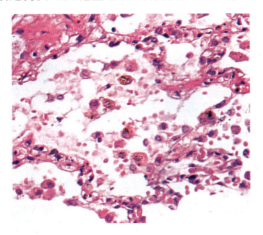

图4-1 慢性肺淤血

肺泡壁毛细血管扩张充盈，肺泡壁变厚，肺泡腔内有漏出红细胞，并可见含有含铁血黄素颗粒的巨噬细胞（心衰细胞）

链接

肺 水 肿

过快过多输液可导致急性肺水肿。大量、快速输液，可导致体循环容量剧增，心脏容量负荷过重，引起左心衰竭，继而导致肺淤血、肺水肿。患者会出现明显气促、缺氧、发绀，咳出大量浆液性粉红色泡沫痰等症状，如处理不及时可引起死亡。因此，为患者静脉输液时，要掌握输液速度，并随时观察，防止出现严重后果。

2. **肝淤血** 主要见于右心衰竭，肝静脉回流受阻，致使肝小叶中央静脉及肝窦扩张淤血。肉眼观，肝脏体积增大，重量增加，包膜紧张，切面呈红-黄相间、状似槟榔切面的花纹状外观（见图4-2），故称槟榔肝（nutmeg liver）。镜下观，肝小叶中央静脉及其附近的肝窦高度扩张淤

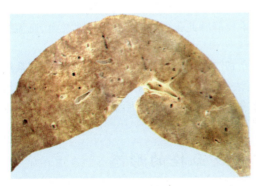

图4-2 槟榔肝

慢性肝淤血，肝切面可见红（淤血）黄（脂肪变）相间的条纹，形似槟榔切面

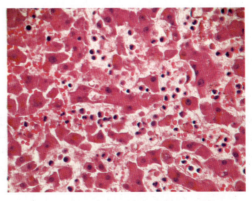

图4-3 慢性肝淤血

肝窦高度扩张淤血出血，肝细胞萎缩，甚至坏死消失

考点: 肺淤血和肝淤血的病因

血(肉眼红色区),肝小叶中央静脉周围的肝细胞发生萎缩甚至消失,肝小叶周边的肝细胞因慢性缺氧出现脂肪变性(肉眼黄色区)(见图4-3)。长期慢性肝淤血,还可导致肝内纤维组织增生及网状纤维胶原化,使肝质地变硬,称为淤血性肝硬化。

第 2 节 血 栓 形 成

案例4-2

2000年10月的一天,一名28岁的英国妇女乘坐飞机从澳大利亚经过长达20多个小时的旅行后,一到伦敦机场便昏倒在地,2个小时后在英国医院不治死亡。后来,医学界将此病症命名为"经济舱综合征"。

问题:1. 造成该妇女死亡的原因是什么?(提示:下肢深静脉血栓形成。)

2. 易患静脉血栓的高危人群有哪些?

在活体的心脏和血管内,血液发生凝固或血液中某些有形成分析出凝集形成固体质块的过程称为血栓形成(thrombosis)。所形成的固体质块称为血栓(thrombus)。

一、血栓形成的条件和机制

血栓形成是血液在流动状态中由于血小板的活化和凝血因子被激活而发生的异常凝固。血栓形成的条件目前公认是由 Virchow 提出的3个条件:

1. 心血管内膜损伤   首先由于内皮下胶原纤维暴露可激活第Ⅻ因子,启动内源性凝血系统,其次损伤的内膜能释放组织因子,激活外源性凝血系统。此外,损伤内膜粗糙不平,有利于血小板黏集,也可导致血栓形成。

2. 血流状态的改变

(1)血流缓慢:血流缓慢时,轴流中的血小板进入边流,易与血管壁接触而沉积;此外,血流缓慢时局部黏集的血小板和形成的凝血因子不易被稀释和冲走,有利于血栓形成。

(2)涡流形成:涡流的冲击力可使受损的内皮细胞脱落,暴露内皮下胶原纤维,并因离心力的作用使血小板靠边和聚积而形成血栓。

由于静脉较动脉内压低、血流慢,所以静脉血栓比动脉血栓多见,下肢静脉血栓比上肢静脉血栓多见,临床上久病卧床、心功能不全、大手术及静脉曲张的患者,常因静脉淤血、血流缓慢等原因而并发血栓形成。

考点: 血栓形成的基本条件

3. 血液凝固性增高   血液凝固性增高指血小板、凝血因子的增多或纤维蛋白溶解系统的活性降低。如大面积烧伤、失水过多等使血液浓缩;大手术、创伤可引起代偿性血小板增多,这些新生的、幼稚的血小板黏性较大,易于黏集;此外,肿瘤坏死、胎盘早期剥离等可使组织因子释放入血而致血液凝固性增高。

二、血栓形成的过程及血栓的形态

(一) 形成过程

血栓形成过程分3步:①血小板黏附在心、血管内膜损伤后裸露的胶原表面,继而释出 ADP 和血栓素 A_2 促使更多的血小板黏附、聚集,形成血小板血栓,即血栓头部;②血小板血栓形成后,其下游血流变慢并形成涡流,进而形成新的血小板堆,如此反复进行,血小板黏集形成的梁状或珊瑚状血小板小梁逐渐增大,小梁间纤维蛋白交织成网,网罗大量血细胞,形成血栓体部;③随血栓体部不断增大,导致血管腔阻塞,局部血流停滞、血液凝固,形成血栓尾部(见图4-4)。

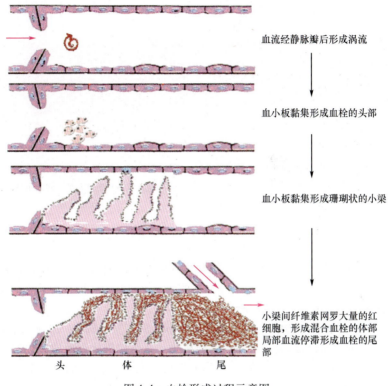

血流经静脉瓣后形成涡流

血小板黏集形成血栓的头部

血小板黏集形成珊瑚状的小梁

小梁间纤维素网罗大量的红细胞,形成混合血栓的体部局部血流停滞形成血栓的尾部

头 体 尾

图4-4 血栓形成过程示意图

(二) 类型和形态

血栓类型可分为以下4种:

1. 白色血栓 发生于血流较速的部位(如动脉、心室)或血栓形成时血流较速的时期(如静脉混合性血栓的起始部),例如在急性风湿性心内膜炎时在二尖瓣闭锁缘上形成的血栓为白色血栓。肉眼观,白色血栓呈灰白色小结节或赘生物状,表面粗糙,质实,与血管壁紧密黏着不易脱落。镜下观,主要由血小板及少量纤维蛋白构成,又称血小板血栓或析出性血栓(见图4-5)。

2. 混合血栓 多发生在血流缓慢,出现涡流的静脉血管。肉眼观,混合血栓呈灰白色和红褐色相间的层状结构,干燥,表面粗糙,与血管壁粘连比较紧密。镜下观,混合血栓主要由粉红色分支状的血小板小梁和小梁之间的纤维蛋白网及其中的红细胞组成,小梁周围有大量中性粒细胞附着。

3. 红色血栓 即静脉内延续性血栓的尾部,发生在血流极度缓慢或停止之后,其形成过程与血管外凝血过程相同。肉眼观,呈暗红色,新鲜红色血栓湿润、有一定弹性,陈旧红色血栓干燥、易碎、失去弹性,并易于脱落造成栓塞。镜下观,在纤维素网眼内充满如正常血液分布的血细胞。

4. 透明血栓 发生于弥散性血管内凝血时微循环小血管内,只能在显微镜下见到,故又称微血栓,主要由纤维蛋白构成(见图4-6)。

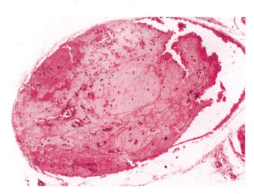

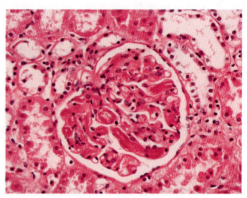

图4-5 白色血栓
镜下见白色血栓主要由粉染均质的血小板和少量
纤维蛋白构成

图4-6 DIC肾小球毛细血管内微血栓形成
HE染色见肾小球毛细血管内出现嗜酸性
同质性物质

三、血栓的结局

1. 溶解、吸收 新近形成的血栓,由于血栓内纤溶酶原的激活和白细胞崩解释放的溶蛋白酶,可使血栓溶解。血栓溶解过程取决于血栓的大小及血栓的新旧程度。小的新鲜的血栓可被完全溶解吸收。

2. 机化 若纤溶酶系统的活力不足,血栓存在较久时则发生机化。由血管壁向血栓内长入肉芽组织,逐渐取代血栓,这一过程称为血栓机化。在血栓机化过程中,由于水分被吸收,血栓干燥收缩或部分溶解而出现裂隙,被新生的内皮细胞被覆于表面而形成新的血管,并相互吻合沟通,使被阻塞的血管部分地重建血流的过程,称为再通。

3. 钙化 血栓发生大量的钙盐沉着,称为血栓钙化。依据受累血管不同又分为静脉石(phlebolith)或动脉石(arteriolith)。

四、血栓对机体的影响

血栓形成能对破裂的血管起堵塞裂口和阻止出血的作用。如胃、十二指肠溃疡和结核性空洞内的血管,有时在被病变侵袭破坏之前管腔内已有血栓形成,避免了大量出血,这是对机体有利的一面,而在多数情况下血栓也会对机体造成不利的影响,主要有:

1. 阻塞血管 动脉血栓完全阻塞管腔时,可引起相应器官缺血、缺氧而发生萎缩、变性,甚至坏死,如冠状动脉血栓形成引起心肌梗死;若阻塞静脉而未能建立有效的侧支循环,则引起局部淤血、出血,甚至坏死,如肠系膜静脉血栓形成可导致肠出血性梗死。

2. 栓塞 血栓脱落后形成栓子,可栓塞相应的血管。心瓣膜上的赘生物容易脱落成为栓子。下肢静脉的血栓脱落可造成肺栓塞,是造成患者死亡的重要原因之一。

3. 心瓣膜变形 心瓣膜血栓机化可引起心瓣膜粘连、变硬和变形等,使瓣膜狭窄或关闭不全。

4. 广泛性出血 由于微循环内广泛的微血栓形成,引起弥散性血管内凝血(DIC)。导致组织广泛坏死,甚至全身广泛出血和休克。

第 3 节　栓　塞

在循环血液中出现的不溶于血液的异常物质,随血流运行阻塞血管腔的现象称为栓塞(embolism)。阻塞血管的异常物质称为栓子(embolus),栓子可以是固体、液体或气体。最常见的栓子是脱落的血栓碎片或节段,罕见的有脂肪滴、空气、羊水和肿瘤细胞团。

一、栓子运行的途径

栓子运行途径一般随血流方向(见图4-7),最终停留在口径与其相当的血管并阻断血流。来自不同血管系统的栓子,其运行途径不同。

1. 静脉系统及右心栓子　来自体静脉系统及右心的栓子,随血流进入肺动脉主干及其分支,引起肺栓塞。某些体积小而又富于弹性的栓子(如脂肪栓子)可通过肺泡壁毛细血管回流入左心,再进入体动脉系统,阻塞动脉小分支。

2. 主动脉系统及左心栓子　来自主动脉系统及左心的栓子,随动脉血流运行,阻塞于各器官的小动脉内,常见于脑、脾、肾及四肢的指、趾部等。

3. 门静脉系统栓子　来自肠系膜静脉等门静脉系统的栓子,可引起肝内门静脉分支的栓塞。

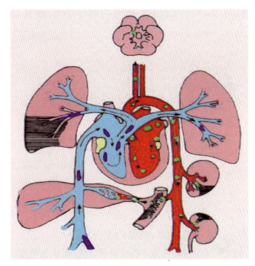

图4-7　栓子的运行途径模式图

(引自 http://jpkc.czmc.cn/bingli-web/zbjc/05.html)

4. 交叉性栓塞　指由压力高一侧进入压力低一侧,形成动脉、静脉系统交叉性栓塞。如当右心压力升高时,栓子可通过先天性房(室)间隔缺损到达左心,再进入体循环系统引起栓塞。

口　诀

链接

静脉右心到肺脏,左心动脉到全身,胃肠系统流到肝,交叉逆行也莫忘。

5. 逆行性栓塞　为极罕见的一种栓塞,见于下腔静脉内血栓,在胸、腹压突然升高(如咳嗽或深呼吸)时,使血栓一时性逆流至肝、肾、髂静脉分支并引起栓塞。

二、栓塞的类型和对机体的影响

栓塞有以下几种类型,对机体影响大致相同。

(一) 血栓栓塞

由血栓或血栓的一部分脱落引起的栓塞称为血栓栓塞(thromboembolism)。血栓栓塞是栓塞最常见的原因,占所有栓塞的99%以上。由于血栓栓子的来源、大小和栓塞部位的不同,对机体的影响也有所不同。

1. 肺动脉栓塞(pulmonary embolism)　造成肺动脉栓塞的栓子,95%以上来自下肢膝以上的深部静脉,特别是腘静脉、股静脉和髂静脉,偶可来自盆腔静脉或右心附壁血栓。根据栓子的大小和数量,其引起栓塞的后果不同:①中、小栓子多栓塞肺动脉的小分支(见图4-8),常见于肺下叶,除多发性或短期内多次发生栓塞外,一般不引起严重后果,因为肺有双重血液循环,肺动脉和支气管动脉间有丰富的吻合支,侧支循环可起代偿作用。这些栓子可被溶解消失或机化变成纤维状条索。若在栓塞前,肺已有严重的淤血,微循环内压升高,使支气管动脉供血受阻,可引起肺组织的出血性梗死。②大的血栓栓子栓塞肺动脉主干或大分支(见图4-9)。较长的栓子可栓塞左右肺动脉干,称为骑跨性栓塞(saddle embolism)。患者可突然出现呼吸困难、发绀、休克等症状。严重者可因急性呼吸循环衰竭死亡(猝死)。③若栓子小但数目多,可广泛地栓塞肺动脉多数小分支,亦可引起右心衰竭猝死。

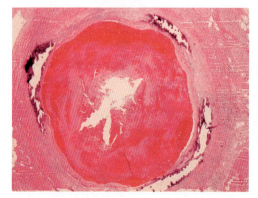

图4-8　动脉内混合血栓
镜下见动脉管腔内血小板成梁状结构,血小板小梁
之间是凝固的血液

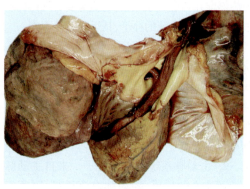

图4-9　肺动脉血栓栓塞
肺动脉内可见一骑跨性血栓,从右心室一直延续到
左右肺动脉主干,呈灰白条纹状

案例4-3

　　患者,女性,33岁,因胎位异常做剖腹产,手术过程顺利。术后第3天产妇有便意,自行下床解大便,其丈夫暂离片刻回来后见患者低垂着头,知觉丧失。医务人员赶到时,患者脸色青紫,已无心跳,血压测不到,两侧瞳孔散大,抢救无效死亡。尸检见:①左髂总静脉内膜面可见数处灰黑色粗糙物黏附着(范围约3cm×2.5cm),该处静脉周径明显扩大;②肺动脉分叉及左右主干有灰黑色及浅灰色条状物堵塞(左侧栓子已脱落),与血管内膜无明显粘连。临床诊断为:①左髂总静脉血栓;②肺动脉主干血栓栓塞。

　　问题:1. 静脉血栓形成的原因?

　　　　　2. 肺动脉内血栓栓子的来源及运行途径?

　　　　　3. 患者的死亡原因是什么?

　　2. 体循环动脉栓塞　造成动脉系统栓塞的血栓栓子80%来自左心,常见于细菌性心内膜炎时心瓣膜上的赘生物脱落、二尖瓣狭窄时左心房附壁血栓及主动脉粥样硬化溃疡面的血栓。动脉栓塞以脾、肾、脑、心和四肢的栓塞较常见。动脉栓塞的后果亦因栓子的大小、栓塞的部位以及局部侧支循环建立的情况而异。仅栓塞动脉的小分支,又有足够、有效的侧支循环,不造成严重后果;若栓塞动脉的大分支,且不能建立有效的侧支循环,局部可发生缺血性坏死;栓塞发生在冠状动脉或脑动脉分支,常可发生严重后果,甚至危及生命。

（二）脂肪栓塞

循环血液中出现脂肪滴并阻塞血管,称脂肪栓塞(fat embolism)。常见于四肢长骨骨折或严重脂肪组织挫伤时,脂肪细胞破裂,脂肪游离成无数脂滴,脂滴通过破裂的静脉血管进入血流,引起肺动脉小分支的脂肪栓塞,若大量脂滴进入肺循环,使肺循环大部分受阻,患者可因窒息和急性右心衰竭死亡。脂肪滴也可通过肺泡壁毛细血管或肺内动-静脉短路进入动脉系统,引起体循环动脉系统的栓塞,如脑、肾、皮肤和眼结膜等处的栓塞。

案例4-4

患者,男性,38岁,因车撞伤,左腿剧痛股骨变形急诊入院,X线检查诊断左股骨干中段粉碎性骨折,入院后2小时,突然出现呼吸困难、口唇发绀,经抢救无效死亡。

问题:该患者猝死的原因和机制是什么?

（三）气体栓塞

大量空气迅速进入血循环或原溶于血液内的气体迅速游离,形成气泡阻塞血管,称为气体栓塞。前者为空气栓塞,后者是在高气压环境急速转到低气压环境的减压过程中发生的气体栓塞,称减压病。

1. 空气栓塞　静脉破裂后空气进入静脉后到达右心,泡沫状的血液阻塞肺动脉出口,导致猝死。

2. 减压病　沉箱作业或深潜水的工人,从深水中迅速上升到水面时,溶解于血液内的气体(主要是氮气)迅速游离引起的气体栓塞,合并微血栓可引起局部缺血和梗死。

（四）羊水栓塞

分娩过程中,子宫收缩可将羊水压入破裂的子宫壁静脉窦内,羊水成分可由子宫静脉进入肺循环,在肺动脉分支及毛细血管内引起羊水栓塞。

（五）其他栓塞

1. 细菌栓塞　大量细菌侵入血液循环,随血流运行可引起全身小动脉或毛细血管的细菌栓塞,除引起栓塞外,细菌可在栓塞处生长繁殖引起新的感染病灶。细菌栓塞可引起炎症的扩散,含有细菌的栓子还可引起相应部位败血性梗死。

2. 瘤细胞栓塞　恶性肿瘤细胞可经毛细血管或靠近毛细血管的小静脉侵入血流,引起肺、肝或全身其他器官小血管栓塞。瘤细胞栓塞可造成肿瘤的转移。

3. 寄生虫、虫卵偶可栓塞于肝内门静脉分支。

考点:栓塞对机体的影响取决于哪些因素

第 4 节 梗 死

由于血管阻塞、血液供应中断,导致器官或局部组织缺血、缺氧而发生的坏死,称为梗死(infarction)。

一、梗死形成的原因和条件

任何引起血管管腔阻塞,导致局部组织血液循环中断和缺血的原因均可引起梗死。

（一）梗死形成的原因

1. **血栓形成**　是梗死最常见的原因，主要见于冠状动脉和脑动脉粥样硬化继发血栓形成引起的心肌梗死和脑梗死等。

2. **动脉栓塞**　常见于血栓栓塞，也可为空气栓塞、脂肪栓塞等。常引起肾、脾、脑和肺梗死。

3. **动脉受压闭塞**　如肠扭转、肠套叠时肠系膜动脉、静脉均受压迫而引起肠梗死；卵巢囊肿蒂扭转压迫血管，导致血流中断而引起囊肿坏死。

4. **动脉痉挛**　单纯动脉痉挛引起梗死十分罕见，但在血管腔高度狭窄的基础上（如严重的冠状动脉、脑动脉粥样硬化等），情绪激动、过度劳累、强烈刺激等诱因，可引起病变血管强烈而持续性痉挛，致血流中断而导致相应器官和组织的梗死。

（二）梗死形成的条件

血管阻塞是否造成梗死，还与下列因素有关：

1. **供血血管的类型**　有双重血液循环的器官，其中一条动脉阻塞，因有另一条动脉可以维持供血，通常不易引起梗死。如肺有肺动脉和支气管动脉供血，肺动脉小分支的血栓栓塞不会引起梗死。肝梗死很少见，是因为肝动脉和门静脉双重供血，肝内门静脉阻塞一般不会发生肝梗死，但肝动脉血栓栓塞，偶尔会造成梗死。前臂和手有平行走向的桡动脉和尺动脉供血，之间有丰富的吻合支，因此前臂和手绝少发生梗死。一些器官动脉的吻合支少，如肾、脾及脑，动脉发生阻塞时，由于不易建立有效的侧支循环，常易发生梗死。

2. **局部组织对缺血的敏感程度**　大脑的神经细胞的耐受性最低，3～4分钟的缺血即引起梗死。心肌细胞对缺血也很敏感，缺血20～30分钟就会死亡。严重的贫血或心功能不全，血氧含量降低，可促进梗死的发生。骨骼肌、纤维结缔组织对缺血耐受性最强，一般不易发生梗死。

二、梗死的病变及类型

（一）梗死的形态特征

梗死是局部组织的坏死，其形态因不同组织器官而有所差异。

1. **梗死灶的形状**　取决于该器官的血管分布方式。多数器官的血管呈锥形分支，如脾、肾、肺等，故梗死灶也呈锥形，切面呈扇面形或三角形，其尖端位于血管阻塞处，常指向脾门、肾门、肺门，底部为器官的表面。心冠状动脉分支不规则，故心肌梗死灶的形状也不规则，呈地图状。肠系膜血管呈扇形分支和支配某一肠段，故肠梗死灶呈节段形。

2. **梗死灶的质地**　取决于坏死的类型。实质器官如心、脾、肾的梗死为凝固性坏死。新鲜时，由于组织崩解，局部胶体渗透压升高而吸收水分，使局部肿胀，表面和切面均有微隆起。梗死若靠近浆膜面，则浆膜表面常有一层纤维蛋白性渗出物被覆。陈旧性梗死因含水分较少而略呈干燥，质地变硬，表面下陷。脑梗死为液化性坏死，新鲜时质软疏松，日久后逐渐液化成囊状。

3. **梗死的颜色**　取决于病灶内的含血量，含血量少时颜色灰白，称为贫血性梗死或白色梗死。含血量多时，颜色暗红，称为出血性梗死或红色梗死。

（二）梗死类型

根据梗死灶内含血量多少和有无合并细菌感染，将梗死分为以下3种类型：

1. **贫血性梗死**　多发生于组织较致密、无侧支或侧支循环不丰富的实质性器官，如肾、脾、心和脑。当这些器官动脉分支的血流阻断后，局部组织因缺血缺氧引起梗死，梗死灶周边的血管扩张充血、血管壁通透性增高,红细胞漏出,形成围绕梗死灶的充血出血带。因为组织致密及血管压力降低,故梗死区出血量较少,少量的红细胞很快崩解,血红蛋白被吸收,使梗死区呈灰白色贫血状态。

　　肉眼观,贫血性梗死的梗死灶呈灰白色或灰黄色,与正常组织分界清楚,分界处常有暗红色的充血及出血带;梗死灶的形状取决于器官的血管分布,脾、肾等器官的动脉血管经脾、肾门进入,然后呈树枝状逐级分支,因此其梗死灶呈圆锥形,切面呈扇形或楔形,尖端朝向血管阻塞部位,底部靠近该器官的表面;冠状动脉分布不规则,因而心肌梗死灶形状不规则,呈地图形(见图4-10)。镜下观,梗死12～18小时后出现凝固性坏死(脑梗死是液化性坏死),早期梗死区的组织轮廓尚存,梗死灶周围有明显的炎症反应,可见炎细胞浸润及充血、出血带。陈旧的梗死灶,梗死区组织轮廓消失,呈均匀、红染、颗粒状,充血、出血带消失,周围有肉芽组织长入,最后形成瘢痕。

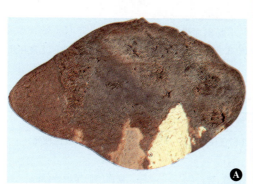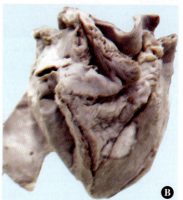

图 4-10　贫血性坏死
A. 脾梗死；B. 心肌梗死

　　2. 出血性梗死　主要发生在肺和肠等有双重血液供应或血管吻合支丰富、组织结构较疏松的器官。特点是在梗死区内有明显的出血现象,故称出血性梗死。

　　肺有肺动脉和支气管动脉双重血液供应,在正常情况下,一般不引起梗死。但在肺严重淤血的情况下,由于整个器官的静脉压和毛细血管内压增高,另一支动脉不能建立有效的侧支循环,可引起局部组织缺血坏死;同时,由于严重淤血、组织结构疏松以及梗死后血管壁通透性增加,而导致梗死区发生弥漫性出血现象。肉眼观,肺梗死的梗死灶为锥体形,切面为楔形,其尖端朝向肺门或血管堵塞处,底部靠近胸膜面;梗死灶因弥漫性出血呈暗红色(见图4-11)。镜下观,梗死区肺泡壁结构不清,肺泡腔充满红细胞。

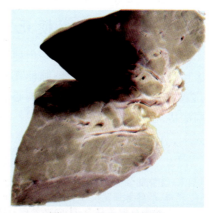

图 4-11　肺出血性梗死
肉眼见肺梗死灶呈锥形,尖端指向肺门,底部靠近肺脏表面,梗死灶内大量出血,故呈暗红色

　　肠出血性梗死常见于肠扭转、肠套叠、嵌顿性肠疝,在这些情况下肠系膜静脉首先受压而发生高度淤血,继而肠系膜动脉也受压导致局部缺血而发生出血性梗死。肠梗死多发生于小肠,因为肠系膜动脉呈扇形、节段性分布,故肠梗死通常只累及某一段肠管。肉眼观,梗死的肠壁因弥漫性出血而呈紫红色(见图4-12),因淤血水肿及出血,肠壁增厚,质脆弱,易破裂,肠腔

内充满浑浊的暗红色液体,浆膜面可有纤维蛋白性渗出物。镜下观,肠壁各层组织坏死及弥漫性出血。肠梗死容易发生肠穿孔,引起弥漫性腹膜炎,进而危及生命。

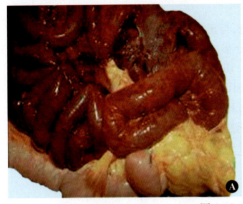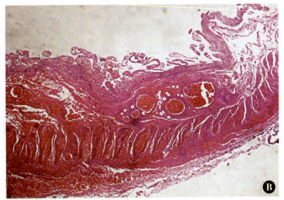

图 4-12　小肠出血性梗死

A. 肉眼观,小肠部分肠管增粗,高度淤血,暗红色;B. 镜下观,小肠管壁增厚,高度淤血,黏膜上皮坏死脱落

贫血性梗死与出血性梗死的区别见表 4-1。

表 4-1　贫血性梗死与出血性梗死的区别

项目	贫血性梗死	出血性梗死
颜色	灰白色、质地坚实(白色梗死)	红色、柔软(红色梗死)
部位	心、肾、脾、脑	肺、肠
梗死灶的形状	地图状(心)锥体状(肾、脾)	扇面(肺)节段性(肠)
分界	分界清、充血出血带	不清楚

3. 败血性梗死　因阻塞血管的栓子含有细菌而引起,常发生于急性感染性心内膜炎等。

三、梗死对机体的影响和结局

梗死对机体的影响取决于发生梗死的器官和梗死灶的大小和部位。肾梗死通常只引起腰痛和血尿,但不影响肾功能;肺梗死有胸膜刺激征和咯血;四肢的梗死即坏疽,若引起毒血症,必要时须截肢;心肌梗死可影响心功能,严重者可致心功能不全;脑梗死视不同定位而有不同症状,梗死灶大者可致死。

小　结

充血分为动脉性充血和静脉性充血:①动脉性充血:是短暂的血管反应,通常对机体无不良后果;②静脉性充血:常见有肺淤血,通常由左心衰竭,肺静脉回流受阻引起;肝淤血主要见于右心衰竭,肝静脉回流受阻,致使肝小叶中央静脉及肝窦扩张淤血。

血栓形成的条件为:①心血管内膜的损伤;②血流状态的改变;③血液凝固性的增高。类型有:①白色血栓;②红色血栓;③混合血栓;④透明血栓。临床上多见静脉发生血栓。血栓形成的转归方式为:①软化、溶解、吸收;②机化、再通;③钙化。对机体造成的不利影响主要有:阻塞血管、栓塞、心瓣膜变形及广泛性出血。

栓塞根据栓子不同分为:①血栓栓塞;②气体栓塞;③脂肪栓塞;④羊水栓塞;⑤瘤细胞及寄生虫栓塞等。最常见的是血栓栓塞,尤其以肺动脉栓塞后果最为严重。

梗死分为贫血性梗死、出血性梗死,原因有:①血栓形成;②血管受压;③动脉栓塞;④动脉痉挛。梗死对机体的影响取决于发生梗死的器官和梗死灶的大小和部位。

自 测 题

一、名词解释

1. 淤血　2. 血栓形成　3. 栓子　4. 血栓栓塞
5. 梗死　6. 心力衰竭细胞

二、填空题

1. 主要由纤维蛋白构成的血栓称＿＿＿＿，主要由黏集的血小板构成的血栓称＿＿＿＿，血栓呈灰白色和红褐色交替的层状结构称为＿＿＿＿。

2. 梗死可分为＿＿＿＿和＿＿＿＿，前者常见于＿＿＿＿及＿＿＿＿、＿＿＿＿等器官，而后者常见于＿＿＿＿、＿＿＿＿等器官。

3. 血栓形成的原因和条件有＿＿＿＿、＿＿＿＿、＿＿＿＿，最严重的后果是＿＿＿＿和＿＿＿＿。

三、选择题

A 型题（最佳选择题）

1. 槟榔肝是由＿＿＿＿引起的
   A. 肝脂变　　　　　B. 肝水变性
   C. 门脉性肝硬化　　D. 慢性肝淤血
   E. 坏死后性肝硬化

2. 股静脉血栓脱落常栓塞
   A. 下腔静脉　　　　B. 右下肢大静脉
   C. 右心房　　　　　D. 右心室
   E. 肺动脉

3. 右心衰竭时引起淤血的器官主要是
   A. 肺、肝及胃肠道　　B. 肝、脾及胃肠道
   C. 脑、肺及胃肠　　　D. 肾、肺及胃肠道
   E. 脾、肺及胃肠道

4. 原发性高血压患者后期出现左心衰竭，易导致下列哪一脏器淤血
   A. 肺　B. 脑　C. 肝　D. 肾　E. 下肢

5. 关于血栓的描述，下列哪项是错误的
   A. 溶解吸收　　　　B. 分离排出
   C. 机化　　　　　　D. 再通
   E. 钙化

6. 有关慢性肝淤血的叙述中，下列哪一项不妥
   A. 肝小叶中央静脉扩张
   B. 肝窦扩张
   C. 肝细胞有萎缩
   D. 门静脉扩张
   E. 部分肝细胞脂变

7. 下述因素哪种与血栓形成无关
   A. 血管内膜损伤　　B. 血流缓慢
   C. 血小板数量增多　D. 癌细胞崩解产物
   E. 纤溶酶增加

8. 脑动脉粥样硬化患者，3天前早晨醒来感觉头晕并发现右侧上、下肢不能自如活动且病情逐渐加重，第4天右侧上、下肢出现麻痹，最有可能出现的是
   A. 脑出血　　　　　B. 脑栓塞
   C. 脑梗死　　　　　D. 脑血栓形成
   E. 脑坏死

B 型题（配伍选择题）

   A. 纤维素样血栓　　B. 氮气栓塞
   C. 羊水栓塞　　　　D. 脂肪栓塞
   E. 混合栓塞

9. 股骨骨折可致
10. 潜水病可致
11. 孕妇生产时可致

   A. 梗死灶呈节段性　　B. 梗死灶呈不规则形
   C. 梗死灶呈化脓性　　D. 梗死灶易液化
   E. 梗死灶呈锥形

12. 肾栓塞性小脓肿
13. 心肌梗死
14. 脾梗死
15. 肠梗死
16. 脑梗死

   A. 透明血栓　　　　B. 白色血栓
   C. 混合血栓　　　　D. 红色血栓
   E. 血栓机化

17. 微循环小血管内的微血栓
18. 静脉内血栓的尾部

四、简答题

1. 比较充血与淤血时的病理变化有何不同？
2. 试用肺褐色硬化的镜下改变，解释其肉眼病变特征。
3. 为什么静脉发生血栓比动脉多？
4. 静脉淤血、血栓形成、栓塞及梗死之间有何联系？

（古丽菲娅）

第5章 炎 症

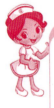

感冒之后的咽、喉肿痛，冬季的手、脚冻疮，面部的青春痘，皮肤伤口感染等，这些生活中常见的现象均属炎症范畴。

炎症是人类疾病中十分常见而又最重要的基本病理过程，如阑尾炎、肝炎、肺炎、肾炎、结核病、某些过敏性疾病等都属于炎症性疾病。虽然炎症性疾病种类繁多，但有基本规律可循。其中血管反应演绎了炎症的整个发生过程。基本病理变化为局部组织发生变质、渗出和增生，临床上局部表现为红、肿、热、痛及功能障碍；全身则常伴有发热、白细胞增多、单核吞噬细胞系统增生等。急性炎症或炎症之初通常以变质、渗出为主，慢性炎症或炎症愈复期以增生为主，是组织修复的重要保证。

案例5-1

患儿，女性，3天前出现精神委靡，食欲减退，昨日起感到左上臂内侧疼痛并红肿，当晚患部疼痛加剧，红肿加重，不敢活动，并伴有发热、头痛和头昏。今日上午来院就诊。局部检查：左上臂内侧有3cm×2cm红肿区，略隆起，触之有波动感，压痛明显，局部温度升高，活动受限。同侧腋窝淋巴结肿大，有触痛。体温39℃，白细胞22×10^9/L，中性粒细胞83%，杆状核粒细胞4%。入院后手术切开，排出黄色黏稠脓液11ml，经给抗生素治疗，6日后病愈出院。外科诊断为左上臂脓肿。

问题：1. 何谓脓肿？脓液是如何形成的？脓液的组成成分是什么？
2. 本例红、肿、热、痛和功能障碍等临床表现的发生机制是什么？
3. 患者为何出现发热、中性粒细胞增多和核左移？同侧腋窝淋巴结为什么肿大？

第 1 节 炎症的概念

炎症（inflammation）是具有血管系统的活体组织对各种致炎因子造成的损伤所发生的一种以防御反应为主的病理过程。在此过程中，损伤因子直接或间接地引起局部组织细胞损伤，同时机体通过炎症充血及液体、白细胞的渗出等反应，以稀释、局限和杀灭损伤因子，清除、吸收坏死组织，并通过实质和间质细胞的再生使受损伤的组织得以修复愈合。因此，炎症实质是以损伤起始、愈复告终的复杂病理过程。

炎症性疾病是临床上最常见的疾病，在医学上占有很重要的地位。

第 2 节 炎症的原因

凡能引起组织和细胞损伤的因子都能成为炎症的原因，即致炎因子。炎症的原因种类繁多,归纳为以下几类。

1. 生物性因素　包括细菌、病毒、立克次体、螺旋体、支原体、真菌和寄生虫等,是炎症最常见而重要的原因。其致炎作用主要是代谢产物和毒素通过对组织的直接损伤,或其抗原性诱发机体免疫反应。生物性因素引起的炎症又称为感染。

2. 物理性因素　如高温(烧伤、烫伤)、低温(冻伤)、放射性损伤和机械性切割、挤压、挫伤等。

3. 化学性因素　包括强酸、强碱等外源性化学物质和尿酸、尿素等组织坏死产生的崩解产物或代谢过程堆积的内源性化学物质。

4. 变态反应　异常免疫反应所造成的组织损害可引起各种类型变态反应性炎症,例如过敏性鼻炎、荨麻疹及肾小球肾炎等。

致炎因子作用于机体后是否引起炎症以及炎症反应的强弱,除与致炎因子的性质、强度和作用时间等有关外,还与肌体对致炎因子的敏感性有关。

第 3 节　炎症的局部基本病理变化

炎症局部的基本病理变化包括变质(alteration)、渗出(exudation)和增生(proliferation)。其中,以血管反应为中心的渗出性变化是炎症的重要标志。一般来说变质是损害性过程,而渗出和增生是抗损害过程。

一、变　质

炎症局部组织的变性和坏死称为变质。变质是由致炎因子的直接损害作用和局部血液循环障碍引起,同时局部组织的代谢、功能也发生不同程度的障碍。变质可发生在实质细胞,也可见于间质。

1. 形态变化　实质细胞常发生细胞水肿、脂肪变性、细胞凝固性坏死及液化性坏死等。间质可发生黏液样变性、纤维蛋白样坏死等。

2. 代谢变化　主要表现为:①分解代谢增强,糖、脂肪、蛋白质的分解代谢均增强,组织耗氧量增加;但由于血液循环障碍和细胞酶系统受损,氧化过程迅速降低,导致无氧酵解过程增强,因而乳酸、酮体等各种氧化不全代谢产物堆积,使局部出现酸中毒。②组织渗透压升高,炎症灶分解代谢增强及细胞坏死释放出溶酶体酶,使蛋白质等大分子分解为小分子。另外,盐类解离过程也增强,钾离子、磷酸根离子等浓度增加,使炎症灶的胶体和晶体渗透压均升高,为局部血管改变和炎性渗出提供了重要的条件。

3. 炎症介质(inflammatory mediator)　炎症介质指在致炎因子作用下,由局部组织或血浆中产生和释放,参与或引起炎症反应的具有生物活性的化学物质,又称化学介质。

炎症介质的主要作用是促进局部血管扩张、血管壁通透性增加及白细胞趋化和渗出的作用。此外,某些炎症介质还能引起发热、疼痛、组织损伤和参与免疫反应。不同炎症介质的作用是交织在一起的,相互间关系密切。

炎症介质的种类很多,有外源性(如细菌及其产物)和内源性(来源于血浆和细胞)两大类,以内源性介质最重要。血浆源性介质一般以前体形式存在。经过一系列蛋白水解酶等裂解后被激活而具有生物活性;细胞源性介质常存在于细胞内颗粒中,在炎症刺激作用下分泌或在体内合成后发挥作用。血浆源性介质主要包括缓激肽、补体类、纤维蛋白多肽、纤维蛋白降解产物等；细胞源性介质主要包括组胺、5-羟色胺、前列腺素（PG）、白细胞三烯、溶酶体成分、淋巴因子等（见表5-1）。

表5-1 主要炎症介质及其作用

炎症反应	主要介质种类
血管扩张	组胺、5-羟色胺、缓激肽、前列腺素、NO
血管通透性增加	组胺、5-羟色胺、缓激肽、C3a、C5a、白细胞三烯
趋化作用	C3a、C5a、细菌产物、阳离子蛋白
发热	细胞因子、PGE2
疼痛	PGE2、缓激肽
组织损伤	氧自由基、溶酶体酶、NO、淋巴因子

考点：炎症介质的概念、来源及作用

二、渗　出

炎症局部组织血管内血液成分通过血管壁进入组织间隙、体腔、体表和黏膜表面的过程称为渗出。渗出的液体和细胞成分叫渗出液或渗出物。渗出是炎症的重要标志，其过程是在一系列血管和血流改变的基础上发生的，与炎症区域代谢和炎症介质密切相关。渗出过程包括血流动力学改变（炎性充血）、血管通透性升高（炎性渗出）以及白细胞渗出等。

（一）血流动力学改变——炎性充血

炎症组织发生损伤后，微循环很快发生血流动力学改变，血流和血管口径发生一系列变化。按下列顺序发生（见图5-1）。

1. 细动脉短暂收缩　致炎因子作用机体后，首先通过神经反射，使肾上腺素能神经纤维兴奋，引起细动脉短暂收缩，时间仅持续数秒钟至数分钟。

2. 血管扩张和血流加速　细动脉和毛细血管扩张，血流加速，形成动脉性充血（即炎性充血）。这种变化与神经轴突反射和组胺、缓激肽以及前列腺素类炎症介质有关。

3. 血流缓慢和血流淤滞　由于炎症介质的作用以及氢离子、钾离子的堆积，引起毛细血管和小静脉扩张，发展为静脉性充血（淤血）。又因血管通透性升高，血浆渗出，血液浓缩，黏滞度增加，血流变慢。由此，轴流变宽，白细胞边集，血流速度进一步缓慢，以至血流淤滞和血栓形成。

（二）血管通透性升高与液体渗出

由于致炎因子的作用，血流动力学变化使血管内流体静压升高，随之血管通透性升高，大量液体及细胞成分渗出。血管通透性升高是渗出的主要原因。

1. 血管通透性升高　包括：①组胺、缓激肽、白细胞三烯等与内皮细胞受体结合后，迅速引起内皮细胞收缩，使其连接处缝隙加大；②缺氧、白细胞介素、肿瘤坏死因子等引起内皮细胞骨架重构，导致内皮细胞收缩；③血管内皮生长因子、组胺、缓激肽等使内皮细胞穿胞通道的数量增加和囊泡口径增大，引起血管通透性升高；④致炎因子（如严重烧伤或细菌感染时）可直接损伤血管内皮细胞，使之坏死脱落，迅速发生血管通透性升高（见图5-2）。

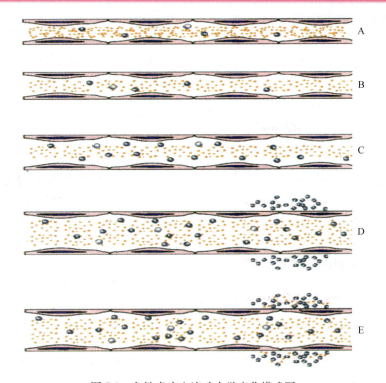

图 5-1　急性炎症血流动力学变化模式图

A. 正常血流；B. 血管扩张，血流加快；C. 血管进一步扩张，血流变慢，血浆渗出；D. 血流缓慢，白细胞游出血管；
E. 血流显著缓慢，白细胞游出增多，红细胞漏出

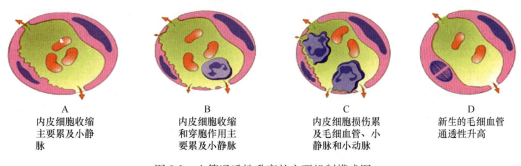

A	B	C	D
内皮细胞收缩主要累及小静脉	内皮细胞收缩和穿胞作用主要累及小静脉	内皮细胞损伤累及毛细血管、小静脉和小动脉	新生的毛细血管通透性升高

图 5-2　血管通透性升高的主要机制模式图

2. 液体渗出——炎性水肿　炎症时血液中的液体成分通过细静脉和毛细血管壁到达血管外的过程，称为液体渗出。渗出的液体称为渗出液。渗出液积聚于组织间隙，称为炎性水肿。积聚于体腔或关节腔称为积液。是因为血管通透性增高，血管内流体静压增高和局部组织渗透压升高等因素综合作用的结果。渗出液体的多少及其成分，因致炎因子、炎症部位和血管损伤程度而异。血管壁轻度损伤时，以盐类物质和相对分子质量较小的白蛋白渗出为主；血管损伤严重时，相对分子质量较大的球蛋白，甚至纤维蛋白原也可渗出。炎症性渗出液与单纯由于血浆流体静压升高或低蛋白血症，血浆胶体渗透压降低引起的漏出液不同。临床上，区别渗出液与漏出液对于明确诊断、制定合理的治疗方案具有重要意义（见表 5-2）。

液体渗出具有重要的防御作用：①渗出液可中和、稀释毒素，通过吸收带走炎症区域的有

表 5-2 渗出液与漏出液的鉴别

区别点	渗出液	漏出液
原因	炎症	循环障碍、淤血
透明度	混浊	澄清
比重	>1.018	<1.015
蛋白量	25g/L 以上	25g/L 以下
有核细胞数	$>0.50\times10^9/L$	$<0.10\times10^9/L$
凝固性	能自凝	不能自凝
黏蛋白试验	阳性	阴性

害物质;②给炎症病灶带来葡萄糖、氧等营养物质,带走代谢产物;③渗出液中含有抗体、补体等,可增强细胞防御能力,消灭病原体;④渗出液中纤维蛋白原可转变成纤维蛋白,交织成网,既可阻止病原体扩散和局限炎症,并有利于吞噬细胞发挥吞噬作用。在炎症后期,纤维蛋白网可成为修复支架,有利于组织的修复。但渗出液过多可压迫邻近组织和器官,造成不良后果。如大量心包腔积液可影响心脏的舒缩功能;纤维蛋白渗出过多,不能完全吸收则发生机化粘连,影响器官功能,如胸膜纤维性粘连,可使呼吸受到限制。

(三)白细胞渗出和吞噬作用

白细胞通过血管壁游出到血管外的过程称为白细胞渗出。进入炎症灶组织的白细胞称炎性细胞。具有吞噬、消灭病原体,降解坏死组织和抗原的作用。但渗出过多,可通过释放化学介质、自由基和酶,引起组织损伤,延长炎症过程。因此,白细胞渗出是炎症反应最重要的形态学特征。白细胞的渗出是一个极为复杂的连续过程,它包括白细胞的边集、附壁、游出、趋化作用和吞噬作用。

1. 白细胞边集和附壁 当炎性充血,血流缓慢时,轴流变宽,白细胞由轴流进入边流靠近血管壁(边集),并沿内皮细胞向前缓慢滚动,最后黏附于血管内皮细胞表面(附壁)。

2. 白细胞游出与趋化作用 白细胞穿过血管壁进入周围组织内的过程,称为白细胞游出。白细胞附壁后,其胞质突起形成伪足插入内皮细胞的连接处,然后以阿米巴样运动的形式从内皮细胞间隙移出至血管外(游出)。白细胞的游出以中性粒细胞最快,淋巴细胞运动能力最差。不同类型的炎症,游出的白细胞种类不同,化脓菌感染以中性粒细胞渗出为主;病毒感染以淋巴细胞渗出为主;过敏反应或寄生虫病则以嗜酸粒细胞渗出为主;当血管壁损伤严重时也见大量红细胞漏出(见图5-3、图5-4)。

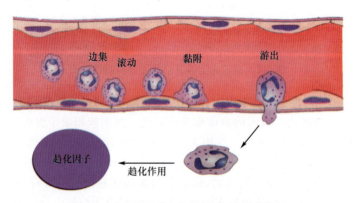

图 5-3 白细胞边集、附壁、游出与趋化作用

趋化作用(chemotaxis)是指某些化学刺激物能使游出的白细胞主动向炎症灶作定向移动的现象。吸引白细胞做定向移动的化学刺激物称为趋化因子(chemotactic factor)。趋化因子

多为炎症介质,可以是内源性的,如补体成分,也可以是外源性的,如细菌产物。不同炎细胞对趋化因子的反应不同,中性粒细胞与单核细胞对趋化因子反应明显,而淋巴细胞反应较弱。趋化因子的作用具有特异性,如化脓菌产物对中性粒细胞有趋化作用。炎细胞主要由血管内游出,巨噬细胞和淋巴细胞也可由局部组织产生。

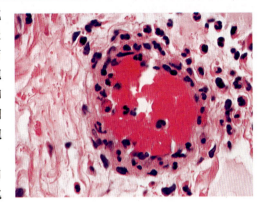

图5-4 白细胞的游出
白细胞通过血管壁进入周围组织间隙

3. 吞噬作用 白细胞游出到炎症灶内对病原体以及组织崩解碎片进行吞噬消化的过程,称为吞噬作用(phagocytosis)。具有吞噬功能的细胞主要是中性粒细胞和巨噬细胞。中性粒细胞又称小吞噬细胞,数量最多,能清除和杀灭病原微生物;巨噬细胞又称大吞噬细胞,能吞噬中性粒细胞不能吞噬的某些病原微生物如结核分枝杆菌、伤寒杆菌、寄生虫和较大的组织碎片、异物和坏死的细胞等。

吞噬过程大致分为3个阶段。

(1)识别和附着:血清中存在调理素(opsonin),是一类能增强吞噬细胞吞噬功能的蛋白质。这些蛋白质包括 Fc 段、补体 C3b 等。细菌或某些颗粒物质被调理素包围后,可被吞噬细胞表面的 Fc 受体或补体受体识别,细菌等被黏着在吞噬细胞表面。

(2)包围吞入:吞噬细胞伸出伪足或内陷将异物包围,随着伪足延伸和互相融合,形成有吞噬细胞胞膜包围吞噬物的吞噬体。然后移入细胞内部与溶酶体融合,形成吞噬溶酶体,病原体及异物在吞噬溶酶体内被杀伤和降解。

(3)杀伤与降解:吞噬的病原体主要是被具有活性的氧代谢产物杀伤。经吞噬细胞的吞噬作用,大多数病原微生物可被杀灭,但有些细菌(如结核分枝杆菌)和病毒毒力较强,不易被杀灭,在白细胞内处于静止状态,仍具有生命力和繁殖力,当机体抵抗力低下,这些病原体又能继续繁殖引起细胞死亡或随吞噬细胞游走而在体内扩散。

4. 炎细胞的种类、功能及临床意义 见表5-3。

表5-3 常见炎细胞的种类、功能及临床意义

类 别	来源及形态特征	主要功能	临床意义
中性粒细胞	血液 核分叶状,2～5 叶,胞质内有中性颗粒	运动活跃,吞噬力强,崩解后释放多种蛋白溶解酶,能溶解坏死组织及纤维蛋白;释放内源性致热原和炎性介质	见于急性炎症,特别是化脓性炎症。寿命短,变性、坏死后成为脓细胞
单核巨噬细胞	血液及单核吞噬细胞系统 细胞体积大,胞质丰富,核椭圆形或肾形	运动及吞噬能力很强;可演变为类上皮细胞及多核巨噬细胞等;释放内源性致热原和炎性介质;能将抗原信息传递给免疫活性细胞,发挥免疫效应	主要见于急性炎症后期,慢性炎症,非化脓性炎(结核、伤寒等),病毒和寄生虫感染等

续表

类 别	来源及形态特征	主要功能	临床意义
嗜酸粒细胞	血液 核分叶少或杆状,胞质内有大量粗大嗜酸性颗粒	游走能力较弱,有一定吞噬能力,吞噬抗原-抗体复合物及组胺	常见于寄生虫感染及变态反应性炎症
淋巴细胞及浆细胞	血液及淋巴组织,体积小,圆形,胞质少 浆细胞由B细胞转变而来,椭圆形,核圆、偏于细胞一侧	游走能力弱,无吞噬能力;T细胞参与免疫反应,致敏后产生淋巴因子,杀伤靶细胞;B细胞受抗原刺激转变为浆细胞,产生抗体参与体液免疫过程	主要见于慢性炎症,也见于病毒、立克次体和某些细胞感染,是参与免疫反应的主要细胞
嗜碱粒细胞	血液及结缔组织 胞质内有嗜碱性颗粒	无明显游走和吞噬能力;受炎症刺激时细胞脱颗粒,释放组胺、5-羟色胺和肝素	主要见于变态反应性疾病

考点: 炎细胞的种类、功能及临床意义

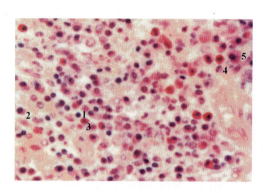

图 5-5　各种炎症细胞形态
1. 淋巴细胞;2. 浆细胞;3. 嗜酸粒细胞;4. 中性粒细胞;5. 单核巨噬细胞

各种炎症细胞形态见图5-5。

三、增　　生

在致炎因子、组织崩解产物或某些理化因子的刺激下,炎症灶的巨噬细胞、血管内皮细胞和成纤维细胞增殖,细胞数目增多,称为增生(proliferation)。在某些情况下,炎症病灶附近的上皮细胞或实质细胞也发生增生。增生是一种重要的防御反应,血管内皮细胞和成纤维细胞增生构成肉芽组织,能使炎症局限化和损伤组织得以修复。巨噬细胞增生能增进其吞噬功能。但增生过度可影响器官功能,对机体产生不利影响。

综上所述,炎症过程的3种基本病变,各有其表现特点,但之间密切联系,相互依存,相互制约,共同组成复杂的炎症反应过程。

第 4 节　炎症的局部表现与全身反应

任何炎症均有程度不等的局部临床表现和全身反应,了解这些有利于对炎症性疾病的诊断。

(一) 炎症的局部表现

1. **红**　炎症初期由于动脉性充血,局部组织呈鲜红色;随着炎症的发展,之后因静脉淤血,而转化为暗红色。

2. **肿**　急性炎症时由于炎性充血、炎性水肿使局部明显肿胀;慢性炎症时因组织、细胞增生引起肿胀。

3. **热**　由于动脉性充血,血流加快,组织代谢增强,产热增多所致。另外白细胞产生的

IL-1(白细胞介素-1)、TNF(肿瘤坏死因子)及 PGE(前列腺素 E)也引起发热。

4. 痛　由于组织分解代谢增强,炎症局部氢离子、钾离子浓度升高以及前列腺素、缓激肽等炎症介质刺激所致,是疼痛的重要原因,此外还与局部组织肿胀压迫神经末梢有关。

5. 功能障碍　细胞变性、坏死和代谢异常。疼痛反射性地抑制肌肉活动以及渗出造成的机械性阻塞、压迫均导致局部器官功能障碍。

考点: 炎症的局部临床表现

(二) 炎症的全身反应

1. 发热　炎症时,各种病原体及其代谢产物等作为外源性致热原,刺激机体吞噬细胞产生内源性致热原,使体温调节中枢的调定点上移,产热增多,体温升高。一定程度的发热促进抗体形成,增强单核吞噬细胞系统的功能和肝脏的解毒功能。所以炎症时的发热是机体重要的防御反应。但过高热或长期发热,可引起各系统,尤其是中枢神经系统功能紊乱。

2. 血液中白细胞的变化　急性炎症特别是化脓菌感染引起的急性炎症,末梢血中白细胞数目常增多,可达$(15 \sim 20) \times 10^9/L$以上。白细胞增多具有防御意义。血中白细胞反应的类型与炎症性质、病原种类、感染程度有关。大多数细菌感染以中性粒细胞增多为主,严重感染时可出现幼稚的中性粒细胞(称"核左移");肉芽肿性炎以单核细胞增多为主;寄生虫感染或某些变态反应性疾病以嗜酸粒细胞增多为主;慢性炎症和病毒感染以淋巴细胞、单核细胞增多为主。但也有一些疾病,如伤寒、流行性感冒,血中白细胞数目反而减少。因此,外周血白细胞的计数和分类检查有助于疾病的诊断,具有重要临床意义。

3. 单核吞噬细胞系统增生　病原微生物引起的炎症性疾病,单核吞噬细胞系统常有不同程度的增生。表现为骨髓、肝、脾、淋巴结的巨噬细胞增生,吞噬消化能力增强。

4. 实质器官病变　重度炎症,病原微生物及其毒素、血液循环障碍等影响,可引起心、肝、肾、脑等器官的实质细胞发生变性、坏死,出现相应的临床表现,如白喉引起心肌细胞变性、坏死等。

链接

全身炎症反应综合征

全身炎症反应综合征是继发于严重感染、创伤、组织坏死和组织缺血-再灌注损伤等所引起的以细胞因子等炎症介质呈失控性释放为特征的全身性失控性炎症反应。

全身炎症反应综合征诊断标准:①体温>38℃或<36℃;②心率>90 次/min;③呼吸频率>20 次/min 或二氧化碳分压(PCO_2)<4.3kPa(32mmHg);④白细胞计数>$12.0 \times 10^9/L$或<$4.0 \times 10^9/L$或中性杆状核白细胞>10%;凡符合上述两项或两项以上者,就可诊断。

全身炎症反应综合征的发展过程划分为 3 个阶段:包括:①局限性炎症反应阶段;②有限全身炎症反应阶段;③全身炎症反应失控阶段。

大量炎性细胞因子进入血液循环,刺激炎症介质瀑布样释放,内源性炎症介质拮抗剂不足以制约其作用,导致循环血液中炎症介质浓度升高,引起毛细血管内皮的完整性受到破坏,严重者可导致多器官功能障碍综合征。

第 5 节　炎症的类型及病理变化特点

根据炎症病程长短和发病急缓,通常分为超急性炎症、急性炎症、亚急性炎症和慢性炎症。急性炎症和慢性炎症最常见。亦可根据局部基本病理变化分为变质性炎、渗出性炎和增生性炎 3 大类型。以下着重从病理学的角度介绍急性炎症和慢性炎症。

一、急性炎症

急性炎症是机体对致炎因子的即刻和早期反应,病程短,一般数天至 1 个月。以渗出性病变为主,可有轻重不等的组织、细胞变性坏死,增生反应轻微。

(一)变质性炎

变质性炎(alterative inflammation)是以局部组织、细胞变性、坏死为主,而渗出和增生变化轻微,常发生在心、肝、肾、脑等实质器官。

变质性炎见于某些病毒感染、严重中毒及变态反应时,由于组织器官实质细胞的变性、坏死明显,常引起相应器官功能障碍。如急性重型病毒性肝炎,肝细胞广泛坏死,引起严重的肝功能障碍;流行性乙型脑炎时,神经细胞变性、坏死及脑软化灶形成,造成严重的中枢神经系统功能障碍。

(二)渗出性炎

渗出性炎(exudation inflammation)是以局部渗出为主,炎症灶内有大量渗出物,而变质和增生变化轻微。根据渗出物的不同分为浆液性炎、纤维蛋白性炎、化脓性炎、出血性炎等几种类型。

案例5-2

患者,女性,18 岁,在寄宿学校读书,2 天前去开水房打水,不慎把左手臂烫伤,表现为红、肿、热、痛,冷敷后稍减轻,之后在其表面有大小不等的水疱形成,水疱内充满澄清、透明略带淡黄色的液体,随即入院,经实验室检查此液体主要成分为血浆白蛋白,因充血所致。

问题:1. 何谓浆液性炎,好发于哪些部位?
2. 引起浆液性炎的原因是什么?

1. 浆液性炎(serous inflammation) 指以浆液渗出为主的炎症。渗出物成分以血浆成分为主,含有少量白蛋白、白细胞及纤维蛋白等。引起浆液性炎症的主要原因有烧伤、烫伤、强酸、强碱、各种传染因子及细菌毒素等。常发生于浆膜(如胸膜、腹膜和心包膜)、皮肤、黏膜、关节滑膜和肺等处。如皮肤Ⅱ度烫伤形成的水疱(见图 5-6)及感冒初期鼻黏膜炎等。浆液性炎易于吸收消散,可不留痕迹。若渗出过多,如胸腔、心包腔大量积液,可影响呼吸及心功能。

2. 纤维蛋白性炎(fibrinous inflammation) 指以大量纤维蛋白渗出为特征的炎症。多由于细菌毒素(如白喉棒状杆菌的毒素)或内、外源性毒物(如尿毒症时的尿素和汞中毒时的汞)所引起,是血管壁严重受损,通透性明显升高的结果。常发生于黏膜、浆膜和肺等部位。HE 染色的切片中,渗出的纤维蛋白凝聚成红染的网状、条状或颗粒状,其中常混有中性粒细胞、坏死细胞碎片等。因发生部位不同,可有以下特征:

(1)黏膜的纤维蛋白性炎症:渗出的纤维蛋白、中性粒细胞、坏死脱落的黏膜上皮细胞及病原体等混合组成灰白色的膜状物,称为假膜,故该类型炎症又称假膜性炎。如白喉、细菌性痢疾等。气管白喉时,假膜容易脱落,常造成堵塞引起窒息(见图5-7)。

(2)浆膜的纤维蛋白性炎症:主要病变为浆膜表面有大量的纤维蛋白渗出。如心包的纤维蛋白性炎,心包脏壁两层之间有大量的纤维蛋白渗出,渗出的纤维蛋白随心脏不断搏动在心包表面形成无数绒毛状物,覆盖于心脏表面,称绒毛心(见图5-8、图5-9)。

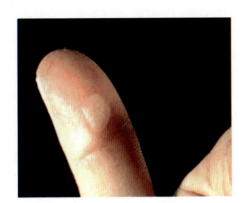

图5-6 皮肤浆液性炎(水疱)

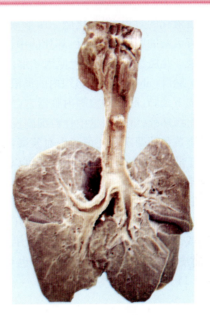

图5-7 气管纤维素性炎
气管黏膜表面可见灰白色膜样结构

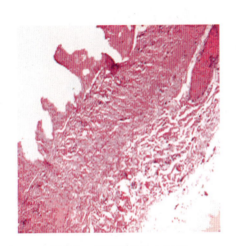

图5-8 纤维蛋白性心包炎
左上部为渗出的纤维蛋白

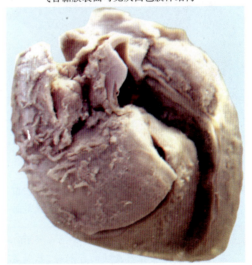

图5-9 纤维素性心外膜炎
心包脏层可见灰白色绒毛样物质

(3)肺的纤维蛋白性炎症:常见于大叶性肺炎,表现为肺泡内有大量的纤维蛋白渗出以及中性粒细胞渗出,导致肺实变。

渗出少量纤维蛋白可被中性粒细胞释放的蛋白溶解酶溶解吸收,渗出过多时,不能被完全溶解吸收,可发生机化粘连,影响器官功能。

3. 化脓性炎(purulent inflammation) 最为常见,指以大量中性粒细胞渗出为主,并伴有不同程度组织坏死和脓液形成为特征的一种炎症。常由葡萄球菌、链球菌、脑膜炎双球菌等化脓菌感染引起。渗出的中性粒细胞变性、坏死后或组织崩解产物释放的蛋白溶解酶将坏死组织溶解液化的过程,称为化脓。所形成的灰黄或黄绿色混浊的凝乳状液体,称为脓液。脓液中除有大量的脓细胞(变性、坏死的中性粒细胞)外,还含有细菌、被溶解的坏死组织碎屑和少量浆液。化脓性炎根据发生原因和部位的不同,可分为3类。

(1)脓肿(abscess):指组织内的局限性化脓性炎症,常伴有脓腔形成,腔内充满脓液。常发生于皮下及肺、肝、肾、脑等内脏器官(见图5-10),常由金黄色葡萄球菌引起,其产生的毒素使局部组织坏死,继而大量中性粒细胞浸润,之后释放蛋白溶解酶,将坏死组织溶解液化形成脓液。金黄色葡萄球菌还可产生血浆凝固酶,使渗出的纤维蛋白原转变为纤维蛋白,限制了细菌的扩散,因而病变局限。小脓肿可以吸收消散,较大脓肿由于脓液过多,吸收困难,常需要切开排脓或穿刺抽脓,后由肉芽组织包裹、修复。

皮肤或黏膜的脓肿,可向表面破溃形成溃疡。深部脓肿如向体表或自然管道穿破,可形成窦道或瘘管。窦道是指只有1个开口的病理性盲管;而瘘管是指连接了体外与有腔器官之间或2个有腔器官之间的有两个以上开口的病理性管道。例如,肛门周围组织的脓肿,可向皮肤穿破,形成脓性窦道,也可既向皮肤穿破,又向肛管穿破,形成脓性瘘管(见图5-11)。

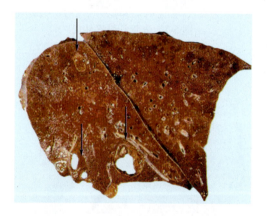

图5-10 肺脓肿
箭头所指为肺上叶脓肿形成处。脓性内容物流走,留下空腔,形成液化性坏死。胸透时,此区可出现液平面

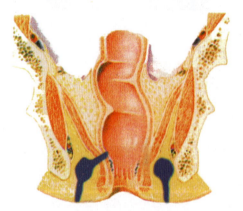

图5-11 肛管直肠周围脓肿有窦道、瘘管形成

链接　疖与痈

常见的化脓性炎症有皮肤的疖和痈,疖是毛囊、皮脂腺及其附近组织发生的脓肿,常发生于毛囊、皮脂腺丰富的部位(如面部、背部等)。疖中心部分液化变软后,脓液便可破出。如多个疖同时发生或反复在身体各部位发生,称为疖病。常见于糖尿病患者及营养不良的小儿。痈是多个疖的融合,在皮下脂肪和筋膜组织中形成许多相互沟通的脓肿,必须及时切开排脓才能愈合。

(2)蜂窝织炎(phlegmonous inflammation):指疏松组织的弥漫性化脓性炎症。常见于皮肤、肌肉和阑尾等部位。多由溶血性链球菌引起,因能产生透明质酸酶,分解结缔组织基质中的透明质酸,使之崩解;同时又能产生链激酶,溶解纤维蛋白,使细菌容易沿组织间隙蔓延、扩散,炎症不易局限,组织内可有大量中性粒细胞弥漫性浸润,患者常有发热、白细胞数量升高等全身中毒症状(见图5-12)。

(3)表面化脓性炎症和积脓:指发生于黏膜、浆膜以及脑膜等部位的化脓性炎症。其特点是脓液主要向表面渗出,而深部组织没有明显的中性粒细胞浸润。如化脓性支气管炎及化脓性尿道炎,在支气管、尿道黏膜,渗出的脓液可沿支气管或尿道排出体外。当脓液蓄积于发生部位的腔道或浆膜腔内时,称为积脓,如胆囊积脓、胸膜腔积脓等。

4. 出血性炎(hemorrhagic inflammation) 指血管损伤严重,以渗出物中含有大量红细胞为特征的炎症。常见于流行性出血热、钩端螺旋体病和鼠疫等急性传染病。

上述各型炎症可单独发生,亦可合并存在,如浆液性出血性炎、纤维蛋白性出血性炎等。在炎症的发展过程中,一种炎症可转变成另一种炎症,如浆液性炎可转变成纤维蛋白性炎或化脓性炎。

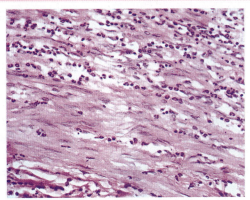

图5-12　急性蜂窝织性阑尾炎
阑尾肌层疏松水肿,肌纤维间可见大量中性粒细胞弥漫浸润

卡他性炎症 链接

卡他性炎是发生于黏膜组织的一种较轻的渗出性炎。渗出液沿黏膜表面排出,一般不伴有组织的明显破坏,炎症易于消散愈复("卡他"一词来自希腊语,系向下滴流之意)。因渗出物成分的不同,卡他性炎又可分为浆液性卡他(如感冒初期的鼻黏膜炎)、黏液性卡他(如细菌性痢疾结肠炎)、脓性卡他(如脓性尿道炎),在其发展过程中可相互转变。

(三)增生性炎

增生性炎是以组织与细胞的增生为主要特征,多属慢性炎症,但也有少数急性炎症是以细胞增生性改变为主,如伤寒、急性肾小球肾炎等。

二、慢性炎症

慢性炎症的病程较长,数月至数年以上。多由急性炎症迁延而来,亦可以是开始就无明显急性表现,而呈潜隐性缓慢经过。局部病变以增生性改变为主,变质和渗出较轻,炎细胞以淋巴细胞、巨噬细胞和浆细胞浸润为主。根据形态特点不同可有以下表现形式。

1. 一般慢性炎症 主要表现为成纤维细胞、血管内皮细胞增生,主要为淋巴细胞、浆细胞和巨噬细胞浸润,同时伴有局部被覆上皮、腺上皮和实质细胞增生。

2. 肉芽肿性炎 局部以巨噬细胞及其衍生细胞增生为主,形成境界清楚的结节状病灶,称为肉芽肿性炎,是一种特殊类型的慢性炎症。根据致炎因子的不同,肉芽肿性炎一般分为感染性肉芽肿和异物性肉芽肿两类。

(1)感染性肉芽肿(infective granuloma):由生物性病原体如结核杆菌、伤寒杆菌、麻风杆菌、梅毒螺旋体、真菌等引起,形成具有特殊结构的细胞结节,如结核性肉芽肿(结核结节)主要由上皮样细胞和一个或几个朗汉斯巨细胞组成,伤寒肉芽肿(伤寒小结)则主要由伤寒细胞组成。

(2)异物性肉芽肿(foreign body granuloma):由外科缝线、粉尘、滑石粉、石棉纤维等引起。其形态特点是以异物为中心,围以数量不等的巨噬细胞、异物性多核巨细胞、成纤维细胞和淋巴细胞等,形成结节状病灶。

3. 炎性息肉(inflammatory polyp) 指黏膜慢性炎症时,由局部黏膜上皮、腺体和肉芽组

考点: 纤维蛋白性炎 化脓性炎 肉芽肿性炎

织增生而形成的向表面突出、根部带蒂的淡红色肉样肿物。

4. 炎性假瘤(inflammatory pseudotumor) 在致炎因子作用下,由多种细胞成分增生而形成的境界清楚的肿瘤样团块,常发生在眼眶和肺,临床上易误诊为肿瘤,应注意鉴别。

案例5-3

患者,男性,58岁,有长期吸烟史,体检做X线检查时发现右肺锁骨下有直径3.5cm×3cm的高密度阴影,边界清楚,密度不甚均匀。患者无任何自觉症状。手术切除后,做病检,发现病变主要为纤维组织增生,有部分肺泡上皮及支气管上皮增生,伴有单核细胞、淋巴细胞浸润。

问题:何谓炎性假瘤?好发于哪些部位?

第 6 节 炎症的结局

炎症的结局主要取决于致炎因子的强弱、机体的免疫防御功能和治疗措施等因素,有以下3种结局。

(一) 痊愈

大多数炎症能够痊愈,又分完全和不完全痊愈。在机体抵抗力较强,治疗及时得当,病因完全消除,炎性渗出物及坏死组织完全被溶解吸收或排出,由周围健康的同种细胞再生修复,在形态结构和功能上完全恢复正常即为完全痊愈。如大叶性肺炎经适当治疗或随着机体抵抗力增强,可以完全痊愈。当组织损伤严重,坏死范围较大,渗出物及坏死组织不能完全被溶解吸收,主要由肉芽组织修复,最终形成瘢痕,在形态结构和功能上未能完全恢复正常,即为不完全痊愈。如化脓性关节炎脓性渗出物机化,可引起关节强直,影响功能。

(二) 迁延不愈转为慢性

当机体抵抗力较低,致炎因子持续存在,炎症反复发作,不断引起组织细胞损害,导致炎症迁延不愈,而转变为慢性炎症。如急性阑尾炎反复发作可转为慢性阑尾炎。

(三) 蔓延扩散

当机体的抵抗力低下或感染的病原微生物数量多、毒力强时,炎症可向周围组织蔓延或经血管、淋巴管扩散至全身。

1. 局部蔓延 指病原微生物沿组织间隙、血管、淋巴管周围间隙或自然管道向周围邻近组织、器官蔓延扩展,使感染扩大。如肾结核可沿泌尿道下行蔓延至输尿管和膀胱。

2. 淋巴道扩散 指病原微生物及其毒素侵入淋巴管,随淋巴液扩散,引起继发性淋巴管炎及所属淋巴结炎。常表现为局部淋巴结肿大、压痛。如足部感染时,下肢可因淋巴管炎而出现红线,腹股沟淋巴结肿大、压痛。

3. 血道扩散 指病原微生物及其毒素侵入或吸收入血液循环,或经淋巴道入血,引起菌血症、毒血症、败血症和脓毒败血症,出现明显的全身中毒症状,严重时发生休克可危及生命。

小 结

炎症是指具有血管系统的活体组织对各种致炎因子造成损伤所发生的以防御反应为主的病理过程。炎症的基本病理变化为变质、渗出和增生。变质是炎症局部组织变性、坏死。渗出是炎症局部组织血管内血液成分通过血管壁进入组织间隙的过程。渗出过程较为复杂,包括3

个相互关联的过程即炎性充血、液体渗出、炎细胞浸润。增生是在致炎因子等刺激下,炎症局部的巨噬细胞、成纤维细胞和血管内皮细胞等的增生。

炎症分为变质性炎、渗出性炎和增生性炎。变质性炎常由感染、中毒和变态反应所致,多发生于实质器官。渗出性炎主要由于血管壁通透性增高所致,根据渗出物不同分为浆液性炎、纤维蛋白性炎、化脓性炎和出血性炎。增生性炎多属慢性炎症,分为一般慢性炎、肉芽肿性炎、炎性息肉和炎性假瘤。

炎症局部表现为红、肿、热、痛和功能障碍,并常伴有发热、白细胞数量升高等全身反应。

多数炎症通过自身的防御反应和适当治疗而痊愈,少数炎症可迁延转为慢性,部分炎症还可通过组织间隙、淋巴道、血道而蔓延扩散。

自 测 题

一、名词解释

1. 炎症介质 2. 假膜性炎 3. 脓肿 4. 蜂窝织炎 5. 窦道 6. 瘘管 7. 炎性息肉 8. 肉芽肿性炎 9. 炎症

二、填空题

1. 炎症的基本病理变化为_____、_____和_____。

2. 炎症的渗出过程包括_____渗出和_____渗出两个方面。

3. 具有吞噬功能的炎细胞有_____和_____。

4. 炎症病灶蔓延扩散的途径有_____、_____和_____。

5. 急性炎症起病_____,症状_____,病程_____,其局部病变以_____、_____为主,增生变化不明显。

6. 慢性炎症时,局部组织浸润的细胞主要是_____和_____,常伴有明显的_____增生。

7. 变质性炎症,最常见于_____、_____和_____等实质性器官。

8. 肝硬化时腹水是_____出液,腹膜炎时腹水是_____出液。

9. 浆液性炎时,渗出的浆液主要成分为血浆中的_____,少量_____、_____和_____。

10. 炎症的全身反应有_____、_____、_____和_____。

三、选择题

A 型题(最佳选择题)

1. 下列有关炎症时的改变中,最有防御意义的是

A. 炎症介质形成　　B. 组织分解代谢增强
C. 白细胞渗出　　　D. 炎细胞水肿
E. 炎性充血

2. 变质性炎症时局部实质细胞的形态变化主要是

A. 变性、坏死　　B. 变性、渗出
C. 变性、增生　　D. 坏死、增生
E. 渗出、坏死

3. 急性炎症早期和化脓性炎症的主要炎细胞成分是

A. 淋巴细胞　　　B. 嗜酸粒细胞
C. 中性粒细胞　　D. 嗜碱粒细胞
E. 浆细胞

4. 引起脓肿最常见的致病菌是

A. 金黄色葡萄球菌　B. 链球菌
C. 大肠杆菌　　　　D. 变形杆菌
E. 葡萄球菌

5. 某些寄生虫疾病,炎区主要出现哪种炎细胞

A. 中性粒细胞　　B. 单核细胞
C. 浆细胞　　　　D. 淋巴细胞
E. 嗜酸粒细胞

6. "绒毛心"是指

A. 心外膜的纤维素性炎
B. 心外膜的浆液性炎
C. 心外膜的化脓性炎
D. 心外膜的出血性炎
E. 心外膜的卡他性炎

7. 纤维素性炎的好发部位是

A. 皮肤和黏膜　　B. 黏膜和肺

C. 皮肤和肺　　　　D. 黏膜、浆膜和肺

E. 皮肤、浆膜和肺

8. 下述哪一类炎症的红、肿、热、痛、功能障碍表现得比较明显

A. 黏膜的慢性炎症　　B. 黏膜的急性炎症

C. 内脏的慢性炎症　　D. 体表的慢性炎症

E. 体表的急性炎症

9. 白细胞游出到炎区的重要作用是

A. 趋化作用

B. 吞噬作用

C. 阻止病原菌扩散

D. 减轻毒素对组织的损害

E. 有利于纤维蛋白吸收

10. 肉芽肿性炎主要的炎性细胞是

A. 成纤维细胞　　　B. 淋巴细胞

C. 浆细胞　　　　　D. 巨噬细胞

E. 嗜酸粒细胞

B 型题（配伍选择题）

A. 窦道　　B. 瘘管　　C. 空洞

D. 溃疡　　E. 糜烂

11. 胫骨慢性骨髓炎脓液向皮肤穿破排出形成

12. 肺结核干酪样坏死液化经支气管排出形成

13. 胃黏膜出现较深的组织缺损

14. 肛门周围脓肿一端向直肠穿破,另一端向皮肤穿破

A. 变质性炎　　　　B. 假膜性炎

C. 蜂窝织炎　　　　D. 化脓性炎

E. 纤维素性炎

15. 大叶性肺炎

16. 小叶性肺炎

17. 病毒性肝炎

18. 细菌性痢疾

19. 疏松组织的弥漫性化脓性炎

20. 中毒性心肌炎

A. 单核细胞　　　　B. 淋巴细胞

C. 中性粒细胞　　　D. 浆细胞

E. 嗜酸粒细胞

21. 能释放蛋白溶解酶

22. 能吞噬较大的病原体及异物

23. 参与体液免疫过程

24. 参与细胞免疫过程

A. 菌血症　　　　　B. 败血症

C. 毒血症　　　　　D. 脓毒败血症

E. 白血病

25. 临床上出现全身中毒症状,细菌在血液中生长繁殖

26. 在血液中可查到细菌,但无临床表现

27. 血细胞发生的恶性肿瘤

28. 除有败血症的表现外,在全身许多器官见有小脓肿

29. 细菌的毒素或毒性代谢产物入血,并产生中毒症状

四、简答题

1. 炎症局部临床表现有哪些? 是如何发生的?

2. 什么是渗出液和漏出液? 两者有何区别?

3. 渗出液在炎症过程中有何意义?

（张秀珍）

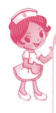

第6章 肿 瘤

肿瘤是一种严重危害人类健康的常见病、多发病。恶性肿瘤对人类的危害，不仅是威胁生命，还在于给患者带来的躯体痛苦、精神压力和经济负担。肿瘤发生发展机制和肿瘤的病理诊断是病理学和肿瘤学的重要内容。本章主要从病理学的角度介绍有关肿瘤的基本知识，包括肿瘤的形态和分类、生物学特点、病因和发病机制。掌握这些知识，对于早期并正确诊断肿瘤、为患者提供恰当而及时的治疗是十分重要的。

中国抗肿瘤形势严峻 链接

据世界卫生组织(WHO)报道及统计数据显示，2007年，全球有760万人死于恶性肿瘤，新发病例1 230万，现患病例近4 500万，占死亡人数的21.6%，恶性肿瘤(癌症)已是导致人类死亡的主要病症之一，其中肺癌、胃癌、肝癌、结肠癌和乳腺癌已居于前5位，美国、中国、印度、巴西和俄罗斯等国已成为世界五大肿瘤疾病高发国，这都与这些国家工业排放物数量剧增并对环境造成严重污染有关。2010年之后全球恶性肿瘤将取代心血管病成为世界死亡人数最多的疾病。预计2010年至2020年，中国新发病例将分别达到268万和349万，因恶性肿瘤而死亡的人数将达197万和263万。

第 1 节 肿瘤的概念

肿瘤是机体在各种致瘤因素作用下，局部组织细胞在基因水平上失去对其生长的正常调控，导致其异常增生而形成的新生物，常形成局部肿块。

正常组织细胞发生异常增生转变为肿瘤细胞后，即表现出了两大基本特征：①不同程度地丧失了分化成熟的能力(分化障碍)，瘤细胞可出现形态结构及代谢功能的异常；②相对无限制生长(失控性增生)，具有相对自主性，即使引起肿瘤性增殖的因素消除，肿瘤细胞仍可持续自主生长。

机体在生理状态下以及病理状态下也常有组织细胞的增生，但这种增生始终处于机体的调控之下，并与机体的需要相适应、相协调，增生的组织基本上具有原组织的结构与功能，一旦原因消除，增生即可停止，这种增生称为非肿瘤性增生，与肿瘤性增生有本质上的区别(见表6-1)。

表6-1 肿瘤性增生与非肿瘤性增生的区别

项目	肿瘤性增生	非肿瘤性增生
原因	致瘤因素	生理性更新、炎症或组织损伤
分化程度	分化障碍	分化成熟
增生方式	失控性增生	控制性增生

第 2 节 肿瘤的特征

一、肿瘤的一般形态与组织结构

(一) 大体形态

肿瘤的大体形态多种多样,在一定程度上可以反映肿瘤的良恶性。

1. 形状　肿瘤的形状与其发生部位、生长方式、组织来源、肿瘤性质等有关(见图 6-1)。发生于皮肤、黏膜的肿瘤常向表面突出,可呈息肉状、乳头状、菜花状等。发生于皮下或实质器官的肿瘤,常呈结节状、囊状或分叶状等。恶性肿瘤因呈侵袭性生长,常呈不规则状,与周围分界不清,切面如树根状或蟹足状。

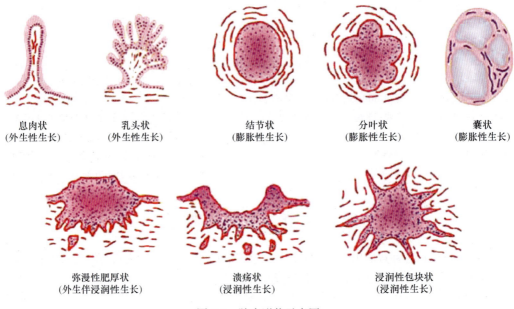

| 息肉状 | 乳头状 | 结节状 | 分叶状 | 囊状 |
| (外生性生长) | (外生性生长) | (膨胀性生长) | (膨胀性生长) | (膨胀性生长) |

弥漫性肥厚状　　　　　溃疡状　　　　　浸润性包块状
(外生伴浸润性生长)　　(浸润性生长)　　(浸润性生长)

图 6-1　肿瘤形状示意图

2. 大小　肿瘤的大小差异悬殊。小者肉眼看不到,仅在显微镜下才能发现,如原位癌;大者直径可达数十厘米,重量达数千克或数十千克。肿瘤的大小与肿瘤的良恶性、生长时间、发生部位有一定关系。发生于体表或腹腔内的良性肿瘤可长得很大,生长在深部组织或狭小腔隙内的肿瘤,体积一般较小。良性肿瘤通常生长缓慢,恶性肿瘤一般生长迅速。

3. 颜色　肿瘤的颜色与其起源组织、血液供应状况、有无出血、坏死等因素有关。如脂肪瘤呈黄色,血管瘤呈暗红色,黑色素瘤呈黑色或灰褐色。当肿瘤继发变性、坏死、出血或感染时,可见多种颜色混杂,呈现斑驳色彩。

4. 数目　肿瘤大多为一个(单发瘤),即在机体某部位长一个肿瘤。也可同时或先后发生多个(多发瘤),如多发性子宫平滑肌瘤,数目可达数十个甚至数百个。

5. 硬度　不同肿瘤硬度不同。肿瘤的硬度取决于肿瘤的组织来源、瘤细胞与间质的比例。如骨瘤质坚硬,脂肪瘤质软,纤维瘤质韧。瘤细胞丰富而间质纤维较少的肿瘤一般较软,反之则质地较硬。

(二)组织结构

一般情况下,任何肿瘤组织的成分都由实质和间质两部分构成。

1. 实质 即肿瘤细胞,是肿瘤的主要成分。它反映了肿瘤的组织来源、性质和分化程度,决定了肿瘤的生物学特性及其对机体的影响,也是病理学诊断的主要依据。大多数肿瘤通常只含有一种实质成分,但少数肿瘤可含有两种或多种实质。如乳腺纤维腺瘤,含有纤维组织及腺上皮两种实质,畸胎瘤则含有多种不同的实质。

2. 间质 主要由结缔组织和血管构成,可有淋巴管及少量神经纤维,对肿瘤实质起支持和营养作用。肿瘤间质成分不具特异性。

二、肿瘤的异型性

肿瘤组织无论在细胞形态和组织结构上,都与其起源组织有不同程度的差异,这种差异称为异型性。肿瘤的异型性是诊断肿瘤,区别良、恶性肿瘤的主要组织学依据。

机体组织细胞从幼稚到成熟阶段的生长发育过程称为分化。肿瘤细胞分化程度是指肿瘤细胞在形态学上与起源的正常细胞的相似程度。肿瘤细胞的分化程度高,说明它与其起源的正常组织相似,异型性小;反之,肿瘤细胞的分化程度低,说明它与其起源的正常组织差异大,异型性大。良性肿瘤细胞分化高,异型性不明显,恶性肿瘤细胞分化低,具有明显的异型性。

(一)肿瘤细胞的异型性

良性肿瘤细胞的异型性小,与其起源的正常组织细胞相似。恶性肿瘤细胞具有明显的异型性(见图6-2),表现为以下3个方面:

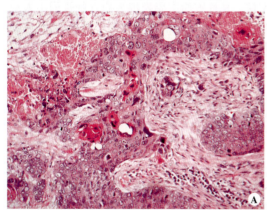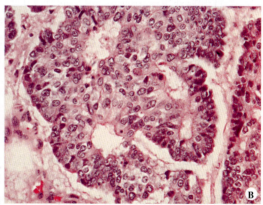

图6-2 肿瘤细胞的异型性

A. 肺鳞癌;B. 子宫内膜样腺癌

1. 瘤细胞的多形性 肿瘤细胞通常比相应正常细胞大,且大小和形态很不一致(多形性),可出现瘤巨细胞。但有些分化很差的肿瘤,其瘤细胞较正常细胞小,大小和形态也较一致。

2. 瘤细胞核的多形性 肿瘤细胞核的体积增大。胞核与细胞质的比例(核质比)增高,正常上皮细胞的核质比多为1:4~1:6,恶性肿瘤细胞则可为1:1。可出现巨核、双核、多核或奇异形核。核内 DNA 常增多,核深染,染色质呈粗颗粒状,分布不均匀,常堆积在核膜下,使核膜显得增厚。核仁明显,数目增多,核分裂象增多,且出现异常的不对称核分裂象、多极性核分裂象等(见图6-3)。

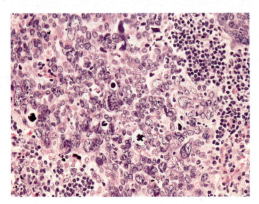

图 6-3　颈淋巴结转移性鼻咽癌(非角化型鳞癌)
(显示癌巢内细胞及其核的多形性,并可见多个病理性核分裂象)

3. 瘤细胞胞质的改变　由于细胞胞质内核糖体增多,胞质多呈嗜碱性。有些瘤细胞可产生异常的胞质内产物或分泌物(如黏液、糖原、脂质、激素角蛋白和色素等),有助于判断肿瘤的组织来源。

(二) 肿瘤组织结构的异型性

肿瘤细胞丧失正常的排列规则或极性以及与间质的关系紊乱,称为肿瘤结构的异型性。良、恶性肿瘤在组织结构上均有不同程度的异型性。良性肿瘤主要表现为瘤细胞排列不太规则,在一定程度上失去了起源组织正常有序的结构和层次,组织结构异型性不明显;而恶性肿瘤表现为瘤细胞排列紊乱,其组织结构与其起源组织差异较大,甚至无法判断其组织来源,组织结构异型性较明显。

三、肿瘤的生长和扩散

(一) 肿瘤的生长

1. 肿瘤的生长方式　主要有 3 种(见图6-4)。

(1) 膨胀性生长:实质器官的良性肿瘤多呈膨胀性生长,其生长速度较慢,随着肿瘤体积增大,可挤压周围组织,但分界清楚,有完整的包膜。触诊时瘤体可活动,易于手术摘除,不易复发。

(2) 浸润性生长:恶性肿瘤多呈浸润性生长,肿瘤分化差,生长速度快,可侵入组织间隙、血管、淋巴管或神经,浸润并破坏周围正常组织。触诊时瘤体固定或活动度小,无包膜。手术时,需要将较大范围的周围组织一并切除,否则术后易复发。

(3) 外生性生长:体表肿瘤和体腔(如胸腔、腹腔)内的肿瘤,或管道器官(如消化道)腔面的肿瘤,常突向表面,呈乳头状、息肉状、蕈状或菜花状,这种生长方式称为外生性生长。恶性肿瘤在外生性生长的同时,其基底部往往有浸润,由于生长迅速,肿瘤中央部血液供应相对不足,瘤细胞易发生坏死和脱落。

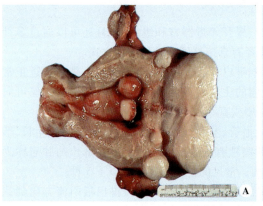
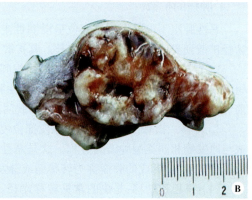
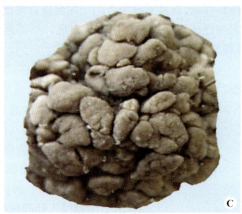

图6-4　肿瘤的生长方式

A. 膨胀性生长(子宫平滑肌瘤);B. 浸润性生长(乳腺癌);C. 外生性生长(皮肤乳头状瘤);

(图片 B 来源:中南大学病理网)

2. 生长速度　良性肿瘤生长一般较缓慢,病史可达数年甚至数十年,若短期内生长速度突然加快,要考虑发生恶变的可能。恶性肿瘤生长较快,特别是分化差的恶性肿瘤,可在短期内形成明显的肿块。

案例6-1

　　患者,男性,51 岁,上腹隐痛 2 年余,加重伴头昏、乏力 4 个月,黑便 3 周入院。疼痛与进食无关,曾服中药治疗效果不佳,发病以来明显消瘦,无反酸、嗳气。体格检查:消瘦,严重贫血貌,腹部略膨隆,上腹软,明显触痛,未触及包块。肝在肋下 2cm。左锁骨上可触及 3 个黄豆大小淋巴结,活动度差,质硬,无压痛。辅助检查:红细胞 1.9×10^{12}/L,血红蛋白 60.9g/L,粪潜血试验阳性。胃镜检查见胃小弯近幽门处有一 4cm×5.5cm 的肿块,呈溃疡状,不规则形,边缘隆起,底部凹凸不平,伴有出血、坏死,周围黏膜皱襞中断。

　　问题:初步判断该病变是良性溃疡还是恶性溃疡?

（二）肿瘤的扩散

恶性肿瘤不仅可在原发部位呈浸润性生长、累及邻近器官和组织，而且还可以通过多种途径扩散到身体其他部位继续生长。其扩散途径有直接蔓延和转移两种方式。

1. 直接蔓延　指肿瘤细胞可沿着组织间隙、淋巴管、血管或神经束衣侵入破坏邻近正常组织或器官，并继续生长的过程。这是恶性肿瘤的主要特征之一。例如，晚期子宫颈癌可向前、后蔓延侵犯膀胱或直肠，甚至造成膀胱阴道瘘或直肠阴道瘘。

2. 转移　指恶性肿瘤细胞从原发部位侵入血管、淋巴管或体腔，被带到他处继续生长，形成与原发瘤相同类型肿瘤的过程。这是恶性肿瘤独有的生物学特点。原发部位的肿瘤称为原发瘤，转移所形成的肿瘤称为转移瘤或继发瘤。常见的转移途径包括以下3种：

（1）淋巴道转移：是癌的常见转移途径。癌细胞侵入淋巴管后，按淋巴液引流方向到达局部淋巴结，形成淋巴结内转移癌，如乳腺癌患者出现同侧腋窝淋巴结的肿大，胃癌患者出现左锁骨上淋巴结肿大，受累淋巴结增大、变硬，切面灰白色。局部淋巴结发生转移后，常可继续向其他淋巴结转移或经胸导管进入血流再继发血道转移。

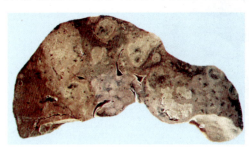

图 6-5　胃癌肝转移
肝脏可见多个灰白色肿块，有的互相融合，
表面可见出血、坏死

（2）血道转移：肉瘤多经血道转移。瘤细胞侵入血管，被血液带到远处器官并形成转移瘤。肿瘤细胞在血液中运行的途径与栓子的运行途径相似。即侵入体循环静脉的瘤细胞经右心转移到肺，如乳腺癌、骨肉瘤的肺转移。侵入门静脉系统的肿瘤细胞转移至肝，如胃癌的肝转移（见图6-5）。肺内的原发性肿瘤和转移瘤的瘤细胞侵入肺静脉经左心可转移至全身各器官，如肺癌的脑转移。经血道转移最易受累的器官是肺和肝。

（3）种植性转移：指当恶性肿瘤细胞侵及体腔器官表面时，瘤细胞脱落并种植到体腔内各器官的表面，形成转移瘤的过程。常见于腹腔器官的恶性肿瘤。如胃癌细胞穿透浆膜层，可种植到腹膜、大网膜或卵巢等处，常伴血性积液和癌性粘连。临床上手术不慎，可导致医源性种植性转移的发生。

考点：肿瘤的异型性，肿瘤的生长方式和转移途径

> **链接**
>
> ### 医源性种植性转移
>
> 医源性种植转移是肿瘤外科手术治疗中值得关注的问题，由于手术操作不轻柔，造成肿块破损引起癌细胞脱落，就可能造成种植性转移。1954 年，Cole 等提出了无瘤操作技术的概念，它是指在恶性肿瘤的手术操作中为减少或防止癌细胞的脱落、种植和播散而采取的一系列措施。如手术时避免多次触摸肿瘤或用锐利的牵引器牵拉肿瘤，手术中切过肿瘤的器械或夹过肿瘤附近血管的钳子不宜再重复使用，如果发现手套被癌细胞污染，需立即更换，此外，术前、术中或术后使用化疗或放疗以及在手术中用抗癌药物清洗胸腔、腹腔及创面等，对防止发生种植性转移也有一定效果。总之，无瘤操作技术是外科医护人员在手术中必须遵循的基本原则。

四、肿瘤的复发

肿瘤组织经过治疗后，残余瘤细胞又生长繁殖，在原发部位重新生长与原发瘤性质相同的肿瘤，称为肿瘤的复发。呈浸润性生长的肿瘤容易复发，绝大多数为恶性肿瘤，但少数良性

肿瘤也可复发,如血管瘤、神经纤维瘤。

案例6-2

肺癌患者死亡后,尸检:右肺下叶近肺门部有一巨大肿块,浸润至胸膜脏层,胸膜壁层有散在癌肿结节,同时,纵隔、支气管及锁骨下淋巴结、脑、肾等处也发现癌肿转移,胸水中镜检发现癌细胞。

问题:试分析癌肿转移至以上脏器的途径。

第 3 节　肿瘤对机体的影响

肿瘤对机体的影响与肿瘤的良恶性、大小、发生部位及发展程度有关。一般早期或微小肿瘤多无明显症状。

一、良性肿瘤对机体的影响

一般说来,良性肿瘤由于分化较成熟、生长缓慢、无浸润性和转移,对机体影响较小,只有局部压迫、阻塞的作用。如子宫平滑肌瘤,压迫膀胱可出现尿频、排尿障碍等,压迫直肠可致便秘、排便不畅等;消化道良性肿瘤平滑肌瘤可引起肠梗阻或肠套叠。

二、恶性肿瘤对机体的影响

恶性肿瘤对机体的影响较大,除对周围组织器官有压迫和阻塞作用外,还浸润破坏周围组织器官,引起坏死、出血、感染、发热、顽固性疼痛、恶病质及副肿瘤综合征。恶病质见于晚期恶性肿瘤患者,常出现疲乏无力、极度消瘦、严重贫血和全身衰竭。

某些内分泌系统的恶性肿瘤,可产生相应的激素而引起内分泌紊乱,如胰岛素瘤可引起低血糖综合征。

第 4 节　良性肿瘤与恶性肿瘤的区别

正确区分良性与恶性肿瘤对肿瘤的诊断、治疗及判断预后具有重要的意义。良性与恶性肿瘤的区别见表6-2。

考点:良、恶性肿瘤的区别

表6-2　良性肿瘤与恶性肿瘤的区别

项目	良性肿瘤	恶性肿瘤
分化程度	分化程度高、异型性小,核分裂少见	分化程度低、异型性大,核分裂多见,可见病理性核分裂
生长方式	膨胀性或外生性生长,前者常有包膜,边界清楚,可推动	浸润性和外生性生长,前者无包膜,边界不清,不易推动,后者伴有浸润性生长
生长速度	缓慢	较快
转移	不转移	常有转移
复发	很少复发	较易复发

续表

项目	良性肿瘤	恶性肿瘤
对机体影响	较小,主要是局部压迫、阻塞	较大,除压迫、阻塞外,还可破坏周围组织器官,引起坏死、出血、感染、发热、疼痛、恶病质和副肿瘤综合征等
治疗效果	易于治疗,疗效较好	治疗措施复杂,疗效不定,多数较差

判断良、恶性肿瘤的依据是多方面的,两者的区别是相对的。如血管瘤为良性肿瘤,但呈浸润性生长,无包膜,术后易复发。基底细胞癌在局部生长缓慢,很少转移和复发。良、恶性肿瘤之间并无绝对界限,某些肿瘤的生物学特性介于良、恶性之间,称为交界性肿瘤,如卵巢浆液性囊腺瘤。

> **链接** **肿瘤早期的十大症状**
>
> 《中国常见恶性肿瘤筛查方案》提出肿瘤早期的十大症状,即:①身体任何部位有肿块,并逐渐增大;②身体任何部位有溃疡,尤其是久经不愈;③不正常的出血或分泌物;④进食时,胸骨后闷胀、灼痛、异物感或进行性加重的吞咽困难;⑤久治不愈的干咳、声音嘶哑或痰中带血;⑥长期消化不良,进行性食欲减退、消瘦,又未查出明确原因;⑦排便习惯改变,或有便血;⑧鼻塞、鼻出血、单侧头痛或伴有复视;⑨赘生物或黑痣突然增大或破溃、出血,或原有毛发脱落;⑩无痛性血尿。
>
> 出现上述征兆,应尽早做细胞学检查或活体组织检查,以确定病变性质。

第 5 节　肿瘤的命名与分类

一、肿瘤的命名原则

(一) 良性肿瘤的命名

通常在其起源组织名称后加一"瘤"字。如子宫平滑肌瘤。有时可结合肿瘤的形态特点来命名,如皮肤乳头状瘤、结肠息肉状腺瘤等。

(二) 恶性肿瘤的命名

恶性肿瘤的命名较复杂,主要包括癌和肉瘤等。

1. 癌(carcinoma)　来源于上皮组织的恶性肿瘤统称为癌。命名时在其起源组织名称后加一"癌"字。如来源于子宫颈扁平上皮的恶性肿瘤称为子宫颈鳞状细胞癌,来源于乳腺上皮的恶性肿瘤称为乳腺癌。

2. 肉瘤(sarcoma)　来源于间叶组织(包括纤维结缔组织、脂肪、肌肉、脉管、骨、软骨及滑膜组织等)的恶性肿瘤统称为肉瘤。命名时在其起源组织名称后加"肉瘤"二字。如来源于纤维组织的恶性肿瘤称为纤维肉瘤,来源于骨的恶性肿瘤称为骨肉瘤。

(三) 特殊命名

1. 母细胞瘤(blastoma)　来源于幼稚组织的肿瘤称母细胞瘤,其中多数为恶性,如神经母细胞瘤、视网膜母细胞瘤、肾母细胞瘤,少数为良性,如骨母细胞瘤和脂肪母细胞瘤等。

2. 以"瘤"命名的恶性肿瘤　如骨髓瘤、黑色素瘤等。

3. 在肿瘤名称前冠以"恶性"二字　如恶性淋巴瘤、恶性畸胎瘤等。

4. 以"人名"或"病"来命名的恶性肿瘤　如尤文肉瘤、霍奇金(Hodgkin)病及白血病等。

考点: 肿瘤的命名原则

二、肿瘤的分类

肿瘤的分类通常以肿瘤的起源组织，或者分化方向为依据，分为 5 类，每一类又分为两大类，即良性与恶性(见表 6-3)。

表6-3　常见肿瘤的分类

组织来源	良性肿瘤	恶性肿瘤	组织来源	良性肿瘤	恶性肿瘤
1. 上皮组织			3. 淋巴造血组织		
鳞状上皮	乳头状瘤	鳞状细胞癌	淋巴组织		恶性淋巴瘤
基底细胞		基底细胞癌	造血组织		白血病
移行上皮	乳头状瘤	移行细胞癌			多发性骨髓瘤
腺上皮	腺瘤	腺癌	4. 神经组织		
	囊腺瘤	囊腺癌	神经鞘膜组织	神经纤维瘤	神经纤维肉瘤
	多形性腺瘤	恶性多形性腺瘤	神经鞘细胞	神经鞘瘤	恶性神经鞘瘤
2. 间叶组织			胶质细胞	胶质细胞瘤	恶性胶质细胞瘤
纤维组织	纤维瘤	纤维肉瘤	原始神经细胞		髓母细胞瘤
脂肪组织	脂肪瘤	脂肪肉瘤	脑膜细胞	脑膜瘤	恶性脑膜瘤
平滑肌组织	平滑肌瘤	平滑肌肉瘤	交感神经节	节细胞神经瘤	神经母细胞瘤
横纹肌组织	横纹肌瘤	横纹肌肉瘤	5. 其他肿瘤		
血管组织	血管瘤	血管肉瘤	黑色素细胞	黑痣	黑色素瘤
淋巴组织	淋巴瘤	淋巴肉瘤	胎盘滋养叶细胞	葡萄胎	恶性葡萄胎
骨组织	骨瘤	骨肉瘤			绒毛膜细胞瘤
软骨组织	软骨瘤	软骨肉瘤	生殖细胞		精原细胞瘤
滑膜组织	滑膜瘤	滑膜肉瘤			无性细胞瘤
间皮	间皮瘤	恶性间皮瘤			胚胎性癌
			三个胚叶组织	畸胎瘤	恶性畸胎瘤

第 6 节　癌前病变、原位癌与早期浸润癌

正确认识癌前病变、原位癌与早期浸润癌，是早期发现、早期诊断和早期治疗肿瘤的重要环节，对肿瘤的防治具有重要意义。

一、癌 前 病 变

癌前病变是指某些具有癌变潜在可能性的良性病变，若长期不治愈可能发展为癌。但并非所有的癌前病变都会发展为癌和所有的癌都有明确的癌前病变。常见的癌前病变有以下几种：黏膜白斑、子宫颈糜烂、纤维囊性乳腺病、家族性多发性结肠息肉病、慢性萎缩性胃炎及胃溃疡、皮肤慢性溃疡，此外，慢性乙型肝炎所致肝硬化、慢性溃疡性结肠炎等都属于癌前病变，值得重视。

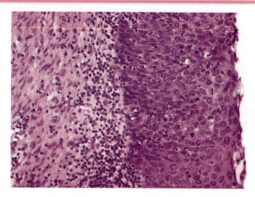

图6-6　宫颈原位癌

二、原　位　癌

原位癌是指癌细胞已累及上皮全层,但尚未突破基底膜向下浸润,如食管、皮肤及子宫颈原位癌(见图6-6)等。原位癌若早期发现并治疗,可以完全治愈;若继续发展,可转变为早期浸润癌,其诊断主要依赖于病理组织学检查。

三、早期浸润癌

早期浸润癌是指癌细胞已突破基底膜向深层浸润,但浸润深度不超过基底膜下 3～5mm 或不超过黏膜下层,此期若能及时发现并治疗,预后较好。

链接　　　　　肿瘤患者的心理护理措施

1. 要纠正癌症等于死亡的错误观念,在医学发展的今天,不少肿瘤都是可以治愈的,而且有些是可以带病生存的,让患病者接受这样的事实,可以减轻肿瘤带给患者的消极情绪反应。

2. 承认癌症,接受医生的建议接受规范的治疗,争取治疗时间,以期取得好的治疗效果。

3. 肿瘤的病程是缓慢或迁延的,并不是切除便消除的事,应做好长期与肿瘤斗争的思想准备。

4. 治疗中产生的恶心、呕吐、脱发等中毒反应,常常造成患者的痛苦体验,因肿瘤引起的外貌及身体功能的变化可引起心理问题,应给予情绪和心理上的支持和关心。

第 7 节　常见肿瘤举例

一、上皮组织肿瘤

(一) 上皮组织良性肿瘤

1. 乳头状瘤　起源于皮肤或黏膜的被覆上皮,常见于皮肤、膀胱、喉、外耳道、阴茎等处。呈外生性,向体表或体腔面形成多个乳头状突起。镜下乳头轴心为血管和结缔组织,表面被覆增生的瘤细胞(见图6-7)。发生于外耳道、阴茎、膀胱的乳头状瘤易发生恶变。

2. 腺瘤　来源于腺上皮,常见于甲状腺、乳腺、胃肠道、卵巢等。黏膜腺瘤多呈息肉状,腺器官的腺瘤多呈结节状、包膜完整,与周围正常组织分界清楚。分化好的腺瘤具有相应的分泌功能。根据腺瘤的组成成分与形态特点,可将其分为以下几种类型:

(1) 息肉状腺瘤:多发生于胃肠道黏膜,呈息肉状,有蒂与黏膜相连,可单发也可多发(见图6-8)。其中结肠的多发性息肉常有家族遗传性,易早期发生癌变。

(2) 囊腺瘤:常见于卵巢等部位,也可见于胰腺及甲状腺等。多为单侧,肿瘤呈结节状,切面可见大小不等的囊腔(见图6-9),瘤细胞可向囊腔内呈乳头状增生,形成乳头状囊腺瘤,此类腺瘤易发生癌变。

(3) 纤维腺瘤:多见于女性乳腺,常为单个,呈结节状或分叶状,有包膜且境界清楚,灰白色。镜下观,乳腺导管及周围结缔组织均增生。

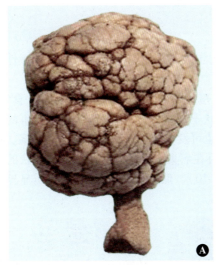
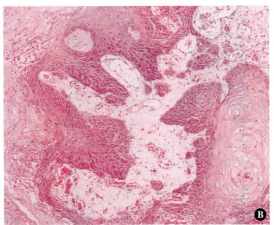

图6-7 皮肤乳头状瘤

A. 肉眼观;B. 镜下观

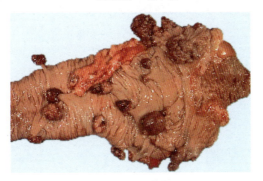

图6-8 息肉状腺瘤

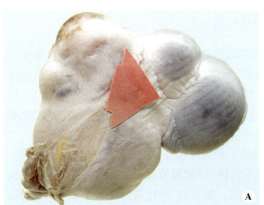
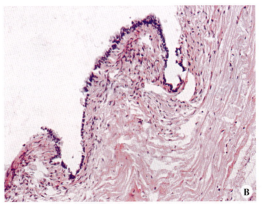

图6-9 卵巢浆液性囊腺瘤

A.肉眼观;B.镜下观

（4）多形性腺瘤:也称混合瘤,发生于腮腺、下颌下腺和舌下腺等,肿瘤呈结节状,有包膜。镜下观,可见腺管、鳞状上皮、黏液样基质和软骨样组织等多种成分。切除易复发,多次复发可恶变。

(二) 上皮组织恶性肿瘤

由上皮组织发生的恶性肿瘤称为癌,多见于中老年人。是临床上最常见的一种恶性肿瘤,依据其来源与形态特点,常见类型有以下几种:

1. **鳞状细胞癌** 简称鳞癌,常发生于有鳞状上皮覆盖的部位,如皮肤、口腔、鼻咽、食管、阴道、外阴、阴茎、子宫颈等处,也可发生于正常无鳞状上皮被覆,但出现鳞状上皮化生的部位,如支气管、胆囊、肾盂等处。肉眼观,多呈菜花状,也可发生组织坏死脱落而形成溃疡。镜下观,癌组织形成片块状、条索状癌巢。高分化鳞癌可在癌巢中出现层状或呈同心圆状的红染角化物,称为角化珠,细胞间可见细胞间桥(见图6-10)。低分化鳞癌,癌细胞有明显异型性,不见角化珠与细胞间桥。

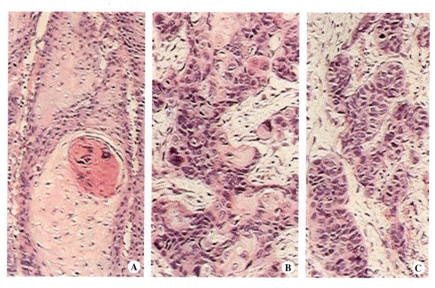

图 6-10　鳞状细胞癌
A. 高分化;B. 中分化;C. 低分化

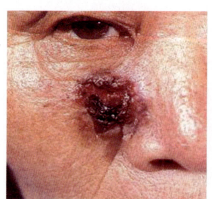

图 6-11　基底细胞癌
癌组织位于面部,呈黑色溃疡状(图片来源:怀化医学高等专科学校)

2. **基底细胞癌** 起源于皮肤的基底细胞,多见于老年人面部,尤常见于眼睑、颊及鼻翼处。常形成边缘不规则的溃疡,可浸润破坏深层组织(见图6-11)。但很少发生转移,对放疗敏感,预后较好。镜下观,癌巢主要由基底细胞样的癌细胞构成。

3. **腺癌** 起源于腺上皮,常发生于乳腺、胃肠道、肝、胆囊、子宫体、甲状腺等处。肿瘤多呈息肉状、溃疡状或结节状等。镜下观,分化较好的可形成大小不等、形态不规则的腺管样结构,为分化较好的管状腺癌(见图6-12)。分化较差的形成实性癌巢,若癌巢小而少,间质纤维结缔组织占优势,质地硬,称为硬癌;以癌巢占优势,间质少,质地软如脑髓,称髓样癌或软癌;胃肠道腺癌分泌大量黏液,堆积在腺腔内,称黏液癌;黏液聚集于癌细胞内,将核挤向一侧,癌细胞形似印戒,称印戒细胞癌,此型恶性程度较高,预后不佳。

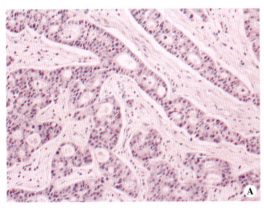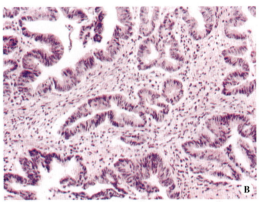

图 6-12 管状腺癌

A. 胃腺癌;B. 肠腺癌

二、间叶组织肿瘤

此类肿瘤分化程度高,其组织结构、细胞形态、质地和颜色等与其来源的正常组织相近,常见类型有:

(一)间叶组织良性肿瘤

1. 纤维瘤　起源于纤维组织的良性肿瘤,多见于躯干及四肢皮下。肉眼观,呈结节状,有包膜,与周围组织分界清楚,切面灰白色,呈编织状条纹,质地韧。镜下观,胶原纤维排成束状,互相交织,其间有细长的分化好的纤维细胞(见图6-13)。纤维瘤生长缓慢,一般切除后不复发。

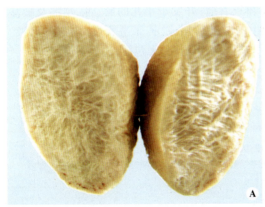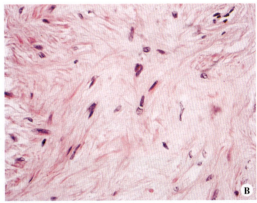

图 6-13 纤维瘤

A. 肉眼观;B. 镜下观

2. 脂肪瘤　多发于皮下脂肪组织,常见于背、肩、颈及四肢近端等。肉眼观,常呈分叶状,有包膜,切面淡黄色,质地柔软,似正常脂肪组织。镜下观,由分化成熟的脂肪细胞构成,间质为少量纤维组织和血管(见图6-14)。手术易切除,极少恶变。

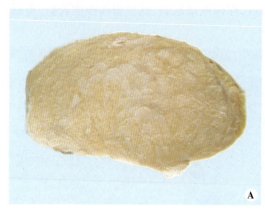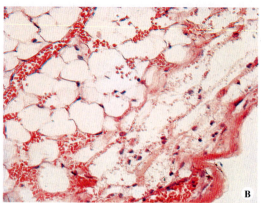

图 6-14　脂肪瘤
A. 肉眼观,包膜完整,切面淡黄色;B. 镜下观,有包膜及纤维间隔

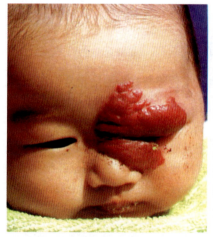

图 6-15　血管瘤
肿瘤暗红色,隆起,边界不清(图片来源:
怀化医学高等专科学校)

3. 平滑肌瘤　为最常见的良性肿瘤,常发生于子宫、胃肠道。肉眼观,呈球形或结节状,包膜可有可无,切面呈灰白色。镜下观,瘤体由形态较一致的梭形平滑肌细胞构成。

4. 脉管瘤　分为血管瘤和淋巴管瘤,其中血管瘤最为常见。

(1)血管瘤:为先天性脉管组织发育畸形,常见于儿童的头、颈部皮肤。肉眼观,呈紫红色,平坦或隆起,边界不清(见图 6-15)。常见类型为毛细血管瘤和海绵状血管瘤。血管瘤可随着身体的发育而长大,成年后停止发展,甚至可自然消退。

(2)淋巴管瘤:好发于小儿的唇、舌、颈部及腋窝处,由增生的淋巴管构成,扩张呈囊性,内含淋巴液。肉眼观,呈灰白色,半透明,无包膜,边界不清。

案例6-3

取肿块组织作石蜡组织切片,镜下:低倍镜观察,胶原纤维排成束状,互相交织,其间有细长的分化好的纤维细胞;高倍镜观察,瘤细胞呈细长形,核小,两端尖,与正常纤维细胞相似。

问题:结合肉眼观与镜下观,对此肿瘤做出病理诊断。

(二)间叶组织恶性肿瘤

来源于间叶组织的恶性肿瘤统称为肉瘤。发生率比癌低,多见于青少年。肿瘤呈结节状或分叶状,可挤压周围组织形成假包膜。

1. 纤维肉瘤　是肉瘤中最常见的一种,好发于深部软组织,恶性程度高,易复发和转移。肉眼观,肿瘤多呈结节状或不规则形,可有假包膜。镜下观,瘤细胞大小不一,由呈梭瘤细胞和胶原纤维组成,异型性明显,核分裂象多见(见图 6-16)。

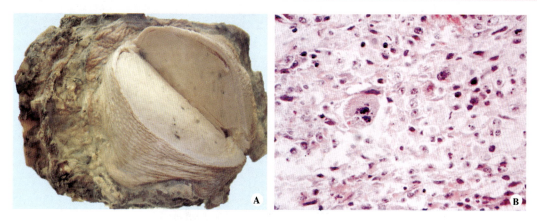

图 6-16　乳腺纤维肉瘤
A. 肉眼观:切面质地细腻;B. 镜下观:瘤细胞异型性明显

2. 脂肪肉瘤　好发于中老年人下肢及腹膜后等深部软组织。肉眼观,肿瘤多呈结节状或分叶状,表面常有一层假包膜,分化好者呈黄色,似脂肪组织(见图 6-17),分化差者呈黏液样或鱼肉样改变。镜下观,瘤细胞大小形态各异,可见分化差的星形、梭形、小圆形等异型性和多样性的脂肪母细胞。

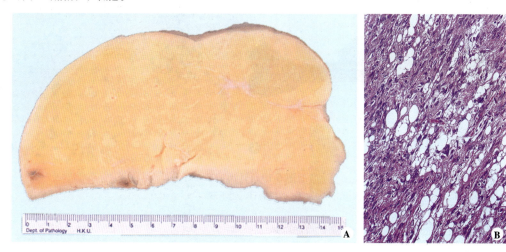

图 6-17　脂肪肉瘤
A. 肉眼观;B. 镜下观

3. 平滑肌肉瘤　多发于子宫与胃肠道,常见于中老年人。肉眼观,肿瘤呈不规则结节状,可有假包膜,常出现坏死、出血及囊性变。切面呈灰白色、灰红色或鱼肉状。镜下观,分化较好者瘤细胞呈梭形,异型性不明显;分化差者瘤细胞呈显著多形性,排列紊乱,核分裂象多见(见图 6-18)。平滑肌肉瘤恶性度较高,可经血道转移至肺、肝及其他器官。

4. 骨肉瘤　多见于青少年,常发生于四肢长骨骨骺端,尤其是股骨下端、胫骨、腓骨和肱骨上端。肿瘤自骨内膜或骨外膜向周围呈浸润性生长,沿骨髓腔扩展,溶解破坏骨皮质,常形成梭形肿块。切面灰白色、鱼肉状,常见出血坏死。镜下观,肿瘤细胞异型性明显,呈梭形或多边形,大小不一,可直接形成肿瘤性骨组织或骨样组织(见图 6-19),是诊断骨肉瘤的重要组

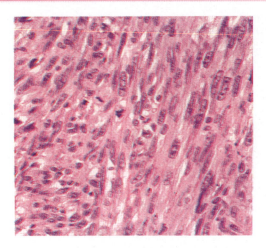

图 6-18　平滑肌肉瘤

瘤细胞排列紊乱，异型性明显

织学依据。骨肉瘤恶性程度高，生长迅速，常经血道转移至肺，预后差。

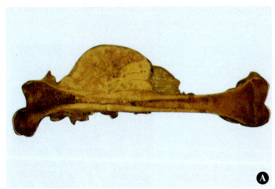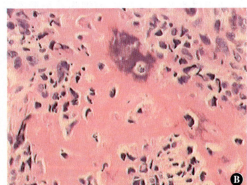

图 6-19　骨肉瘤

A. 肉眼观；B. 镜下观

癌与肉瘤的区别见表 6-4。

表 6-4　癌与肉瘤的区别

项目	癌	肉瘤
组织来源	上皮组织	间叶组织
发病率	较常见	较少见
好发年龄	40 岁以上的中老年人	青少年
大体特征	质较硬、色灰白、较干燥	质较软、色灰红、湿润、鱼肉状
组织学特征	多形成癌巢，实质与间质分界清楚，常有纤维组织增生	肉瘤细胞弥漫分布，实质与间质分界不清，间质中血管丰富、纤维组织少
网状纤维染色	癌细胞间多无网状纤维	肉瘤细胞间有网状纤维
转移	多经淋巴道转移	多经血道转移

三、其他组织肿瘤

（一）恶性淋巴瘤

　　恶性淋巴瘤是原发于淋巴结与结外淋巴组织的恶性肿瘤。多见于青壮年。可分为霍奇金淋巴瘤与非霍奇金淋巴瘤两大类。临床表现为淋巴结无痛性肿大，饱满质硬。镜下观，淋巴结结构被破坏，其中霍奇金淋巴瘤细胞形态多样，出现具有诊断依据的双核对称性排列的R-S细胞，又称镜影细胞（见图6-20）。非霍奇金淋巴瘤的特点是淋巴样瘤细胞增生呈弥漫分布，细胞成分相对单一，有一定异型性和病理性核分裂象。

（二）畸胎瘤

　　畸胎瘤是由多向分化潜能的生殖细胞发生的肿瘤。由两个胚层以上多种成分混杂构成，如同一个畸形的胎儿，称畸胎瘤。好发于卵巢和睾丸，可分为良性（成熟型）（见图6-21）与恶性（未成熟型）畸胎瘤。

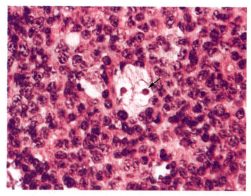

图6-20　经典型霍奇金淋巴瘤（混合细胞亚型）
图示典型的双核R-S细胞（箭头）。瘤细胞体积大，双核、核仁大红染、两核相对排列、互为镜影，故名镜影细胞

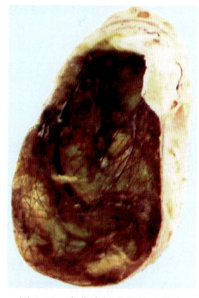

图6-21　卵巢囊性成熟性畸胎瘤
肿瘤表面光滑，切开为囊性，囊腔内充满毛发和黄色脂质

考点: 癌与肉瘤的区别。霍奇金淋巴瘤的诊断依据

案例6-4

　　患者，女性，40岁，已婚，洗澡时发现右侧乳房无痛性肿块逐渐增大3年，最近有迅速生长的趋势而来院就诊。查体：右侧乳房较左侧大，在乳房的外上象限触摸到一鹅蛋大小肿块高出皮肤，表面溃破、质硬、较固定，与周围组织粘连，分界不清。腋窝淋巴结肿大，约3cm×3cm大小，尚可活动。乳头凹陷，皮肤呈橘皮样外观。病检：细胞有明显异型性，呈不规则条索状排列，核分裂象多见，间质为大量纤维组织。

　　问题：1. 请用所学病理学知识做出诊断。

　　　　　2. 解释为何出现乳头下陷、皮肤呈橘皮样外观？

　　　　　3. 腋窝淋巴结为什么会肿大？

第 8 节　肿瘤的病因及发病机制

肿瘤是在各种内外因素共同作用下,在基因水平上发生改变的结果,目前经研究,已初步揭示了某些导致肿瘤发生的病因及发病机制,但还未完全阐明。

一、致癌因素

(一) 外环境致癌因素

1. 化学因素

(1) 多环芳烃类化合物:广泛存在于空气中,致癌作用强的有:3,4-苯并芘、苯蒽和甲基胆蒽等。主要来自煤焦油、沥青、烟草燃烧的烟雾及烟熏和烧烤的食物。小剂量即可引起局部细胞癌变。

(2) 芳香胺类及氨基偶氮染料:因有颜色,多用于纺织品、饮料、食品的着色剂,长期接触可诱发肝癌、膀胱癌。

(3) 亚硝胺类:是具有强烈致癌作用的物质。合成亚硝胺的前驱物质广泛存在于水和食物中(如肉类、蔬菜、谷物及烟草),在变质的蔬菜和食物中含量更高,与食管癌、胃癌和肝癌的发生有关。

(4) 黄曲霉毒素:主要存在于受潮霉变的粮食作物中,以霉变的花生、玉米及谷类中含量最多,主要诱发肝癌。

2. 物理因素　主要通过损伤细胞染色体,使细胞癌基因激活、肿瘤抑制基因失活而导致肿瘤的发生。

(1) 电离辐射:长期接触 X 线及镭、铀等放射性同位素可以引起皮肤癌、白血病及肺癌等。

(2) 紫外线:长期受紫外线过量照射易发生皮肤癌,尤其对易感性个体(白种人和着色性干皮病)作用明显。

3. 生物因素　主要为病毒,如 EB 病毒与鼻咽癌、Burkitt 淋巴瘤的发生相关,人乳头状瘤病毒(HPV)、单纯疱疹病毒与宫颈癌的发生有关,乙型肝炎病毒与肝癌的发生有关。

(二) 内在因素

1. 遗传因素　流行病学及临床资料显示,5% ~10% 的人体肿瘤的发生有遗传倾向性,如家族性多发性结肠息肉病、视网膜母细胞瘤、乳腺癌及胃癌等。

2. 免疫因素　机体的免疫功能状态与肿瘤的发生、发展密切相关。免疫功能低下者易患肿瘤,如艾滋病患者易患恶性肿瘤,长期使用免疫抑制剂的患者,其肿瘤发生率明显升高。

3. 内分泌因素　内分泌功能紊乱与某些肿瘤的发生、发展有关。如雌激素水平过高可导致乳腺、子宫内膜过度增生,而引发乳腺癌、子宫内膜腺癌。

二、肿瘤发病机制

肿瘤的发生机制极为复杂,研究表明环境和遗传的致癌因素可引起细胞遗传物质的改变,肿瘤可被视为是一种基因疾病。其发生的主要机制是原癌基因的激活和肿瘤抑制基因的失活,从而导致细胞增殖失控向恶性转变。

肿瘤的三级预防

Ⅰ级预防:即病因预防,主要包括①保护环境,减少和消除致癌因素;②改变易患癌症的生活方式和习惯,合理膳食、改变不良饮食习惯和方式、节制烟酒;③化学预防剂的应用,如维生素A和β胡萝卜素、维生素C和维生素E、硒等。

Ⅱ级预防:即早期发现、早期诊断和早期治疗,包括开展健康教育,警惕癌症的早期信号,健康检查与癌症筛查,及时治疗癌前病变及合理治疗早期肿瘤等。

Ⅲ级预防:即提高晚期肿瘤患者治疗率并提高生存率和生命质量,解除疼痛和促进功能恢复,并得到患者家属和全社会的关心和帮助,使患者获得战胜疾病的信心。

小　结

　　肿瘤是机体在各种致瘤因素的作用下,局部组织细胞在基因水平上失去对其生长的正常调控,导致异常增生形成的新生物,这种新生物常表现为局部肿块。

　　肿瘤大体形态多种多样,肿瘤组织无论在细胞形态还是组织结构上,都与其起源的正常组织有不同程度的差异,称为异型性。肿瘤的异型性是区分肿瘤良、恶性的主要组织学依据。肿瘤的命名主要根据肿瘤的性质、组织来源和发生部位。

　　区别肿瘤的良、恶性主要依据瘤细胞的分化程度、生物学行为及对机体的危害。良性肿瘤的生长速度缓慢,恶性肿瘤生长速度快,其生长方式包括膨胀性生长、浸润性生长和外生性生长。肿瘤扩散是恶性肿瘤的生物学特征,除在原发部位继续生长、蔓延外,还通过淋巴道、血道转移或种植性转移3种形式扩散至其他部位,癌多经淋巴道转移,肉瘤多经血道转移。

　　癌前病变是指某些具有癌变可能性的良性病变。原位癌是指癌变仅限于上皮层内,尚未突破基底膜的早期癌。早期浸润癌是指癌细胞已突破基底膜向深层浸润,但浸润深度不超过基底膜下3~5mm或不超过黏膜下层。

自　测　题

一、名词解释

1. 肿瘤　2. 异型性　3. 转移　4. 癌前病变
5. 原位癌

二、填空题

1. 肿瘤细胞异型性反映肿瘤组织的_____程度,异型性越高,_____越低。

2. 肿瘤的生长方式有_____、_____和_____三种。

3. 常见的肿瘤转移途径有_____、_____和_____三种。

4. 来源于上皮组织的恶性肿瘤称为_____,来源于间叶组织的恶性肿瘤称为_____。

5. 血道转移最常见的器官是_____,其次是_____。

三、选择题

A型题(最佳选择题)

1. 下列哪一项不符合肿瘤性增生的特性

    A. 细胞生长旺盛

    B. 相对无限制性生长

    C. 与机体不协调

    D. 不断地丧失分化成熟的能力

    E. 增生过程致病因素持续存在

2. 决定肿瘤性质的主要理论依据是

    A. 肿瘤的间质成分　　B. 肿瘤的实质成分

    C. 组织结构情况　　　D. 肿瘤生长方式

    E. 以上都不是

3. 肿瘤分化程度越低

    A. 恶性度越低　　　　B. 生长时间越长

C. 预后较好   D. 转移较晚

E. 恶性度越高

4. 下列哪项是恶性肿瘤的最主要形态特点

  A. 核大   B. 多核或异型核

  C. 核仁大   D. 核染色浓染

  E. 病理性核分裂象

5. 诊断恶性肿瘤的主要依据是

  A. 肿瘤迅速增大

  B. 肿瘤局部疼痛

  C. 瘤细胞出现明显异型性

  D. 所属淋巴结肿大

  E. 机体明显消瘦

6. 诊断转移瘤的主要理论依据是

  A. 恶性瘤细胞侵入小静脉

  B. 恶性瘤细胞侵入毛细血管

  C. 血中发现肿瘤细胞

  D. 瘤细胞栓塞远处器官

  E. 在远处形成与原发瘤相同的肿瘤

7. 良、恶性肿瘤最根本的区别在于

  A. 肿瘤的生长速度   B. 肿瘤细胞的异型性

  C. 是否浸润性生长   D. 有无完整包膜

  E. 肿瘤对机体的影响

8. 癌的肉眼形态,下列哪一种可能性最大

  A. 结节状   B. 绒毛状

  C. 乳头状   D. 火山口状溃疡

E. 肿块状

9. "癌症"是指

  A. 泛指所有恶性肿瘤

  B. 所有肿瘤的统称

  C. 上皮组织发生的恶性肿瘤

  D. 癌与肉瘤

  E. 间叶组织来源的恶性肿瘤

10. 含有多个胚层组织成分的肿瘤称为

  A. 混合瘤   B. 畸胎瘤

  C. 胚胎瘤   D. 错构瘤

  E. 癌肉瘤

B 型题(配伍选择题)

  A. 腺癌   B. 淋巴瘤

  C. 畸胎瘤   D. 鳞状细胞癌

  E. 骨肉瘤

11. 皮肤可发生

12. 来自间叶组织

四、简答题

1. 如何鉴别良、恶性肿瘤?

2. 何谓癌前病变? 请列举 5 种癌前病变。

3. 试比较癌与肉瘤的区别。

(刘碧英)

第7章 常见疾病

血压升高、供血不足、心前区疼痛、咳嗽、咳痰、胸痛、呼吸困难等，这些生活中常见的临床表现是什么疾病造成的？如果不及时治疗会导致怎样的结果？本章将介绍几种常见疾病的病理变化过程，来加深同学们对疾病本质的认识。

第 1 节 动脉粥样硬化

动脉粥样硬化（atherosclerosis，AS）是指动脉内膜下脂质沉积，引起内膜灶状纤维化，粥样斑块形成，从而使管壁增厚、变硬，管腔狭窄。主要累及大中型动脉，是心血管系统中最常见的疾病，多见于中、老年人，近年来其发病率和死亡率有明显上升趋势。

案例7-1

患者，男性，55岁，体力劳动时总感觉心前区疼痛，同时伴左肩疼痛、气促、面色苍白。3周前上楼时感觉心前区剧痛，面色苍白，继而出现呼吸困难、咳粉红色泡沫痰，经抢救无效死亡。尸检：见左心室肥大，心室内膜可见附壁血栓。左冠状动脉前降支发生粥样硬化。左侧内囊可见直径为1cm左右的软化灶，并伴有出血。

问题： 1. 造成患者死亡的原因是什么？

2. 根据尸检结果试分析患者发生各种临床表现的原因。

一、病因和发病机制

动脉粥样硬化的病因和发病机制尚未完全阐明，一般认为与以下因素有关：

1. **高脂血症** 是引起动脉粥样硬化的主要危险因素。实验证明，高胆固醇和高脂肪饮食可引起血脂增高，促进动脉粥样硬化的形成。流行病学调查证明，AS 的严重程度随血浆胆固醇水平的升高而加重。

血液中的脂质是以脂蛋白的形式存在和转运的。血浆中的脂蛋白分为乳糜微粒（CM）、低密度脂蛋白（LDL）、极低密度脂蛋白（VLDL）和高密度脂蛋白（HDL）。LDL 的胆固醇含量高，且相对分子质量小易于氧化，故易透过动脉内膜受损区，沉积于动脉壁而形成粥样斑块，VLDL 降解后形成 LDL，因此 LDL 与 VLDL 的升高与动脉粥样硬化的发生密切相关。而 HDL 具有很强的抗 AS 和冠心病发病的作用。

2. **高血压** 高血压患者与同龄同性别的血压正常者相比，AS 的发病率高，且发病较早、病变较重。高血压时对血管壁的机械性压力和冲击作用增强，致使动脉内膜损伤，脂质易进入内膜并引发血小板黏附，促使粥样斑块的形成。

3. **吸烟** 大量吸烟能使血管内皮细胞损伤和血中一氧化碳浓度增高，内皮损伤致血管壁通透性增高,脂质移入内膜增多。

4. 糖尿病 糖尿病患者血中三酰甘油(TG)和 VLDL 水平明显升高,而 HDL 水平降低,可促进 AS 的发生。

5. 其他因素 年龄偏大、过度肥胖、长期精神紧张、遗传等因素与 AS 的发生也有一定的关系。

二、基本病理变化

动脉粥样硬化主要累及全身的大中型动脉,最常见于腹主动脉,其次为冠状动脉、肾动脉、胸主动脉、颈动脉和脑底动脉等。典型的发展过程分 4 个阶段:

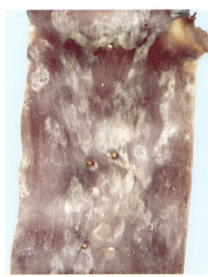

图 7-1 纤维斑块

剖开之胸主动脉可见散在不规则隆起的斑块,呈瓷白色

(一) 脂纹期

脂纹是 AS 的早期病变。肉眼观,在动脉内膜面出现平坦或微隆起的黄色斑点或长短不一的条纹。镜下观,病灶处的内皮细胞下有大量泡沫细胞聚集,此外可见细胞外基质、平滑肌细胞、少量淋巴细胞和中性粒细胞。泡沫细胞多为巨噬细胞源性泡沫细胞,其体积较大,圆形或椭圆形,HE 染色的切片胞质内含有大量小空泡。

(二) 纤维斑块期

纤维斑块是由脂纹发展而来的。肉眼观,为突出于内膜表面的灰黄色斑块,后因斑块表面胶原纤维的增多和玻璃样变性而呈瓷白色(见图 7-1)。镜下观,病灶表层为大量胶原纤维、平滑肌细胞和细胞外基质组成的纤维帽,纤维帽下方可见数量不等的泡沫细胞、平滑肌细胞、细胞外基质和炎细胞。

(三) 粥样斑块期

粥样斑块为动脉粥样硬化的典型病变。肉眼观,动脉内膜面可见明显隆起的灰黄色斑块。镜下观,表面为纤维帽,纤维帽下方含有大量粉红色不定形坏死崩解产物和胆固醇结晶(HE 切片呈针状空隙),斑块底部和边缘可见肉芽组织、少量泡沫细胞和淋巴细胞(见图 7-2)。

(四) 继发性病变

粥样斑块形成后,可出现以下继发性病变:

1. 血栓形成 病灶处内膜损伤、胶原纤维暴露,导致血栓形成,使血管腔狭窄甚至闭塞。

2. 斑块内出血 斑块内新生的毛细血管破裂出血,或纤维帽破裂,血液流入斑块,形成斑块内血

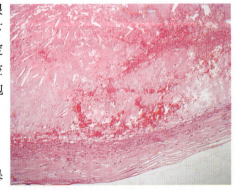

图 7-2 粥样斑块

表层为纤维帽,深部为大量不定形坏死崩解产物、胆固醇结晶、泡沫细胞和少量淋巴细胞

肿,使斑块扩大隆起。

3. 斑块破裂　斑块表面的纤维帽破裂,粥样物经破裂口逸入血流成为栓子,可引起栓塞,破裂处遗留粥样溃疡。

4. 钙化　病灶内可见钙盐沉积,导致管壁变硬、变脆,易破裂。

5. 动脉瘤形成　病变严重时管壁的中膜萎缩变薄,弹性下降,在动脉内压力的作用下,局限性扩张,形成动脉瘤,破裂可至大出血。

> **动脉粥样硬化病理变化特点口诀** 链接
>
> 大中动脉脂堆积,纤维增生斑块期,部分崩解呈粥样,溃疡血栓破管壁。

考点: 动脉粥样硬化的病理变化

三、冠状动脉粥样硬化及冠状动脉硬化性心脏病

(一)冠状动脉粥样硬化

冠状动脉粥样硬化(coronary artherosclerosis)是动脉硬化中对人类威胁最大的疾病。多见于 40 岁以上中老年男性,60 岁之后,男女无明显差异。

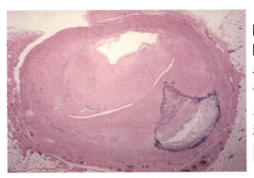

图 7-3　冠状动脉粥样硬化
内膜不规则增厚,呈新月形,管腔狭窄

冠状动脉粥样硬化好发生在左冠状动脉前降支,其余依次为右主干、左主干或左旋支、后降支,病变主要是形成粥样斑块,呈多发性和节段性受累,多发生于血管的心肌侧,呈新月形,使管腔呈偏心性狭窄。冠状动脉粥样硬化如伴发冠状动脉痉挛,常导致急性心脏供血中断,引起心肌缺血和相应的心脏病变(见图 7-3)。

(二)冠状动脉粥样硬化性心脏病

冠状动脉粥样硬化性心脏病(coronary heart disease,CHD),简称冠心病,是由冠状动脉狭窄、供血不足致心肌缺血所引起的心脏病,故又称缺血性心脏病,由冠状动脉粥样硬化引起者占绝大多数(95% ~99%)。因此,习惯上把 CHD 视为冠状动脉粥样硬化性心脏病,临床上常表现为:

1. 心绞痛(angina pectoris)　是由于冠状动脉供血相对不足使心肌急剧、暂时性缺血缺氧所引起的临床综合征。表现为阵发性心前区疼痛或压迫紧缩感,可放射至左肩和左臂,持续 3 ~5 分钟,用硝酸酯制剂或稍休息后症状可缓解。

2. 心肌梗死(myocardial infarction,MI)　是由于冠状动脉供血中断,而引起心肌持续性缺血、缺氧所致的心肌坏死,临床上表现为持续性心前区疼痛,可达数小时或几天,用硝酸酯制剂或休息后症状不能缓解。

(1)病因:多在冠状动脉粥样硬化的基础上并发血栓形成,使冠状动脉血流中断,也可由于斑块内出血、持续性痉挛等使血流进一步减少,导致心肌缺血而坏死。

(2)病理变化:心肌梗死的好发部位与冠状动脉供血区域一致。常见于左心室前壁、室间隔前 2/3 及心尖部,其次为左心室后壁、室间隔后 1/3 及右心室大部,再次为左心室侧壁。心肌梗死多属贫血性梗死,肉眼观,6 小时后梗死灶坏死心肌呈灰白色,8 ~9 小时后呈土黄色;镜下观,心肌细胞核碎裂、消失,胞质红染,梗死灶及其周围可见中性粒细胞浸润。

(3)合并症及后果:①心力衰竭和心源性休克:当梗死面积 >40% 时,心肌收缩力极度减

考点:心绞
痛、心肌梗
死的病因、
发病机制、
临床表现

弱,可引起心力衰竭和心源性休克,是患者最常见的死亡原因。②心脏破裂:由于病灶内的中性
粒细胞释放大量蛋白水解酶,使梗死灶发生溶解,导致心脏破裂。破裂后血液流入心包腔造成
急性心脏压塞而迅速死亡。③心律失常:是心肌梗死早期最常见的合并症,严重时可导致心搏
骤停、猝死。④室壁瘤:由于梗死心肌或瘢痕组织在心室内压力作用下,局限性向外膨出而形
成。⑤附壁血栓形成:梗死区及室壁瘤处内膜粗糙,易形成附壁血栓,可脱落引起栓塞。

3. 心肌纤维化 由于长期慢性供血不足,肉眼观,心脏体积增大,重量增加,心腔扩张,伴
有多灶性白色纤维条块,甚至透壁性瘢痕。镜下观,可见广泛性、多灶性心肌纤维化,伴邻近
心肌纤维萎缩。临床表现为心律失常和心力衰竭。

4. 冠状动脉性猝死(sudden coronary death) 冠状动脉性猝死是指冠心病引起的出乎意料
的突发性死亡。多见于40~50岁患者,男性比女性多3.9倍。冠状动脉性猝死可发生于某种诱
因后,如饮酒、劳累、吸烟及运动后,患者突然昏倒,四肢抽搐,小便失禁,或突然发生呼吸困难、口
吐白沫、迅速昏迷,可立即死亡或在1至数小时后死亡,但也有的在夜间睡眠中死亡。

第 2 节 原发性高血压

高血压(hypertension)是以体循环动脉血压持续升高(收缩压≥140mmHg和/或舒张压≥
90mmHg)为主要表现的临床综合征,其基本病变为全身细小动脉硬化,多见于40岁以上的中
老年人,是我国最常见的心血管疾病,近年来发病率逐年上升,多数病程长,症状多样。晚期
可导致心力衰竭、脑出血或肾功能衰竭等严重后果。

高血压可分为原发性高血压(primary hypertension)和继发性高血压(secondary hyperten-
sion)。继发性高血压又称症状性高血压,是继某些疾病,如慢性肾小球肾炎、肾动脉狭窄等而
引起的一种症状或体征,占高血压的5%~10%;原发性高血压又称高血压病,占高血压的
90%~95%,是原因尚未明了的一种独立性疾病,本节主要叙述原发性高血压。

链接

据世界卫生组织及国际高血压协会(WHO/ISH)建议(1999年),对高血压水平分类见表7-1:

表7-1 高血压水平

分 类	收缩压(mmHg)	舒张压(mmHg)
理想血压	<120	<80
正常血压	<130	<85
正常高值	130~139	85~89
一级高血压(轻度)	140~159	90~99
二级高血压(中度)	160~179	100~109
三级高血压(重度)	≥180	≥110

一、病因和发病机制

原发性高血压的病因和发病机制尚未完全明确,目前认为可能与以下因素有关:

1. 遗传因素 原发性高血压患者具有明显的家族集聚性,约75%的原发性高血压患者
具有遗传素质。据统计,双亲无高血压、一方有和双亲有高血压病史的家族,其高血压患病概
率分别是3%、28%和46%。

2. 饮食因素　膳食中钠盐的摄入量与原发性高血压患病率呈显著相关。因钠摄入过多可引起钠水潴留，使血容量增加，从而导致血压升高。减少钠盐摄入或用药物增加 Na^+ 的排泄可降低血压。钾摄入量与血压呈负相关，钾能促进机体对钠的排泄，钙对钠有拮抗作用，故给原发性高血压患者适当补充钾和钙，可使血压降低。

3. 社会心理因素　长期或反复处于紧张或暴怒、惊恐、忧伤等应激状态，可导致原发性高血压的发生发展。其机制是社会心理应激能使大脑皮质兴奋，分泌大量去甲肾上腺素，引起全身细小动脉痉挛，血压升高。

4. 其他因素　肥胖、吸烟、年龄增长和缺乏体力活动等，也是血压升高的重要危险因素。

总之，高血压并非单一因素引起，是由多种因素综合作用的结果。

原发性高血压的预防　链接

原发性高血压是常见多发病，特别应当重视人群一级综合预防。要消除和控制与本病发生有关的危险因素，如调整人群的饮食和生活习惯、改善生活和工作劳动环境等等。对临界性高血压或有家族史的子女则应采取个体二级预防措施，如严密随访观察、控制饮食质量、避免精神应激、加强体育锻炼，必要时给予适当的降压药等。对继发性高血压的预防，关键在于防治原发病。

二、病理变化及临床病理联系

根据起病缓急和病程进展情况，原发性高血压分为缓进型和急进型两种类型。急进型原发性高血压又称恶性原发性高血压，较少见，病变以全身细、小动脉壁发生纤维素样坏死为主。起病急，血压显著升高，常超过 230/130mmHg，病变进展迅速，可发生高血压脑病，较早出现肾功能衰竭。多数患者在 1 年内死于尿毒症、脑出血或心力衰竭。缓进型原发性高血压又称良性原发性高血压（benign hypertension），约占原发性高血压的 95%，多发生于中老年人，起病隐匿，进展缓慢，可达 10 余年或数十年。按病变的发展可分为 3 期：

（一）功能紊乱期

原发性为高血压的早期阶段。主要病变为全身细小动脉间歇性痉挛，血压值呈波动状态，舒张压在 90～100mmHg 之间，无器质性病变。患者可出现头晕、头痛等症状，经适当休息和治疗血压可恢复正常。

（二）动脉病变期

由于血管持续痉挛，全身细、小动脉硬化，血压持续升高（舒张压持续超过 100mmHg），血压升高较明显，休息后不易缓解。

1. 细动脉硬化　是原发性高血压最主要的病变特征，表现为细动脉玻璃样变，其发生是由于细动脉长期痉挛，使内皮细胞及基底膜受损，间隙增大，内膜通透性增强，血浆蛋白渗入到内皮下，同时，平滑肌细胞分泌细胞外基质增多，继而平滑肌细胞因缺氧发生变性、坏死，致使细动脉壁变成红染、无结构均质的玻璃样物质，导致管壁增厚、管腔狭窄甚至闭塞。

2. 小动脉硬化　由于小动脉长期处于高压状态，其内膜亦有血浆蛋白渗入，内膜及中膜胶原纤维、弹性纤维增生。由于中膜平滑肌细胞不同程度增生、肥大，致血管壁增厚变硬、管腔狭窄。主要累及肾小叶间动脉、弓状动脉及脑动脉等肌型小动脉。

（三）内脏病变期

此期除全身细、小动脉硬化外，心、脑、肾等重要器官出现明显器质性病变，舒张压可达

120mmHg。

1. 心脏 主要表现为左心室肥大。因血压持续升高,外周阻力增大,左心室负荷增加,久之即发生左心室代偿性肥大。肉眼观,心脏重量增加(常达400g以上),左心室壁增厚,可达1.5～2.0cm,乳头肌和肉柱增粗,但心腔扩张不明显,称向心性肥大(见图7-4)。镜下观,心肌细胞变粗、变长,核大而深染。晚期肥大的心肌因供血不足收缩力降低,逐渐出现心腔扩张,称为离心性肥大,严重时可发生心力衰竭。

2. 肾脏 主要表现为原发性颗粒性固缩肾。肉眼观,双侧肾脏对称性缩小,重量减轻,质地变硬,表面分布弥散性细小颗粒(见图7-5)。镜下观,肾入球小动脉和部分肾小球呈玻璃样变性,相应肾小管因缺血而萎缩、消失,间质纤维组织增生和淋巴细胞浸润,病变相对较轻的肾小球代偿性肥大,肾小管代偿性扩张。

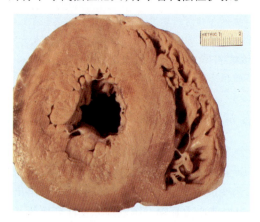

图 7-4　原发性高血压左心室向心性肥大
左心室壁增厚,乳头肌增粗,心室腔相对缩小

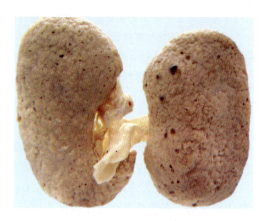

图 7-5　原发性颗粒性固缩肾
双侧肾脏对称性缩小,重量减轻,质地变硬,表面呈均匀弥漫的细颗粒状

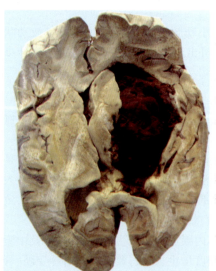

图 7-6　脑出血
出血量大,破入脑室内,形成充满血液和坏死脑组织的囊性病灶

3. 脑 高血压时,由于脑细小动脉痉挛和硬化,患者可出现脑水肿、脑软化和脑出血等脑部病变。

(1)脑水肿:主要是由于脑细小动脉痉挛、缺血,毛细血管壁通透性增加所致。患者可出现头痛、头晕、眼花、呕吐及视力障碍等症状,又称为高血压脑病。

(2)脑软化:脑的细小动脉硬化和痉挛,使供血区脑组织因缺血而发生坏死,坏死组织液化形成筛网状的多发性小软化灶,后期坏死组织被吸收,由胶质瘢痕修复。

(3)脑出血:是原发性高血压最严重的并发症,常发生于基底核、内囊,其次为大脑白质、脑桥和小脑(见图7-6),这是因为供应该区域的豆纹动脉从大脑中动脉呈直角分出,受大脑中动脉的血流冲击易导致破裂出血;临床表现因出血部位的不同和出血量多少而异,可出现呼吸加深、大小便失禁、偏瘫,甚至突然昏迷等;出血破入侧脑室时,常导致死亡。脑出血及脑水肿还可引起颅内高压,并发脑疝形成。

4. 视网膜 视网膜中央动脉硬化。检眼镜检查高血压Ⅰ期:视网膜中央动脉痉挛。高血压Ⅱ期:视网膜中央动脉硬化迂曲,呈银丝样改变,动静脉交叉处出现压痕。高血压Ⅲ期:视盘水肿、视网膜出血,视力减退。

考点:原发性高血压的概述、病因和发病机制、病理变化

第 3 节 风 湿 病

风湿病(rheumatism)是一种与A组乙型溶血性链球菌感染有关的变态反应性疾病。病变主要累及全身结缔组织,最常侵犯心脏、关节和血管等处。临床上以反复发作心脏病、风湿性关节炎、皮肤环形红斑、皮下结节、小舞蹈症等为特征。活动期伴有血沉加快、抗链球菌溶血素"O"(ASO)滴度升高等。

风湿病多好发于5~15岁,以6~9岁为发病高峰,常反复发作。本病以秋冬季多发,寒冷、潮湿及病毒感染可能参与诱发本病。患病率以西部四川最高,广东最低,长江以南高于长江以北。

一、病因和发病机制

(一) 病因

风湿病的病因和发病机制尚未完全清楚,一般认为风湿病的发生与咽喉部A组乙型溶血性链球菌感染有关。其根据是:①发病前2~3周患者常有咽峡炎、扁桃体炎等链球菌感染的病史,发病时多数患者血清中ASO(抗链球菌溶血素O)增高;②本病多发生于链球菌感染盛行的冬、春季节;③用抗生素及时治疗链球菌感染可明显减少本病的发生和复发。

但风湿病并非由链球菌直接感染引起,其根据是:①风湿病不在链球菌感染当时,而常在链球菌感染后发病;②患者的血液或病灶中未发现链球菌;③风湿病不是化脓性炎症,其典型病变是变态反应性炎常有的纤维素样坏死。

(二) 发病机制

目前多倾向于抗原抗体交叉反应学说。认为链球菌存在与集体组织相同的抗原成分,尤其是链球菌细胞壁的C抗原和M抗原分别与心肌、血管平滑肌及结缔组织之间具有共同抗原性。因此,当机体感染链球菌时,对细菌成分所产生的抗体,既作用于链球菌本身,也作用于自身结缔组织,即交叉免疫反应,引起风湿性病变。

二、基本病理变化

根据病变发展过程,风湿病大致可分为3期:

(一) 变质渗出期

变质渗出期是风湿病的早期改变。表现为局部结缔组织基质的黏液样变性和胶原纤维发生纤维素样坏死,病灶内有少量浆液渗出及淋巴细胞、中性粒细胞和单核细胞浸润。此期病变约持续1个月。

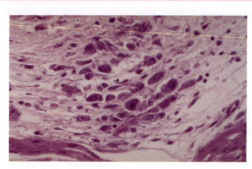

图 7-7　风湿性心肌炎
心肌间质小血管旁可见风湿小体,可见枭眼状与毛虫状的风湿细胞

(二) 增生期(肉芽肿期)

此期病变特点是形成具有特征性的风湿小体,即风湿性肉芽肿或阿绍夫小体(Aschoff body)。多发生于心肌间质中小血管旁、心内膜下和皮下结缔组织,呈圆形或梭形,是由增生的巨噬细胞吞噬纤维素样坏死物质后所形成的风湿细胞(Aschoff cell)构成。风湿细胞体积大,呈圆形或多边形,胞质丰富,略嗜碱性,单个或多个核,核大呈圆形或椭圆形,核膜清晰,染色质集中于核中央,横切面似枭眼状(称枭眼细胞),纵切面呈毛虫状,病变周围可见少量淋巴细胞和单核细胞。此期约持续 2~3 个月(见图 7-7)。

(三) 瘢痕期(愈合期)

风湿小体中的纤维素样坏死逐渐被溶解吸收,风湿细胞逐渐演变成梭形的纤维细胞,在细胞间合成胶原纤维,使风湿小体逐渐纤维化,最后形成梭形瘢痕。此期约持续 2~3 个月。

整个病程约 4~6 个月。由于风湿病常有反复急性发作,故受累同一部位常可见到新旧并存的病变。因病变反复发作,瘢痕不断形成,可导致器官功能障碍。

考点:风湿性疾病的概述及其病理变化

三、各器官的病理变化及临床病理联系

(一) 风湿性心脏病

风湿病最常侵犯心脏,可累及心脏各层,包括风湿性心内膜炎、风湿性心肌炎和风湿性心外膜炎。若侵犯心脏全层称为风湿性全心炎。

1. 风湿性心内膜炎　病变主要侵犯心瓣膜,其中以二尖瓣最常受累,其次是二尖瓣和主动脉瓣同时受累,三尖瓣和肺动脉瓣极少受累。

肉眼观,早期受累的瓣膜肿胀增厚,瓣膜的闭锁缘上可见单行排列、灰白色粟粒大小的疣状赘生物,直径 1~3mm,与瓣膜紧密粘连,不易脱落。镜下观,赘生物是由血小板和纤维素构成的白色血栓,基底部可有少量炎细胞浸润。白色血栓的形成,是由于病变瓣膜不断受血流冲击、瓣膜不停开闭,致瓣膜表面内皮细胞受损脱落,暴露胶原纤维,使血小板沉积、聚集,进而形成血栓。

晚期,赘生物机化形成灰白色瘢痕。由于风湿病反复发作,致瓣膜增厚、变硬、卷曲、短缩、瓣叶之间互相粘连,腱索增粗、短缩,导致瓣膜口狭窄和(或)关闭不全。

2. 风湿性心肌炎　心肌间质小血管旁形成风湿小体,呈典型的风湿病基本病理过程。早期以渗出为主,中期形成风湿小体,后期形成梭形小瘢痕。风湿小体常见于左心室后壁、室间隔、左心房及左心耳等处。风湿性心肌炎影响心肌的收缩力,临床表现为心率加快、第一心音低钝、房室传导阻滞等。严重时可发生心力衰竭。

3. 风湿性心外膜炎　又称风湿性心包炎,主要累及心包脏层,呈浆液性或纤维素性炎症。有大量浆液渗出时,则形成心包积液,导致心界扩大,心音遥远。若以大量纤维素渗出为主时,心包脏、壁两层的纤维素可因心脏的不停搏动形成绒毛状,称为绒毛心,患者心前区疼痛,听诊时可闻及心包摩擦音。后期各种渗出物可逐渐被溶解吸收,少数因渗出的大量纤维素不能被完全溶解吸收而发生机化,致心包脏、壁层粘连,形成缩窄性心包炎。

(二)风湿性关节炎

急性发作时,约75%的风湿病患者可出现风湿性关节炎(rheumatic arthritis),常侵犯膝、踝、肩、腕、肘等大关节,呈游走性、反复发作。关节局部出现红、肿、热、痛和功能障碍。关节腔内有浆液及少量纤维素渗出,有时在关节周围可见不典型的风湿小体。急性期后,渗出物易被完全吸收,关节形态及功能均恢复正常,一般不留后遗症。

(三)皮肤病变

风湿热时,皮肤出现环形红斑和皮下结节,具有临床诊断意义。环形红斑多见于儿童的躯干和四肢皮肤,为环形或半环形的淡红色红晕,中央色泽正常,直径约3cm,持续1~2天消退。皮下结节为增生性病变,多见于肘、腕、膝、踝关节附近的伸侧面皮下,圆形或椭圆形,直径0.5~2cm,质较硬、可活动、无压痛。

(四)风湿性脑病

风湿性脑病多发生于5~12岁儿童,女孩多见,主要累及大脑皮质、基底核、丘脑及小脑皮质,主要病变为脑的风湿性动脉炎和皮质下脑炎。当锥体外系受累时,患儿出现面肌及肢体的不自主运动,称为小舞蹈症。

第 4 节 肺 炎

肺炎(pneumonia)为呼吸系统的常见病、多发病,是指肺的急性渗出性炎症。根据病原体不同,分为细菌性、病毒性、支原体性和真菌性肺炎等。根据病变累及的范围可分为大叶性肺炎、小叶性肺炎和间质性肺炎。

一、大叶性肺炎

大叶性肺炎(lobar pneumonia)主要是由肺炎链球菌引起,以肺泡内弥漫性纤维蛋白渗出为主的急性炎症。临床上起病急骤,出现寒战、高热、咳嗽、咳铁锈色痰和呼吸困难等。多见于青壮年,常发生于冬春季。

(一)病因和发病机制

90%以上的大叶性肺炎由肺炎链球菌引起,少数由肺炎杆菌、金黄色葡萄球菌、溶血性链球菌和流感嗜血杆菌等引起。当机体发生受寒、感冒、疲劳、醉酒、麻醉、糖尿病等,均可诱发此病。此时细菌侵入肺泡并迅速生长繁殖,可沿肺泡间孔或呼吸性细支气管迅速向邻近肺组织蔓延,从而形成一个肺段乃至整个肺大叶的病变。

(二)病理变化及临床病理联系

大叶性肺炎的病理变化为肺泡内的纤维蛋白渗出性炎症。多见于左肺下叶,其次为右肺下叶,常发生于单侧肺,偶可波及两叶。典型的过程分为4期:

1. 充血水肿期 发病的1~2天。肉眼观,病变肺叶肿大,重量增加,暗红色,切面可挤出淡红色泡沫状液体。镜下观,肺泡壁毛细血管扩张、充血,肺泡腔内有较多的浆液渗出物,并有少量红细胞、中性粒细胞和巨噬细胞(见图7-8)。渗出液中可培养出肺炎链球菌。

此时患者因毒血症,表现为寒战、高热、白细胞增高。X线检查见病变肺叶呈淡薄均匀的阴影。

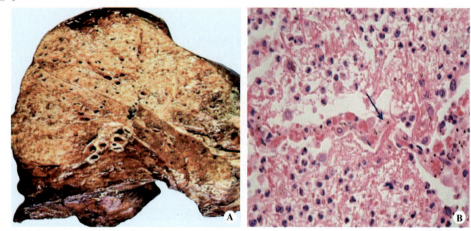

图 7-8　大叶性肺炎充血水肿期
A. 肉眼观;B. 镜下观

2. 红色肝样变期(实变早期)　发病后 3~4 天。肉眼观,病变肺叶肿大,重量增加,暗红色,质地变实如肝。切面粗糙呈颗粒状,为凝集于肺泡内纤维蛋白渗出物凸出于切面所致,病变部位胸膜表面也可见纤维蛋白渗出物。镜下观,肺泡壁毛细血管进一步扩张、充血,肺泡腔内有大量的红细胞、纤维蛋白及少量的中性粒细胞、巨噬细胞(见图 7-9)。此期渗出物中仍可检出肺炎链球菌,临床表现为咳嗽、咳铁锈色痰(含铁血黄素混入痰中所致),若病变范围广,因肺通气换气功能降低,可导致呼吸困难、发绀,病变累及胸膜,可出现胸痛,出现肺实变体征,X线检查病变肺组织呈大片致密阴影。

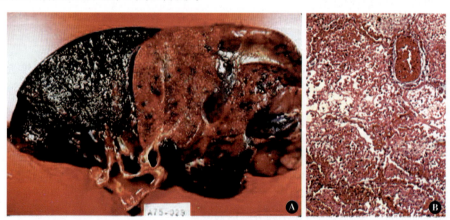

图 7-9　大叶性肺炎红色肝样变期
A. 肉眼观;B. 镜下观

3. 灰色肝样变期(实变晚期)　发病后 5~6 天。肉眼观,病变肺叶仍肿大,灰白色,切面干燥、颗粒状,质实如肝。镜下观,肺泡壁毛细血管受压变窄,肺泡腔内有大量的纤维蛋白、中性粒细胞及少量巨噬细胞,而红细胞大部分溶解消失(见图 7-10)。此期肺炎链球菌大多被消灭,不易检出。临床表现同红色肝样变期,咳出的痰由铁锈色逐渐变为黏液脓痰。X线检查病变肺组织呈大片致密阴影。

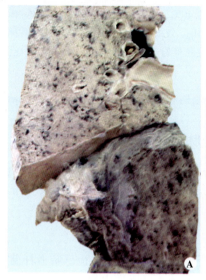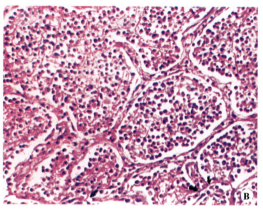

图7-10　大叶性肺炎灰色肝样变期
A. 肉眼观；B. 镜下观

4. 溶解消散期　发病1周左右进入此期。由于机体防御功能逐渐增强,病原菌被消灭,肺泡腔内坏死的中性粒细胞释放大量蛋白溶解酶将纤维蛋白溶解,溶解物可经气道咳出,也可经淋巴管吸收,肺组织逐渐恢复正常的结构和功能。患者体温可降至正常,症状和体征逐渐消失。X线检查阴影密度逐渐减低。

上述病变的发展是一个连续过程,各期间无明显界限,由于疾病早期应用抗生素,使病情减轻、病程缩短,典型的4期病变过程已很少见。

(三) 结局和并发症

大叶性肺炎经过及时治疗,一般在7～10天左右痊愈,但细菌毒力强,机体抵抗力弱,治疗和护理不及时,个别患者可出现以下并发症。

1. 肺肉质变　当渗出的中性粒细胞过少或功能缺陷,释放的蛋白溶解酶不足以溶解肺泡腔内的纤维蛋白等渗出物,而被肉芽组织取代而机化,使病变肺组织呈褐色肉样外观(见图7-11)。

2. 肺脓肿及脓胸　多由金黄色葡萄球菌和肺炎球菌混合感染引起,受累肺组织发生坏死液化,形成肺脓肿,当胸膜病变严重时,可发展为纤维蛋白性化脓性胸膜炎甚至脓胸。

3. 败血症或脓毒败血症　严重感染时,病原菌入血大量繁殖并产生毒素所致。

4. 感染性休克　由严重毒血症所致,患者出现中毒、休克等症状,如未及时抢救,可引起死亡。

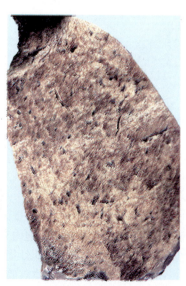

图7-11　肺肉质变

考点:大叶性肺炎的病因、发病机制及病理变化

案例7-2

患者,男性,66岁,5天前洗澡受凉后,发热体温高达40℃,伴咳嗽、咳白色黏痰。查体:体温38.5℃,脉搏100次/分,呼吸20次/分,血压120/80mmHg。浅表淋巴结不大,咽无充血,扁桃体不大,左上肺叩诊浊音,语颤增强,可闻湿啰音。化验:血红蛋白130g/L,白细胞11.7×10⁹/L,嗜酸粒细胞1%,淋巴细胞20%,血小板210×10⁹/L。

问题:结合病因分析该疾病的病理学特征。

二、小叶性肺炎

小叶性肺炎(lobular pneumonia)是以细支气管为中心的肺急性化脓性炎症,又称支气管肺炎。临床患者有发热、咳嗽、咳痰等症状,肺部听诊可闻及散在的湿啰音,多见于小儿、年老体弱及久病卧床者。

(一)病因和发病机制

由多种细菌混合感染引起,常见的致病菌有肺炎链球菌、葡萄球菌、流感嗜血杆菌、肺炎杆菌、铜绿假单胞菌及大肠杆菌等,这些细菌通常是口腔或上呼吸道内的常驻寄生菌,当机体抵抗力下降、呼吸系统防御功能受损时,如患传染病、营养不良、受寒、恶病质等,这些常驻菌就可能侵入细支气管及末梢肺组织并繁殖,引起小叶性肺炎。此外,小叶性肺炎常是某些疾病的并发症,如吸入性肺炎、手术后肺炎、麻疹后肺炎等。

(二)病理变化及临床病理联系

小叶性肺炎常发生于两肺各叶,以双肺下叶及背侧多见。肉眼观,两肺出现散在分布的实变病灶,病灶大小不一,直径多为1cm左右,形状不规则,色暗红或灰黄,质实。病灶中央常见病变细支气管的横断面,挤压可见淡黄色脓性渗出物,严重者病灶互相融合成片,形成融合性支气管肺炎(见图7-12)。

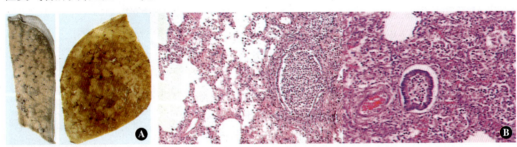

图7-12 小叶性肺炎
A. 肉眼观;B. 镜下观

镜下观,病灶内细支气管壁充血、水肿及中性粒细胞浸润,黏膜上皮坏死、脱落、崩解。随着病变进展,管腔及病变肺泡内充满大量中性粒细胞、脓细胞和脱落的肺泡上皮细胞,并可见少量红细胞和纤维蛋白。病灶周围肺组织充血水肿,肺泡呈代偿性肺气肿(见图7-12右)。

由于炎性渗出物刺激支气管黏膜,患者可有咳嗽、咳痰,痰液常为黏液脓性。两肺听诊可闻及湿啰音。X线检查可见肺内散在、不规则灶状阴影。

（三）结局和并发症

小叶性肺炎经及时治疗和护理,大多可治愈。但小儿、老人尤其合并其他疾病时,预后较差,较大叶性肺炎并发症多,常见有呼吸衰竭、心力衰竭、肺脓肿、脓胸及支气管扩张等。

小叶性肺炎和大叶性肺炎的区别见表7-2。

表7-2　小叶性肺炎与大叶性肺炎的区别

项目	大叶性肺炎	小叶性肺炎
病因	肺炎链球菌,原发	多种细菌混合感染多为继发
好发年龄	青壮年	小儿、老人、体弱者
病变部位	左肺下叶多见	两肺下叶及背侧多见
病变特征	纤维蛋白性炎	化脓性炎
临床	肺实变体征,铁锈色痰	无实变体征,黏液脓痰
X线	大片致密阴影	点状、片絮状阴影
并发症	少见	多见

考点: 大、小叶性肺炎的区别

三、间质性肺炎

（一）病毒性肺炎

病毒性肺炎(viral pneumonia)常因上呼吸道病毒感染向下蔓延所致。常见的病毒主要为流感病毒,其次是副流感病毒、腺病毒、呼吸道合胞病毒、麻疹病毒、巨细胞病毒等,可由2种以上病毒混合感染或继发细菌感染。可发生于任何人群,患者多为儿童。一般散发,冬春季多发。

1. **病理变化**　肉眼观,病变肺组织充血、水肿,体积轻度肿大,无明显实变。镜下观,主要表现为肺的急性间质性炎症,炎症从支气管、细支气管开始,沿肺间质发展。支气管管壁、小叶间隔和肺泡壁充血、水肿,淋巴细胞、单核细胞浸润,使肺泡间隔明显增宽,肺泡腔内一般无渗出物。严重者肺泡腔内可出现浆液、少量纤维蛋白、红细胞及单核细胞等炎性渗出物。渗出明显时,渗出物在肺泡腔表面形成一层红染的膜状物,称为透明膜。支气管上皮和肺泡上皮也可增生,形成多核巨细胞。在增生的上皮细胞、多核巨细胞的胞质和胞核内可检出病毒包涵体,此项是病理组织学诊断病毒性肺炎的重要依据。

2. **临床病理联系**　由于病毒血症,可引起患者发热和头痛、乏力和倦怠等全身性症状。因炎症刺激和缺氧,可出现剧烈咳嗽、呼吸困难和发绀等症状。严重病例,出现肺现实变体征,可导致心力衰竭及中毒性脑病。X线检查见肺纹理增粗,有点片状模糊阴影。

（二）支原体肺炎

支原体肺炎(mycoplasmal pneumonia)是由肺炎支原体引起的一种急性间质性肺炎。肺炎支原体的生物学特性介于细菌和病毒之间,支原体存在于患者呼吸道分泌物中,主要经飞沫传播。多发生于20岁以下的青少年,常为散发,好发于秋、冬季节。

1. **病理变化**　肉眼观,常累及一侧肺叶,以下叶多见,病变呈节段性或局灶性分布,暗红色,无明显实变。切面可见少量红色泡沫状液体流出。镜下观,病变肺泡间隔增宽、充血、淋巴细胞和单核细胞浸润。胞腔内无渗出物或仅见少量浆液。小支气管、细支气管壁及其周围组织充血水肿,并有淋巴细胞和单核细胞浸润。

2. 临床病理联系　患者起病急,有发热、头痛、咽喉痛及顽固而剧烈的咳嗽等全身不适症状。X线显示斑片状较浅阴影。临床上以患者痰液、鼻分泌物及咽拭子培养出肺炎支原体而确诊。

链接

严重急性呼吸综合征(SARS)

SARS俗称"非典",即非典型肺炎,主要传播方式为近距离的空气飞沫传播、接触患者呼吸道分泌物和密切接触等。临床上,SARS起病急,以发热为首发症状,体温通常高于38℃,伴有头痛、全身酸痛、乏力、干咳、少痰,严重者出现呼吸窘迫综合征。外周血白细胞计数正常或降低,淋巴细胞计数常减少。X线检查肺部常见斑片状浸润性阴影,常为多叶或双侧性改变。SARS病理形态表现为急性非特异性间质性肺炎,特征为弥漫性肺泡损伤,及时发现并有效治疗大多可治愈,重症患者可因呼吸衰竭而死亡。

第 5 节　消化性溃疡

消化性溃疡是以胃和十二指肠黏膜形成慢性溃疡为特征的一种常见病、多发病。其发生主要与胃液的自身消化有关。其中以十二指肠溃疡多见,胃和十二指肠溃疡并存称为"复合性溃疡"。

案例7-3

患者,男性,35岁,5年前开始上腹部疼痛,饥饿时明显,伴反酸、嗳气,有时大便隐血(+)。2天前突然上腹剧痛,持续2小时,扩散到全腹,呼吸时疼痛加重,面色苍白,四肢湿冷。急诊入院。查体:脉搏106次/分,血压100/60mmHg。神志清楚,呼吸浅快,心肺(-),腹肌紧张呈板状腹,有明显压痛及反跳痛,肠鸣音未闻及。X线:双膈下游离气体。

问题:1. 患者可能的诊断是什么?

2. 病变处的病理变化有哪些?

3. 用病理学知识解释患者的临床表现和并发症。

一、病因和发病机制

1. 胃液消化作用　胃液对局部胃壁或十二指肠壁组织自我消化是溃疡形成的主要原因。

2. 黏膜屏障作用减弱　在某些因素的作用下,由药物(阿司匹林、肾上腺皮质激素等)、胆汁反流、饮酒、吸烟、长期精神紧张等造成黏膜受损、抗消化能力减弱,促进了溃疡的发生。

3. 幽门杆菌感染　60%～100%的消化性溃疡患者伴有胃内幽门螺杆菌感染。

4. 其他因素　溃疡病有家族多发趋势。迷走神经功能紊乱及O型血的人发病率较高。

二、病理变化

1. 肉眼观　溃疡常呈圆形或椭圆形,溃疡边缘整齐,黏膜皱襞从溃疡向周围呈放射状,溃疡底部穿越黏膜下层,深达肌层,切面呈斜置漏斗状。胃溃疡多位于胃小弯近幽门部,直径多在2cm以内,十二指肠溃疡常见于球部的前、后壁1cm以内(见图7-13)。

2. 镜下观　溃疡底部从内到外分4层,炎性渗出层、坏死组织层、肉芽组织层及瘢痕组织层。瘢痕内可见增生性动脉内膜炎,使小动脉管壁增厚,溃疡边缘可见黏膜肌层与肌层粘连或融合。神经纤维断端呈小球状增生,是受刺激引起疼痛的主要原因(见图7-14)。

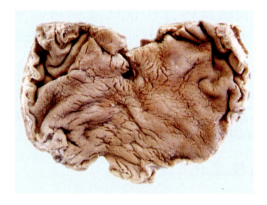

图7-13　胃溃疡

胃小弯近幽门部出现类圆形组织缺损,边缘整齐,
底部平坦,黏膜皱襞向周围放射状排列

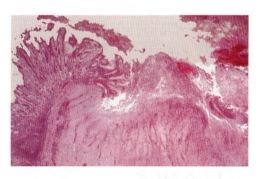

图7-14　消化性溃疡

胃溃疡的黏膜面较深的渗出层和坏死层。在溃疡
基底部小动脉分支被腐蚀,并有出血

三、临床病理联系

1. 周期性上腹部疼痛　与胃酸刺激溃疡局部神经末梢有关。十二指肠溃疡常表现为饥饿性疼痛(空腹痛或夜间痛),进食后缓解。胃溃疡疼痛常发生在餐后半小时至2小时。

2. 反酸、嗳气　与胃酸分泌过多、幽门括约肌痉挛、胃逆蠕动和幽门狭窄等有关。

四、结局与并发症

链接

专家对患消化性溃疡患者在服药、饮食方面的建议

在服药、饮食中应注意:饮食有规律,切忌暴饮暴食、过饱过饥,以免增加胃的负担,引起出血、穿孔等不良后果;选择合理的用药途径和方法,根据药物性能和药理特性,饭前、饭后用药不能颠倒,否则会引起呕酸、反胃甚至溃疡出血;避免进食粗糙食物,以免损伤胃黏膜;避免饮醇类饮料,尤其是烈性酒,它可直接损伤胃黏膜,还会使胃酸过多地分泌;少饮咖啡、浓茶,会刺激胃酸分泌,对胃黏膜有一定损伤。

多数消化性溃疡积极治疗后,由肉芽组织增生形成瘢痕修复而愈合。若溃疡长期反复发作,可出现以下并发症:

1. 出血　最常见的并发症,约占患者的10%～35%,轻者大便潜血试验阳性,严重时表现为柏油样便、呕血,甚至发生失血性休克。

2. 穿孔　易发生于十二指肠溃疡,约占患者的5%。可引起急性弥漫性腹膜炎。

3. 幽门梗阻　主要因瘢痕收缩引起,约占患者的3%。

4. 癌变　十二指肠溃疡极少恶变,胃溃疡患者中发生癌变者小于1%。

考点: 消化性溃疡的病理变化、临床病理联系及并发症

第 6 节　病毒性肝炎

病毒性肝炎(viral hepatitis)是由肝炎病毒引起的以肝实质细胞变性坏死为主要病变的传染病。近年来发病率有升高趋势。据统计,我国 HBsAg(乙型肝炎表面抗原)阳性率为8%～20%。病毒性肝炎临床表现为食欲减退、厌油腻、乏力、黄疸、肝大、肝区疼痛和肝功能异常等。

一、病因和发病机制

目前已知的肝炎有甲型（HAV）、乙型（HBV）、丙型（HCV）、丁型（HDV）、戊型（HEV）、庚型（HGV）。甲型、戊型经消化道传播，其余均经血液、体液传播。乙型和丙型肝炎容易转化成慢性肝炎、肝硬化和肝癌。

根据肝炎发生机制，一般认为甲型肝炎病毒可直接损害肝细胞。乙型肝炎病毒在肝细胞内复制后释放入血，其中一部分 HBV 抗原与肝细胞膜结合，使肝细胞表面有抗原性。进入血液的 HBV 可刺激免疫系统产生致敏 T 淋巴细胞，致敏的淋巴细胞释放淋巴毒素或经抗体依赖性细胞毒素作用杀伤病毒，同时亦损伤了含有病毒抗原信息的肝细胞。

二、基本病理变化

（一）肝细胞变性、坏死

1. 肝细胞变性

（1）胞质疏松化和气球样变：最常见，由于肝细胞膜损伤，胞质内水分增多使细胞体积增大，胞质疏松，进一步发展可使体积变圆、胞质透明呈气球样变。

（2）嗜酸性变：肝细胞脱水浓缩，体积缩小，胞质嗜酸性增强。

2. 肝细胞坏死

（1）嗜酸性坏死：嗜酸性变的肝细胞进一步浓缩，核也溶解消失，最终呈深红色圆形小体，称为嗜酸性小体。

（2）溶解坏死：气球样变的肝细胞出现核浓缩、核碎裂、核溶解，最后细胞解体。根据溶解坏死的范围和分布，又可分为：①点状坏死：肝小叶内单个或数个肝细胞坏死；②碎片状坏死：小叶周边界板肝细胞的灶状坏死和崩解；③桥接坏死：2 个中央静脉之间、2 个门管区之间或中央静脉与门管区之间的肝细胞坏死带；④大片坏死：肝细胞坏死累及整个肝小叶，仅周边区少量残存肝细胞。

（二）炎细胞浸润

病变肝小叶内或汇管区常有不同程度炎细胞浸润，主要为淋巴细胞、单核细胞、浆细胞及少量中性粒细胞。

（三）间质反应性增生及肝细胞再生

1. Kupffer 细胞增生肥大　单核巨噬细胞突出于窦壁或脱落于肝窦内，成为游走的巨噬细胞。

> **链接**　**乙型肝炎病毒感染及预防**
>
> 乙型肝炎（HBV）感染呈全球性，高危人群主要是输血者、接受血制品的治疗者、密切接触者和母婴垂直传播者，感染后可发生急性肝炎、慢性肝炎、重型肝炎、肝硬化及肝癌，HBV 携带者终身具有传染性。据估计，我国 HBV 携带者约 1.2 亿，其中约 1/4 逐渐发展为慢性乙型肝炎、自身免疫病、肝硬化及肝癌等。
>
> 实施乙肝疫苗免疫接种能赋予机体抵抗乙型肝炎病毒感染的能力。乙肝疫苗是从慢性携带者血浆中提纯或用 DNA 技术重组制得，在感染前或感染时接种，95% 的免疫个体可诱发产生保护性抗体，具有长期的免疫保护作用，可有效防止乙型肝炎的发生。

2. 间叶细胞及纤维细胞增生 间叶细胞具有多向分化潜能,可分化为组织细胞并参与炎症浸润和修复,也可形成胶原纤维导致肝硬化。

3. 肝细胞再生 再生的肝细胞体积大,核大,可有双核,染色较深。

三、临床病理类型及特点

(一) 急性(普通型)肝炎

临床上最常见,分为黄疸型和无黄疸型,两者病变基本相同。

1. 病理变化特点 肝细胞广泛变性,胞质疏松化和气球样变最为普遍。坏死轻微,可见点状坏死和嗜酸性坏死(见图 7-15)。

2. 临床病理联系 因肝细胞肿胀而出现肝大、肝区疼痛或压痛。血清谷丙转氨酶等升高,肝功能异常,出现黄疸。

3. 结局 多在半年内恢复,少数(约 10%)乙肝、丙肝可转为慢性肝炎。

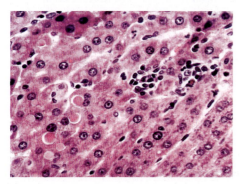

图 7-15 急性病毒性肝炎

肝细胞广泛变性,体积增大,胞浆疏松化,嗜酸性变,
点状坏死,肝窦受压变窄

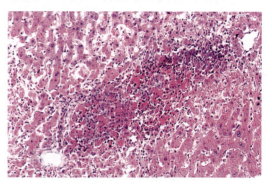

图 7-16 慢性肝炎,桥接坏死

肝小叶两个中央静脉之间出现互相连接的肝细胞
坏死带,并伴有炎细胞浸润

(二) 慢性(普通型)肝炎

肝炎病程持续半年以上者即为慢性肝炎。根据炎症、坏死、纤维化程度可将慢性肝炎分为 3 型:

1. 轻度慢性肝炎 肝细胞呈点状坏死、轻度碎片状坏死,汇管区慢性炎性细胞浸润,周围少量纤维增生,肝小叶结构完整。

2. 中度慢性肝炎 肝细胞呈中度碎片状坏死,有桥接坏死,汇管区及小叶内炎细胞浸润明显,小叶内有纤维间隔形成,肝小叶结构紊乱。

3. 重度慢性肝炎 肝细胞重度碎片状坏死及大范围桥接坏死,肝细胞结节状再生,大量炎细胞浸润,肝小叶结构被破坏,早期肝硬化形成(见图 7-16)。

(三) 重型肝炎

较少见,临床经过凶险。根据起病缓急及病理变化分为以下两型:

1. 急性重型肝炎 起病急进展快,病情重病程短,死亡率高,又称"暴发型"或"电击型"肝炎。肉眼观,肝脏体积显著缩小,左叶为甚,重量减轻,质地柔软,被膜皱缩。切面呈黄色或红褐色,有的区域呈红黄相间的斑纹状,故又称急性黄色(或红色)肝萎缩。镜下观,肝细胞坏

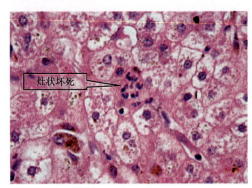

图7-17　急性重型肝炎

肝细胞广泛坏死、溶解

死严重而广泛,呈弥漫性大片坏死,无明显肝细胞再生(见图7-17)。

临床表现有黄疸、出血及肝性脑病等。多数患者在10日内死于急性肝功能衰竭,少数转为亚急性重型肝炎。

2. 亚急性重型肝炎　起病缓,多数由急性重型肝炎转变而来,病程较长。肉眼观,肝不同程度缩小,被膜皱缩,呈黄绿色(亚急性黄色肝萎缩)。镜下观,大片新旧不等的肝细胞坏死,坏死区明显的炎细胞浸润和纤维组织增生,肝细胞结节状再生。

临床表现与急性相似,积极治疗可阻止病情进一步发展。病变持续,患者可死于肝功能衰竭或发展为坏死后性肝硬化,甚至肝癌。

案例7-4

患者,男性,28岁,于3天前出现发热,伴上腹饱胀、乏力、恶心、呕吐。全身皮肤发黄,尿黄。查体:肝剑突下5cm,肋下未及。血清胆红素342μmol/L,谷丙转氨酶1000U/L,凝血时间145秒。入院后黄疸进行性加重,出现神经精神症状,继之昏迷,消化道大量出血,肝脏进行性缩小,抢救无效死亡。

问题:1. 患者所患疾病的诊断及诊断依据。

2. 分析疾病的发生发展过程及死亡原因。

3. 用病理学知识解释患者的临床表现。

第7节　肝硬化

肝硬化是继发于各种慢性肝脏疾病的病变。肝细胞呈弥漫变性坏死,纤维组织增生和肝细胞结节状再生,使肝小叶正常结构和血液循环途径逐渐被破坏和改建,使肝脏体积减小、重量减轻、质地变硬呈结节状。

按形态特点将肝硬化分为:小结节型、大结节型、大小结节混合型、不全分隔型。从病因上可分为病毒性、酒精性、胆汁性、隐源性肝硬化。病因及病理变化结合分类法将肝硬化分为门脉性、坏死后性、胆汁性、淤血性、寄生虫性、色素性等类型。其中以门脉性肝硬化最常见,其次是坏死后性肝硬化。

肝硬化的类型及病理变化:

(一)门脉性肝硬化

1. 病因和发病机制

(1)病毒性肝炎:慢性病毒性肝炎,尤其是乙型慢性活动性肝炎是引起肝硬化的主要原因。

(2)慢性酒精中毒:为欧美国家引起肝硬化的主要原因。

(3)营养缺乏:研究发现,动物食物中缺乏胆碱或蛋氨酸,引起脂肪肝可发展为肝硬化。

(4)毒物中毒:某些化学毒物,如砷、四氯化碳、黄磷等对肝脏有损害,长期作用可导致肝硬化。

2. 病理变化 肉眼观,早、中期肝体积正常或略增大,质地正常或稍硬。后期肝体积缩小,重量减轻,硬度增加,表面呈颗粒状或小结节状,结节大小相仿,直径不超过1.0cm。切面见小结节周围为纤维组织条索包绕。结节呈黄褐色(脂肪变)或黄绿色(淤胆)弥漫分布于全肝(见图7-18)。

镜下观,正常肝小叶结构被破坏,由广泛增生的纤维组织将肝小叶分割包绕成大小不等、圆形或椭圆形肝细胞团,即假小叶(见图7-19)。

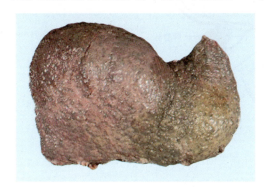

图7-18 门脉性肝硬化(肉眼观)

肝表面弥漫分布大小相仿的结节性,直径约3mm左右

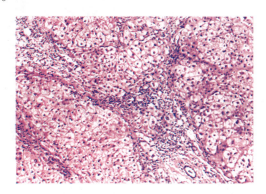

图7-19 门脉性肝硬化(镜下观)

广泛增生的纤维组织将肝小叶重新分割包绕形成假小叶;假小叶内肝细胞变性、排列紊乱;纤维间隔内有淋巴细胞、单核细胞浸润,小胆管增生

3. 临床病理联系 门静脉高压:肝硬化时门静脉压可升高到2.5～4.0kPa(19～30mmHg)或以上[正常为0.491～1.962kPa(4～15mmHg)]。主要原因是:正常肝小叶结构破坏,血管减少,肝窦闭塞引起门静脉回流受阻;假小叶形成和广泛纤维组织增生压迫小叶下静脉,使其扭曲、闭塞,导致肝窦内血液流出受阻;门静脉与肝动脉之间形成异常吻合支,使压力高的动脉血流入门静脉(见图7-20)。

> **链接 肝病患者的饮食**
>
> 肝病患者应少吃多餐,早、中、晚餐的能量各占30%、40%、30%。最好按中国营养学会推荐的"食物金字塔"方案膳食。注意食物多样化,合理搭配、尽量动植物蛋白搭配、粗粮与细粮搭配、五谷粗粮交替食用。多食蔬菜、水果和谷类食物以补充丰富的维生素、矿物质和膳食纤维,多食用牛奶、豆制品、鱼类以补充足量的蛋白质,采用低脂肪和低胆固醇饮食、低盐饮食,减轻心、肾和肝脏的负担,做到科学、营养、合理膳食。

门静脉高压可出现以下症状:

(1)脾肿大:门静脉高压,脾静脉回流受阻,引起脾淤血肿大,脾功能亢进。

(2)胃肠淤血、水肿:门静脉高压,胃肠静脉回流受阻,导致胃肠壁淤血、水肿,影响胃肠的消化吸收功能,出现腹胀、食欲不振。

(3)腹水:为澄清的漏出液。形成的原因为:①门静脉高压使门静脉系统毛细血管内淤血,液体漏入腹腔;②肝血窦淤血,窦内压升高,从窦壁渗入间隙的液体增多进入腹腔;③肝脏合成蛋白功能减退,使血浆胶体渗透压降低,促进腹水形成;④肝功能障碍,醛固酮、抗利尿激素灭活减少,引起水钠潴留。

(4)侧支循环形成:门静脉高压时,门静脉与腔静脉间吻合支代偿,使门静脉血经过侧支直接流入腔静脉回流到右心。主要的侧支循环有3条:①胃底食管下段静脉丛曲张,如破裂

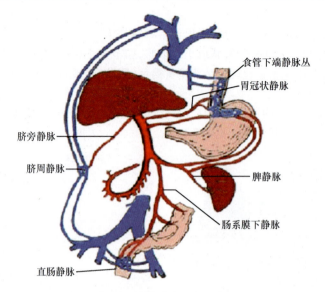

图 7-20 门静脉高压侧支循环

可引起致命性大出血;②直肠静脉丛曲张,形成痔核,破裂常发生便血;③脐周及腹壁静脉网曲张,可形成"海蛇头",是门静脉高压的重要体征。

考点:门脉性肝硬化的临床病理联系　　(5)肝功能不全:由于肝实质细胞长期反复受破坏,出现肝功能障碍,主要表现为:血浆蛋白合成障碍,白蛋白明显减少;激素灭活障碍,出现"蜘蛛痣"及"肝掌",在男性还可出现乳房发育、睾丸萎缩;凝血因子合成减少,导致出血;胆色素代谢障碍,出现肝细胞性黄疸;肝脏解毒功能障碍,体内毒性代谢产物增多引起肝性脑病。

案例7-5

　　患者,男性,30岁,乙肝病史10年,11个月前开始出现厌食、腹胀、尿少、下肢水肿。查体:巩膜轻度黄染,腹部膨隆,腹壁浅静脉怒张,腹水征阳性,肝脾触诊不满意。肝掌(+),前胸蜘蛛痣(+),下肢水肿。实验室检查:HBsAg(+),凝血酶原时间26秒,谷丙转氨酶<40U,白蛋白31g/L,球蛋白45g/L,白/球0.68:1。入院2天排便后突然上腹剧痛,面色苍白,呕血约800ml,排出柏油样便,10天后烦躁不安,高声喊叫,继而昏迷,经抢救无效死亡。尸检:腹腔内有黄色澄清液体约4000ml,肝重约800g,表面和切面见多个直径约1~2cm的结节,食管下静脉丛明显曲张。镜检:肝小叶结构破坏,假小叶形成。

　　问题:1. 分析患者死亡原因。

　　　　　2. 患者所患疾病的病理特征。

(二)坏死后性肝硬化

　　坏死后性肝硬化是在肝细胞发生大块坏死的基础上形成的。

1. 病因

　　(1)肝炎病毒感染:多由亚急性重型肝炎及慢性肝炎反复发作且坏死严重,逐渐发展为坏死后性肝硬化。

（2）药物及化学物质中毒。

2. 病理变化

（1）肉眼观，肝体积缩小，重量减轻，质地变硬。表面有较大且大小不等的结节，最大结节直径可达 5～6cm（见图7-21）。

（2）镜下观，肝小叶呈灶状、带状甚至整个小叶坏死，周围纤维组织增生，形成宽阔且厚薄不均的间隔，将原来的肝小叶分割为大小不等的假小叶。

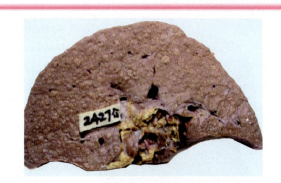

图7-21 坏死后性肝硬化

第 8 节 肾小球肾炎

肾小球肾炎是一组以肾小球损害为主的变态反应性疾病，有原发性和继发性之分。临床表现主要有蛋白尿、血尿、水肿及高血压等。原发性肾小球肾炎是指原发于肾脏的独立性疾病；继发性肾小球肾炎是由其他疾病引起或是全身性疾病的一部分。本节主要介绍原发性肾小球肾炎。

一、病因和发病机制

大多数肾小球肾炎是由于抗原抗体复合物沉积于肾小球，发生变态反应所致。引起肾小球肾炎发病的抗原可分为内源性和外源性两类。内源性抗原包括肾小球基膜抗原等肾性抗原和细胞核抗原等非肾性抗原，外源性抗原包括细菌、病毒、寄生虫、真菌、螺旋体等生物性抗原和药物、异种血清蛋白、外源性凝集素等。抗原抗体复合物的形成是引起肾炎的主要病因，发病机制有以下 2 种方式：

（一）原位免疫复合物形成

肾小球基膜抗原或植入的外源性和内源性非肾性抗原与其相应的抗体在肾小球原位形成免疫复合物，引起肾小球损伤。

（二）循环免疫复合物沉积于肾小球

外源性抗原或内源性非肾性抗原，在体内产生相应的抗体并与之结合形成免疫复合物，经血流入肾沉积于肾小球的不同部位引起损伤。

二、病理变化及临床病理联系

肾小球肾炎的种类很多，本节介绍最常见的两型。

（一）弥漫性毛细血管内增生性肾小球肾炎

本型简称急性肾炎。好发于 6～10 岁的儿童，成人少见。临床表现为急性肾炎综合征，预后良好。发病大多与 A 族乙型溶血性链球菌感染有关，患者在发病前 1～3 周常有咽炎、猩红热等链球菌感染史。发病机制为循环免疫复合物沉积所致。

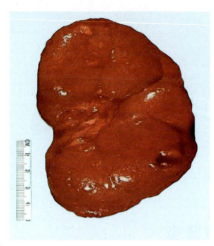

图7-22　弥漫性毛细血管内增生性
肾小球肾炎(肉眼观)
大红肾,蚤咬肾

1. 病理变化

(1)肉眼观,双肾对称性肿大,重量增加,包膜紧张,颜色发红,称为"大红肾"。有的肾脏表现和切面上见散在粟粒样大小的出血点,似跳蚤咬过,称为"蚤咬肾"(见图7-22)。

(2)镜下观,肾小球体积增大,细胞数目增多。主要为毛细血管内皮细胞、系统膜细胞增生,较多中性粒细胞和少量单核巨噬细胞浸润。毛细血管受压或闭塞,肾小球血流减少。肾小管上皮细胞变性,管腔内出现各种管型。肾间质充血、水肿,并有少量炎性细胞浸润(见图7-23)。

2. 临床病理联系

(1)尿的变化:由于肾小球毛细血管受压或闭塞,肾小球血流减少,肾小球滤过率降低,肾小管重吸收无明显障碍,故引起少尿,严重者可发展为无尿,引起氮质血症。肾小球毛细血管受损,通透性升高,引起血尿、蛋白尿及管型尿。

(2)水肿:一般为轻度至中度,常先出现于组织疏松的眼睑部,晨起明显,重时波及全身。主要与钠水潴留及变态反应引起全身毛细血管壁通透性增高有关。

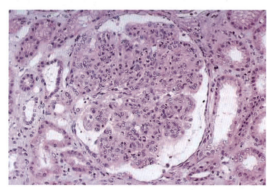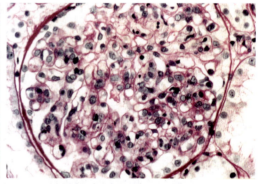

图7-23　弥漫性毛细血管内增生性肾小球肾炎(镜下观)
肾小球体积增大,细胞数目增多

链接　　　　　　　　　　　**肾病的预防**

1. 劳逸结合,生活规律　利于维持人体阴阳平衡与气血调畅,增强机体抵抗力。

2. 讲究卫生,有病早治　疮疖痒疹、上呼吸道感染及扁桃体炎反复发作等,有发展为肾炎的可能,有病早治非常必要。保持下体清洁,勤换内衣裤,防止泌尿系感染。保持大便通畅,有利于代谢废物的排除。

3. 精神乐观,预防为先　肾阴不足者服六味地黄丸,卫气不足者服玉屏风散,防止外邪侵表诱发肾病。

4. 锻炼身体,增强体质　"生命在于运动",锻炼利于提高抵抗力。冬季寒冷,养生重点在调养,以温补为主。

（3）高血压：主要是钠水潴留、血容量增多所致，严重者可导致心衰或高血压脑病。

3. 结局　多数预后良好，不到1%的患者可转化为快速进行性肾小球肾炎，1%～2%的患者转化为慢性肾炎。

（二）弥漫性硬化性肾小球肾炎

本型为各型肾小球肾炎发展晚期的后果，属于慢性肾炎晚期。本病多见于成人，预后差，多数患者有肾炎病史，少数起病隐匿，发现时已进入晚期。

1. 病理变化

（1）肉眼观，双侧肾脏对称性缩小，重量减轻，颜色苍白，质地变硬，表面呈均匀的细颗粒状，称为"颗粒性固缩肾"。切面皮质变薄，皮髓质分界不清，纹理模糊，小动脉管壁增厚（见图7-24）。

（2）镜下观，大量肾小球纤维化、玻璃样变，所属肾小管萎缩、纤维化，间质纤维组织增生、炎性细胞浸润，残留肾单位代偿性肥大。

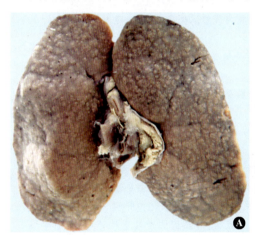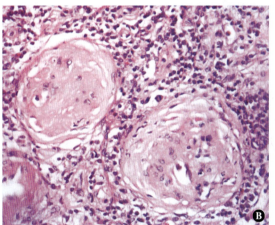

图7-24　弥漫性硬化性肾小球肾炎
A. 肉眼观：肾体积缩小，重量减轻，变硬，表面弥漫性颗粒状；B. 镜下观：肾小球硬化及玻璃样变，
肾小管萎缩，间质纤维组织增生，慢性炎细胞浸润

2. 临床病理联系　早期临床表现与肾炎类型有关，晚期表现为慢性肾炎综合征，包括：

（1）尿的变化：由于大量肾单位破坏，血液流经残存肾单位速度快、滤过增加而肾小管重吸收有限及尿浓缩功能降低，可导致多尿、夜尿、尿相对密度常固定在1.010。由于残存肾单位结构功能相对正常，故蛋白尿、血尿、管型尿反而不如早期明显。

（2）贫血：由于肾单位大量破坏，红细胞生成素分泌减少，肾功能不全引起氮质血症，造成自身中毒抑制骨髓造血功能所致。

（3）高血压：因大量肾单位纤维化，肾血流量减少，肾素-血管紧张素系统活性升高导致血压升高，高血压使肾内小动脉硬化而加重肾缺血，血压持续升高。**考点：**肾小球肾炎的病理变化及临床联系

（4）氮质血症和尿毒症：由于残存的肾单位减少，肾小球滤过率下降，各种代谢产物在体内蓄积所致。

3. 结局　预后差，患者常死于慢性肾功能衰竭或尿毒症，也可死于心力衰竭或脑出血等。

案例7-6

患儿,男性,9岁,因尿少、尿色深、眼睑水肿4天入院。2周前曾出现上呼吸道感染及咽喉疼痛。查体:体温37.8℃,心肺(-),血压17.3/12kPa(130/90mmHg)。眼睑浮肿,咽红肿。实验室检查:尿常规显示:红细胞(++),尿蛋白(++),红细胞管型0~2/HP;24小时尿量360ml,尿素氮11.4mmol/L,血肌酐170μmol/L;B超:双肾对称性增大。

问题:1. 经诊断该患儿患有什么病?

2. 简述患儿肾脏的临床表现及临床病理联系。

小 结

动脉粥样硬化是与脂质代谢障碍有关的全身性疾病,以大、中动脉内膜脂质沉积、内膜灶状纤维化、粥样斑块形成及管壁失去弹性为病变特征。

原发性高血压是一种原因未明、以体循环动脉血压升高为主要表现的独立性全身性疾病。主要病变特征是全身细小动脉硬化、玻璃样变,小动脉内膜组织反应性增生,晚期可引起左心肥大、左心衰竭和肾功能衰竭,脑水肿和脑出血等。

风湿病是一种与A组乙型溶血性链球菌感染有关的变态反应性疾病。其特征性病变是形成风湿性肉芽肿,主要累及全身结缔组织。

肺炎是指肺组织的急性渗出性炎症。根据病变累及情况分为大叶性肺炎、小叶性肺炎和间质性肺炎。

胃溃疡多位于胃小弯近幽门部,直径多在2cm以内,十二指肠溃疡常见于球部前、后壁,小而浅。常见的并发症有出血、穿孔、幽门梗阻和癌变。

病毒性肝炎是以肝实质细胞变性坏死为主的传染病,分为甲型、乙型、丙型、丁型、戊型、庚型6种类型。甲型、戊型经消化道传播,其余均经血液、体液传播。病变主要通过免疫反应损伤肝细胞,引起变质性改变。乙型和丙型肝炎容易转成慢性和继发肝硬化和肝癌。

肝硬化是各种慢性肝脏疾病的继发病变,病变特点为:肝细胞弥漫性变性坏死、假小叶形成、纤维组织增生,使肝脏体积减小、重量减轻、质地变硬呈结节状。

肾小球肾炎大多是由抗原抗体反应引起,以肾小球损害为主的变态反应性疾病。主要病变为肾小球内毛细血管内皮细胞、系统膜细胞增生,肾单位纤维化、玻璃样变等。

自 测 题

一、名词解释

1. 高血压 2. 冠心病 3. 心绞痛 4. 心肌梗死
5. Aschoff body 6. 小叶性肺炎 7. 消化性溃疡
8. 肝硬化 9. 假小叶 10. 肾小球肾炎

二、填空题

1. 动脉粥样硬化病变主要累及_____动脉,而高血压病变主要累及动脉。

2. 原发性高血压时脑部病变包括_____、_____和_____。

3. 风湿病的_____期病变,形成具有诊断意义的_____。

4. 大叶性肺炎的病理变化分为以下四期:_____、_____、_____、_____。

5. 根据病理学变化,大叶性肺炎为_____炎症,小叶性肺炎为_____炎症。

6. 溃疡底部镜下观察从内到外分为_____、_____、_____、_____四层结构。

7. 病毒性肝炎是由肝炎病毒引起以肝细胞_____

为主要病变的一组传染病。

8. 肝硬化门静脉高压形成的侧支循环分别为＿＿＿、＿＿＿、＿＿＿、＿＿＿。

9. 弥漫性毛细血管内增生性肾小球肾炎与＿＿＿感染有关,肾小球内＿＿＿和＿＿＿增生明显。

三、选择题

A 型题(最佳选择题)

1. 原发性高血压脑出血时,最常见的出血部位是
   A. 小脑齿状核　　　　B. 小脑皮质
   C. 桥脑　　　　　　　D. 基底核
   E. 延髓

2. 原发性高血压时的肾脏病理变化表现为
   A. 颗粒性固缩肾
   B. 肾脏单发性贫血性梗死
   C. 肾动脉动脉瘤形成
   D. 肾的多发性大瘢痕凹陷
   E. 肾脏淤血

3. 下列有关风湿病的描述,哪项是错误的
   A. 属于变态反应性疾病
   B. 与溶血性链球菌感染有关
   C. 心脏病变的后果最为严重
   D. 可累及全身结缔组织
   E. 风湿性关节炎常导致关节畸形

4. 原发性高血压脑出血死亡患者,心脏重550g,左心室壁厚1.6cm,乳头肌和肉柱增粗,心腔不扩张,应诊断为
   A. 肥厚性心肌病
   B. 心脏肥大(代偿期)
   C. 心脏肥大(失代偿期)
   D. 心脏脂肪变性
   E. 心肌脂肪组织浸润

5. 原发性高血压最严重的病变是
   A. 左心室肥大　　　　B. 颗粒性固缩肾
   C. 脑软化　　　　　　D. 脑出血
   E. 视网膜出血

6. 单纯性二尖瓣狭窄的病变不伴有
   A. 左心房肥厚　　　　B. 左心房扩张
   C. 右心室肥厚　　　　D. 左心室肥厚
   E. 心脏呈梨形

7. 心肌梗死最常发生的部位在
   A. 室间隔后1/3　　　B. 左心室后壁
   C. 右心室前壁　　　　D. 左心室前壁

   E. 左心室侧壁

8. 原发性高血压脑出血破裂的血管多为
   A. 大脑中动脉　　　　B. 大脑基底动脉
   C. 豆纹动脉　　　　　D. 内囊动脉
   E. 大脑前动脉

9. 原发性高血压时,细动脉硬化的病理改变是
   A. 动脉壁纤维化
   B. 动脉壁水肿
   C. 动脉壁玻璃样变性
   D. 动脉壁纤维素样坏死
   E. 动脉壁脂质沉着

10. 原发性高血压脑出血最常见的部位是
    A. 豆状核和丘脑　　　B. 内囊和基底核
    C. 蛛网膜下腔　　　　D. 侧脑室
    E. 大脑髓质

11. 早期动脉粥样硬化病变,最早进入动脉内膜的细胞是
    A. 红细胞　　　　　　B. 淋巴细胞
    C. 脂肪细胞　　　　　D. 中性粒细胞
    E. 巨噬细胞

12. 风湿性心肌炎病变主要累及
    A. 心肌细胞
    B. 心肌间质结缔组织
    C. 心肌间质的小血管
    D. 心肌间质神经组织
    E. 心肌间质的嗜银纤维

13. 肺部疾病痊愈时,容易完全恢复组织正常的结构和功能的疾病是
    A. 慢性支气管炎　　　B. 大叶性肺炎
    C. 小叶性肺炎　　　　D. 病毒性肺炎
    E. 慢性肺气肿

14. 大叶性肺炎的肉质变是由于
    A. 中性粒细胞渗出过多
    B. 中性粒细胞渗出过少
    C. 纤维蛋白原渗出过多
    D. 红细胞漏出过多
    E. 红细胞漏出过少

15. 最能反映小叶性肺炎的病变特征的是
    A. 病变累及肺小叶范围
    B. 病灶多位于背侧和下叶
    C. 病灶相互融合或累及全叶
    D. 支气管化脓性炎
    E. 细支气管及周围肺泡化脓性炎

16. 肺组织切片检查,光镜下见细支气管上皮脱落,腔内有脓性渗出物,周围的肺泡腔内亦有多少不等的脓性渗出物,应诊断为
    A. 慢性肺淤血
    B. 大叶性肺炎灰色肝变期
    C. 小叶性肺炎
    D. 大叶性肺炎溶解消散期
    E. 肺结核变质渗出期

17. 消化性溃疡最典型的临床症状是
    A. 反酸
    B. 规律性上腹部疼痛
    C. 呕吐
    D. 恶心
    E. 嗳气

18. 胃溃疡最常见的部位是
    A. 胃小弯近幽门部
    B. 胃体部
    C. 胃底部
    D. 胃幽门部
    E. 胃贲门部

19. 病毒性肝炎时易见到肝细胞
    A. 点状坏死
    B. 梗死
    C. 碎片状坏死
    D. 溶解坏死
    E. 纤维素样坏死

20. 轻度慢性肝炎与中、重度慢性肝炎病理变化的主要区别是
    A. 炎细胞浸润的程度
    B. 病程长短
    C. 纤维组织增生程度
    D. 肝细胞变性坏死的程度
    E. 肝脏的硬度

21. 肝硬化腹水发生的原因是
    A. 血浆胶体渗透压下降
    B. 肝内毛细血管血压增高
    C. 肝淋巴液生成增多
    D. 钠水潴留
    E. 以上都是

22. 假小叶的特点应除外
    A. 中央静脉缺如或偏位
    B. 汇管区被包绕到假小叶内
    C. 肝细胞索呈放射状排列
    D. 假小叶呈椭圆形
    E. 增生的纤维组织包绕假小叶

23. 急性弥漫性增生性肾小球肾炎的主要病变是
    A. 毛细血管的纤维素样变
    B. 毛细血管内皮细胞和系膜细胞增生
    C. 毛细血管内血栓形成
    D. 毛细血管基底膜增生
    E. 抗原抗体复合物沉积

24. 急性肾炎水肿发生的主要原因是
    A. 淋巴回流受阻
    B. 钠水潴留
    C. 低蛋白血症
    D. 毛细血管血压升高
    E. 血浆胶体渗透压降低

25. 慢性肾炎的主要病变有
    A. 肾小球纤维化、玻璃样变
    B. 肾小球周围纤维化,肾小囊壁增厚
    C. 肾小动脉玻璃样变
    D. 肾小球毛细血管内皮增生,肾小球缺血
    E. 肾小球囊脏层上皮细胞明显增生

B 型题(配伍选择题)
    A. 出血
    B. 急性穿孔
    C. 幽门梗阻
    D. 癌变
    E. 慢性穿孔

26. 消化性溃疡最常见的并发症是
    A. 渗出性炎
    B. 变质性炎
    C. 增生性炎
    D. 化脓性炎
    E. 纤维素性炎

27. 病毒性肝炎属于

28. 弥漫性毛细血管内增生性肾小球肾炎属于
    A. 肝细胞变性轻坏死广泛
    B. 肝细胞碎片状坏死
    C. 肝细胞广泛变性坏死轻
    D. 肝细胞结节状再生
    E. 肝细胞变性坏死轻

29. 急性肝炎肝细胞主要的病变特点是

30. 急性重型肝炎肝细胞主要的病变特点是
    A. 大红肾
    B. 大白肾
    C. 蚤咬肾
    D. 颗粒性固缩肾
    E. A 和 C

31. 急性弥漫性毛细血管内增生性肾小球肾炎特征性病变是

32. 弥漫性硬化性肾小球肾炎特征性病变是
    A. 少尿、无尿
    B. 血尿
    C. 多尿、夜尿、低比重尿
    D. 蛋白尿
    E. 菌尿、脓尿、管型尿

33. 哪项不是急性弥漫性增生性肾小球肾炎的尿改变

34. 弥漫性硬化性肾小球肾炎患者尿的变化是

    A. 肾小球滤过率下降

    B. 肾素分泌增加

    C. 肾上腺素分泌增加

    D. 血容量增加

    E. 钠水潴留引起血容量增多

35. 弥漫性硬化性肾小球肾炎引起高血压的主要原因是

四、简答题

1. 简述动脉粥样硬化的基本病理变化。

2. 简述原发性高血压的病理变化及临床病理联系。

3. 叙述风湿病的基本病理变化。

4. 简述消化性溃疡的基本病理变化。

5. 简述病毒性肝炎的基本病变。

6. 简述急性肾炎的病变特征和尿量变化的主要原因。

（贺　玲　田晓露）

第8章 传染病

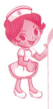

小孩"感冒"，咳嗽，长期厌食，消瘦，颈部淋巴结肿大；成人午后低热、夜间盗汗、食欲不振、全身乏力、体重下降，偶有咳嗽、咯血；受凉后持续高热不退，皮肤出现玫瑰疹，用一般抗感冒药治疗无效等。这些症状在临床上经常碰到，是什么原因导致的呢？通过本章的学习将为你解答这些问题。

第 1 节 结 核 病

案例8-1

患者，男性，28岁，发现"左侧颈部包块"半年，加重伴发热2个月余。查体：体温38.7℃，脉搏85次/分，律齐，呼吸22次/分，体形消瘦，于左颈部胸锁乳突肌后缘扪及桃核样大小结节一枚，波动感不明显。活检见病灶为淋巴结，内有结核结节形成及干酪样坏死。X线查见两肺上野有散在云雾状阴影。活检后伤口经久不愈，并于原病灶旁又发现两枚结节，原有结节内大量干酪样坏死物，大部分坏死物液化，液化坏死物经查见结核杆菌生长。后经正规抗结核治疗半年颈部伤口痊愈。

问题： 1. 该患者左侧颈部发生了什么病变？
    2. 引起颈部病变的病原是怎样蔓延的？

一、概 述

结核病是由结核分枝杆菌引起的慢性传染病。其病变性质为慢性肉芽肿性炎症，病变特点为结核结节形成及不同程度的干酪样坏死。结核病可侵犯全身各种组织、器官，但临床以肺结核病多见。临床上全身表现为低热、盗汗、乏力、消瘦，局部以咳嗽、咯血等呼吸系统表现为主。

（一）病因和发病机制

1. **病原体** 结核病的病原菌是结核杆菌，对人致病的主要是人型和牛型。结核杆菌不产生内毒素和外毒素，其致病性与多种菌体成分有关，主要致病成分有3大类：即脂质、蛋白和多糖类。脂质与糖及蛋白质结合成为糖脂（索状因子，cord factor）和糖肽脂（蜡质D，wax D），索状因子对组织和细胞有强烈的损害作用，蜡质D能引起机体强烈的变态反应，造成机体组织损伤；蛋白质具有抗原性，与蜡质D结合能使机体发生变态反应，引起组织坏死和全身中毒症状；多糖类可引起局部中性粒细胞浸润，并可作为半抗原参与免疫反应。

2. **传染源** 肺结核病患者（主要是空洞型肺结核）和带菌者。

3. **传播途径** 主要经呼吸道传染，肺结核病患者在说话、咳嗽和喷嚏时，从呼吸道喷出大量含菌微滴，近距离吸入这些带菌微滴后引起传染。少数也可经消化道和皮肤伤口传染。

4. 发病机制　结核病的发生和发展主要取决于两方面的因素，一是感染细菌的菌量及其毒力大小，二是机体的反应性（包括免疫反应和变态反应）。

当结核菌的菌量多、毒力强，机体抵抗力即免疫反应处于劣势时，结核杆菌可通过其菌体成分中的索状因子等成分造成机体组织细胞的强烈损伤，并释放变应原，引起机体的变态反应，病灶以渗出或干酪样坏死为主，使病情恶化。当结核菌的菌量少、毒力弱，机体抵抗力强时，以免疫反应占优势，病变局限，疾病向好转和痊愈方向发展。

初次侵入机体的结核杆菌可被巨噬细胞吞噬，由于机体尚未建立起对结核杆菌的特异性免疫，细菌的脂质成分可抵抗巨噬细胞溶菌酶的溶解而继续繁殖，巨噬细胞受细菌破坏后，释放大量结核杆菌，引起局部炎症，少量结核杆菌还可侵入血液扩散到全身，同时，侵入机体的结核杆菌可使T淋巴细胞致敏。当致敏的淋巴细胞再次接触结核杆菌时，可释放多种淋巴因子，使巨噬细胞聚集在细菌周围，其吞噬杀灭细菌的能力大大增强，并转化为类上皮细胞、朗格汉斯巨细胞（langhans giant cell）等成分，形成以增生为主的病变——结核结节（tubercle），又称结核性肉芽肿，为结核病的特征性病变，具有诊断价值。

（二）基本病理变化

1. 渗出为主的病变　多发生在疾病早期或病情恶化时，此时机体抵抗力低下，菌量多、毒力强，变态反应较强。病变表现为浆液性或浆液纤维蛋白性炎，好发于肺、浆膜、滑膜、脑膜等部位，早期病变组织充血、水肿，中性粒细胞浸润，但很快被巨噬细胞取代，在渗出液和巨噬细胞内易查见结核杆菌。

2. 增生为主的病变　多发生于菌量少、毒力较低或机体免疫较强时，表现为结核结节形成。肉眼观察，单个结核结节不易被发现，只有多个结节融合成较大结节才能见到，其境界清楚，呈圆形，粟粒大小，灰白色或黄白色，微隆起于器官表面或切面（见图8-1）。镜下观，典型结核结节中央为干酪样坏死，周围是类上皮细胞及朗格汉斯巨细胞，外围是淋巴细胞和成纤维细胞（见图8-2），结核结节是在细胞免疫的基础上形成的。吞噬结核杆菌的巨噬细胞发生形态上的演化，形成类上皮细胞，呈梭形或多角形，界限不清，胞质丰富，染淡伊红色，核圆形或卵圆形，染色质少可呈空泡状，核内可见1～2个核仁。多个类上皮细胞互相融合或核分裂而胞质不分裂形成朗格汉斯巨细胞，该细胞具有特征性，体积大，胞质丰富，核十几个至数十个不等，排列在细胞质的偏周边部，呈马蹄铁形、花环形或密集在细胞体一侧（见图8-3）。

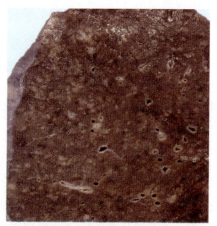

图8-1　结核结节（肉眼观）

肺组织切面大量粟粒样大小黄白色结节

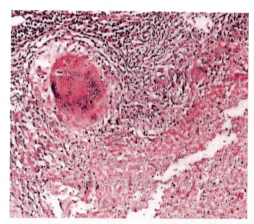

图8-2　结核结节（镜下观）

中央轻微干酪样坏死，周围见类上皮细胞及朗格汉斯巨细胞

3. 变质为主的病变　当机体抵抗力低下,菌量多、毒力强或变态反应强烈时,病变表现为干酪样坏死。结核性坏死组织由于含脂质较多而呈黄色,质地较实,均匀细腻,形状似奶酪,故称干酪样坏死。镜下为红染无结构的颗粒状物(见图8-4)。干酪样坏死的肉眼观对结核病的病理诊断有一定意义。坏死物中多含有一定量的结核杆菌,其液化可造成病菌蔓延播散,是结核病恶化的主要原因。

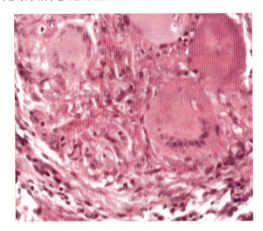

图8-3　朗格汉斯巨细胞

细胞体积大,核排列成花环形或马蹄铁形,数目不等,胞质丰富淡染

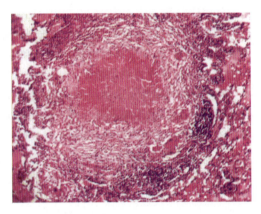

图8-4　干酪样坏死(镜下观)

结节中央干酪样坏死物红染,无结构,呈细颗粒状

以上3种变化往往同时存在于结核病的不同阶段,但以其中一种改变为主,而且可相互转化。

(三) 病变的转化规律

结核病的发展和结局取决于机体抵抗力和结核杆菌致病力之间的矛盾关系。在机体抵抗力增强时,结核杆菌被抑制、杀灭,病变转向愈合;反之,则转向恶化。

1. 转向愈合

(1) 吸收消散:为渗出性病变的主要愈合方式。渗出物逐渐经淋巴管吸收,病灶缩小或消散。X线检查表现为边缘模糊、密度不均、呈云絮状阴影逐渐缩小,以至完全消失。较小的干酪样坏死灶及结核结节,经积极治疗可吸收消散或缩小。

(2) 纤维化、纤维包裹及钙化:结核结节和小的干酪样坏死灶,可逐渐纤维化,最后形成瘢痕而愈合。较大的干酪样坏死灶难以全部纤维化,由其周边纤维组织增生将坏死物包裹,以后坏死物逐渐干燥浓缩,并发生钙盐沉积。钙化的干酪样坏死灶内仍含有少量结核杆菌,当机体抵抗力降低时,有结核病复发进展的可能。X线检查纤维化病灶表现为边缘清晰、密度增高的条索状阴影,钙化灶则表现为密度较高、边界清晰的点状或结节状阴影。

2. 转向恶化

(1) 浸润进展:原有结核病灶周围出现不断扩大的渗出性病变,并继发干酪样坏死。X线检查表现为原病灶周围出现边缘模糊的絮状阴影。

(2) 溶解播散:干酪样坏死物发生溶解、液化形成半流体物质,经体内自然管道排出,局部形成空洞。坏死组织内含有的大量结核杆菌可经自然管道播散到其他部位,也可经淋巴道及血道播散到全身各处。肺部X线检查表现为原有病灶处阴影密度深浅不一,空洞部位出现

考点: 结核病的传染源、主要传染途径,结核病的发病机制、结核病的基本病变

透亮区,其他部位可发现大小不等的新结核病灶阴影。

二、肺结核病

由于结核病主要经呼吸道传染,所以临床上最常见的结核病是肺结核病。因初次感染和再次感染机体的反应性不同,肺结核病可分为原发性和继发性肺结核两大类。

(一) 原发性肺结核

人体初次感染结核杆菌引起的肺结核病称为原发性肺结核病。本病多发生于儿童,仅少数发生于未感染过的青少年或成人,故又称儿童型肺结核病。病变特征为原发综合征。结核杆菌初次经呼吸道吸入肺后,最先引起的结核病灶称为肺原发灶,病灶常为单个,多位于通气较好的肺上叶下部或下叶上部近胸膜处,起初为渗出性病变,以后中央发生干酪样坏死。由于是初次感染,局部巨噬细胞对其杀灭能力有限,故结核杆菌可很快侵入淋巴管,随淋巴液的引流蔓延到肺门淋巴结,引起结核性淋巴管炎和肺门淋巴结结核,病变表现为肺门淋巴结肿大和干酪样坏死(见图8-5)。肺原发灶、结核性淋巴管炎和肺门淋巴结结核统称为原发综合征。典型病例 X 线检查表现为哑铃状阴影。原发性肺结核病经过几周后,由于机体细胞免疫的建立,大多数患者(95%)自然痊愈,病灶可完全吸收或纤维化和钙化,其中部分病例肺门淋巴结病变继续发展,形成支气管淋巴结结核。少数患者特别是营养不良或同时患有其他传染病的儿童,因抵抗力下降,结核杆菌可通过淋巴道或血道播散到整个肺组织及全身其他器官,形成粟粒性肺结核或全身粟粒性结核病。

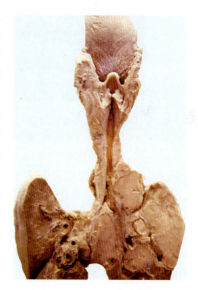

图 8-5　原发进行性肺结核

肺门淋巴结肿大伴有干酪样坏死,右侧肺组织可见大片结核病灶并有空洞形成;左肺呈粟粒性肺结核

(二) 继发性肺结核

人体再次感染结核杆菌引起的肺结核病称为继发性肺结核病。本病多见于成人,故又称成人型肺结核病。因患者对结核杆菌已有一定的免疫力,所以与原发性肺结核的病变相比有以下不同的特点:①病变多从肺尖部开始,因该处血液循环较差,局部组织的抵抗力较低;②病变多局限在肺内,主要经支气管播散,以增生和变质性病变为主,形成结核结节和干酪样坏死;③病程较长,病情时好时坏,新旧病变交杂存在。

根据临床经过和主要病变的不同,继发性肺结核病可分为以下几种类型:

1. 局灶型肺结核　为继发性肺结核病的早期病变。因无明显临床症状,不易被发现,常在健康体检时被查到,X 线检查肺尖部见单个或多个境界清楚的结节状阴影。病灶常位于右肺尖下 2～4cm,直径 0.5～1cm,境界清楚,有纤维包裹。镜下观,以增生为主,中央发生干酪样坏死。

2. 浸润型肺结核　是临床上最常见的活动性、继发性肺结核。多由局灶型肺结核发展而来。病变多位于右肺锁骨下区,以渗出为主,中央有干酪样坏死,周围有炎症包绕(见图8-6)。临床上患者常有低热、盗汗、食欲不振、乏力等结核中毒症状和咳嗽、咯血等局部症状。X 线

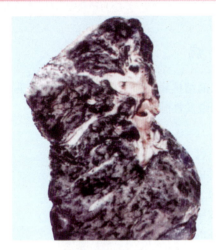

图 8-6　浸润型肺结核

病灶位于肺尖部,为渗出性病变,境界不清,可见结核结节

检查锁骨下区肺组织可见边缘模糊的云雾状阴影。及早发现和有效抗结核治疗,渗出性病变可吸收,增生、坏死性病变可通过纤维化、钙化而愈合。如患者免疫力低下未及时治疗,病变发展,干酪样坏死可扩大,坏死液化排出后形成急性空洞。坏死物中所含结核菌经支气管播散,可引起干酪样肺炎。急性空洞经适当治疗,可形成瘢痕而愈合,如果经久不愈,可发展为慢性纤维空洞型肺结核。

3. 慢性纤维空洞型肺结核　多由浸润型肺结核形成急性空洞发展而来。本型有以下特点:①肺内形成一个或多个厚壁空洞,空洞多位于肺上叶,大小不一,不规则,壁厚达 1 cm 以上(见图 8-7)。镜下观,洞壁结构分 3 层:内层为干酪样坏死物,其内含大量结核杆菌;中层为结核性肉芽组织;外层为纤维结缔组织。②同侧或对侧肺组织内可见由支气管播散引起的多个新旧不一、大小各异、病变类型不同的病灶。③后期肺组织严重破坏,广泛纤维化,胸膜增厚并与胸壁粘连,肺体积缩小、变形,严重影响肺功能,甚至肺功能丧失。病变空洞与支气管相通,空洞内结核杆菌向外排放,成为结核病的传染源,故本型又称为开放性肺结核。如空洞壁的干酪样坏死蔓延到较大血管,可引起大咯血,患者可因吸入大量血液而引起窒息死亡。空洞与胸膜相通时可引起自发性气胸或脓气胸。可因咳出含菌痰液引起喉结核,咽下含菌痰液引起肠结核。后期因肺组织严重破坏,肺动脉高压可引起慢性肺源性心脏病。

经积极有效治疗并增强机体抵抗力,较小的空洞,可发生纤维化,收缩而闭塞;较大空洞,结核肉芽组织逐渐变成瘢痕组织,内壁坏死组织脱落,由支气管上皮再生覆盖,空洞内的细菌消失,这种愈合方式称为开放性愈合。

4. 干酪样肺炎　可由浸润型肺结核恶化进展而来,也可由急、慢性空洞内的结核杆菌经支气管播散引起。镜下观,主要为大片干酪样坏死灶,肺泡腔内有大量浆液纤维蛋白性渗出物。本型结核病病情危重。

5. 结核球　又称结核瘤。为纤维包裹的孤立的球形干酪样坏死灶,境界分明,多为单个,常位于肺上叶(见图 8-8),X 线上与周围型肺癌容易混淆。结核球因有纤维包裹,抗结核药物难以透入病灶中央发挥作用,且有恶化进展的可能,因此临床上常采取手术切除。

6. 结核性胸膜炎　根据病变性质可分为干性和湿性 2 种,其中以湿性结核性胸膜炎较为常见。

湿性结核性胸膜炎又称渗出性结核性胸膜炎,多见于青年人。病变主要为浆液纤维蛋白性炎。一般经适当治疗可吸收,如渗出物中含多量纤维蛋白,则可因机化而使胸膜增厚和粘连。

干性结核性胸膜炎又称增生性结核性胸膜炎,多发生于肺尖部,病变以增生性改变为主,形成结核结节,病灶多局限,一般经纤维化而愈合,可引起局部胸膜增厚、粘连。

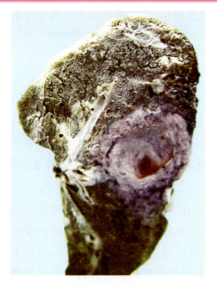

图 8-7　慢性纤维空洞型肺结核

肺内可见一个厚壁空洞,壁厚约 1.5 cm

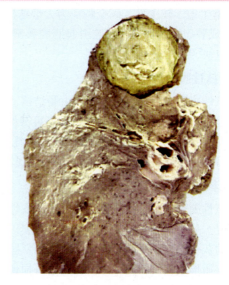

图 8-8　肺结核球

肺尖部可见一个孤立的、有纤维包裹的球形干酪样坏死物,直径约 3 cm

链接

结核病的历史梗概

　　多个世纪以来,结核病一直是人类的灾难。据资料介绍,自 1882 年德国细菌学家 Robert Koch 发现结核杆菌以来,迄今因结核病死亡人数就有 2 亿。直到 1944 年,链霉素等抗生素药物的相继问世,才使结核病的治疗有了划时代的变化。1950 年,异烟肼被发现,使结核病的治疗发生了根本性变化,至此结核病得到了很好的控制。但过去的 20 年,结核病又有卷土重来的趋势,据世界卫生组织 2010 年全球结核病报告:2007 年全球新发结核病患者 927 万,其中约有 137 万患者还感染了艾滋病病毒;全球现有结核病人约 1372 万,患病率为 206/10 万;约有 132 万肺结核患者死亡,死亡率为 20/10 万;全球约有 5 万耐多药结核病患者。因此,结核病的防治将是一个长期而艰巨的任务。

三、肺外器官结核

(一)肠结核病

　　肠结核病分为原发性和继发性两种类型。

　　原发性肠结核很少见。主要因饮用含结核杆菌的乳制品而引起,常见于小儿,可形成类似于原发性肺结核病的原发综合征,病变由原发性肠结核病灶、结核性淋巴管炎和肠系膜淋巴结结核组成。

　　绝大多数肠结核属继发性,多继发于活动性空洞型肺结核病,因咽下大量含菌痰液引起,病变好发于回盲部,依病变特点不同可分为 2 种:

　　1. 溃疡型　较多见。结核杆菌侵入肠壁淋巴组织,形成结核结节,继而发生干酪样坏死并融合,黏膜处破溃形成溃疡。由于肠壁淋巴管呈环形分布,因而肠结核溃疡长径多与肠腔长轴垂直。溃疡边缘不规则,一般较浅,溃疡底部有干酪样坏死物,其下为结核性肉芽组织。病变修复时,大量纤维组织增生和瘢痕形成,易使肠壁收缩变形而引起肠腔狭窄。临床上常有腹痛、腹泻、营养不良和结核中毒症状。

2. 增生型 较少见。病变特征为大量结核性肉芽组织增生,使肠壁组织局限性增厚和变硬,常形成肿瘤样团块突入肠腔引起肠腔狭窄。临床表现为慢性不完全低位肠梗阻,右下腹可触及包块,需与肠癌相鉴别。

(二)结核性腹膜炎

结核性腹膜炎青少年多见。常由肠结核、肠系膜淋巴结结核、输卵管结核直接蔓延而来,也可为全身粟粒性结核的一部分。病变可分为干、湿性两种类型,但临床以混合型多见。干性结核性腹膜炎除形成结核结节外,以大量纤维蛋白渗出为特征,常因机化引起腹腔脏器的粘连,导致粘连性肠梗阻。湿性结核性腹膜炎以大量浆液渗出为特征,临床表现为腹水形成。

(三)结核性脑膜炎

结核性脑膜炎多见于儿童。主要由原发性肺结核经血道播散引起,常为全身粟粒性结核的一部分。病变以脑底部的软脑膜和蛛网膜以及蛛网膜下隙最为严重,蛛网膜下隙内积聚大量混浊的灰黄色胶冻样渗出物,蛛网膜、脑室脉络丛及室管膜等处可形成结核结节,严重者可累及脑皮质形成脑膜脑炎。渗出物压迫可损伤颅神经,引起相应症状。渗出物机化可导致蛛网膜下隙阻塞,影响脑脊液循环,可引起脑积水。临床主要表现为颅高压症状和脑膜刺激征。脑脊液内可查到结核杆菌。

(四)肾结核病

肾结核多见于 20～40 岁青壮年男性。主要由原发性肺结核病经血道播散而来。病变常为单侧,多起始于肾皮质和髓质交界处或肾乳头,最初为局灶性结核病变,继而发生干酪样坏死,逐渐破坏肾乳头而存入肾盂成为结核性空洞。随着干酪样坏死不断扩大,肾组织遭受广泛破坏,肾内可形成多数空洞。最后可使肾实质仅剩一个空壳,肾功能丧失。由于干酪样坏死物大量从尿中排出,沿途可引起同侧输尿管结核和膀胱结核,也可逆行蔓延到对侧输尿管和肾。临床表现有膀胱刺激症状、肾盂积水、血尿和蛋白尿,尿中可查到结核杆菌。

(五)骨与关节结核

骨关节结核多见于儿童和青少年,多由血道播散而来,常侵犯脊椎骨、指骨及长骨干骺端。病变自骨松质内的小结核病灶开始,以后可发展为干酪样坏死型和结核结节型。干酪样坏死型表现为骨质破坏和死骨形成,坏死物液化后在骨旁组织形成结核性脓肿,由于缺乏急性炎症的红、肿、热等表现,称为"冷脓肿"。病变穿破皮肤可形成经久不愈的窦道。增生型较少见,主要形成结核性肉芽组织,病灶内骨小梁可被逐渐侵蚀、吸收和消失。

骨结核中最常见的是脊椎结核,多见于第 10 胸椎到第 2 腰椎。病变起自椎体,常发生干酪样坏死,以后破坏椎间盘和邻近椎体。病变椎体因负重而发生塌陷,引起脊柱后凸畸形。病变可穿破骨皮质在脊柱两侧,或坏死物沿筋膜间隙下流在远隔部位形成"冷脓肿"。

关节结核以髋、膝、踝、肘等部位多见,常继发于骨结核。病变常开始于骨骺或干骺端,发生干酪样坏死,侵入关节软骨和滑膜时则成为关节结核,痊愈时由于关节腔内大量纤维组织增生,可引起关节强直,使关节失去运动功能。

(六)淋巴结结核

淋巴结结核病多见于儿童和青年,以颈部、支气管和肠系膜淋巴结多见。最常见为颈淋巴结核,病原菌多自肺门淋巴结核播散而来,淋巴结常成群受累,形成结核结节和干酪样坏

考点:原发性和继发性肺结核的病变特点。继发性肺结核的主要临床病理类型

死,致使淋巴结肿大,早期病变淋巴结可推动,以后逐渐与周围组织粘连,各个淋巴结也可相互融合成团,形成不易推动的结节性肿块,晚期可发生干酪样坏死、液化,形成"冷脓肿",脓肿破溃后,形成经久不愈的窦道。

第 2 节 伤 寒

案例8-2

　　患者,男性,35 岁,持续高热,伴乏力、头痛、食欲减退 4 天,查体:体温 39.6℃,脉搏 102 次/分,呼吸 22 次/分,血压 115/78mmHg,眼球结膜充血,胸腹部皮肤出现淡红色小丘疹,扁桃腺不大,双肺呼吸音稍粗,未闻及干、湿啰音,全腹无压痛、反跳痛及肌紧张。肝未触及,脾肋下两横指。血常规检查:血红蛋白125g/L,红细胞4.2×10^{12}/L,白细胞2.8×10^9/L,中性粒细胞57%,淋巴细胞28%,单核细胞13%,X 线检查双肺未见明显阴影。

　　问题:1. 该患者的病变可能发生在什么系统?
　　　　　 2. 该患者的脾脏为什么会肿大?

　　伤寒(typhoid fever)是由伤寒杆菌引起的急性传染病。病变特征是全身单核吞噬细胞系统的巨噬细胞增生和伤寒肉芽肿形成。病变以回肠末端淋巴组织最为明显,故又称肠伤寒。临床主要表现为持续高热、相对缓脉、脾肿大、皮肤玫瑰疹、外周血中性粒细胞和嗜酸粒细胞减少等。

一、病因和发病机制

　　伤寒杆菌属沙门菌属,革兰染色阴性。其菌体含有的"O"抗原、鞭毛"H"抗原及表面"Vi"抗原均可引起人体产生相应抗体,其中以"O"及"H"抗原性较强,可用血清凝集试验(Widal reaction,肥达反应)来测定血清中的相应的抗"O"和抗"H"抗体,作为临床诊断伤寒的依据之一。伤寒杆菌菌体裂解释放的内毒素是主要的致病因素。

　　伤寒病患者或带菌者是本病的传染源。细菌随粪、尿排出,通过污染饮用水,或以苍蝇为媒介污染食品,经口进入消化道而感染。易感者主要是儿童和青壮年。全年均可发病,以夏、秋两季最多。病后可获得稳固免疫力,很少再感染。

链接

肥达试验

　　肥达试验是一种血清凝集反应,最早由法国医学家肥达(Widal)于 1896 发现并用于临床。其原理是用已知伤寒菌的 H(鞭毛)抗原和 O(菌体)抗原以及甲型(A)、乙型(B)、丙型(C)副伤寒沙门菌的标准液与患者血清做凝集试验,用于伤寒、副伤寒的辅助诊断或用于流行病学调查的免疫凝集实验。

　　正常参考值:伤寒杆菌凝集价　H<1:160,O<1:80
　　　　　　　　　副伤寒凝集价　A<1:80,B<1:80,C<1:80

　　病程中应每周复查 1 次,如患者 H 与 O 的凝集价均高于参考值或较原凝集价升高 4 倍以上,则患伤寒的可能性很大。

　　伤寒杆菌进入胃后,大部分被胃酸杀灭,当机体抵抗力低下或感染菌量多时,未被杀灭的细菌即进入小肠并穿过小肠黏膜上皮细胞,侵入回肠末端集合淋巴小结或孤立淋巴小结,并可沿淋巴管到达肠系膜淋巴结。淋巴组织中的伤寒杆菌被巨噬细胞吞噬,并在其中繁殖,后随淋巴液经胸导管入血,引起菌血症。血液中的细菌很快被全身单核吞噬细胞系统的巨噬细胞所吞噬,并在其中大量繁殖,致使肝、脾、淋巴结肿大。此阶段患者无任何症状,称为潜伏期,约 10 天左右。此后,细菌繁殖及释放的内毒素再次入血,引起败血症和毒血症。当胆囊内大量伤寒杆菌随胆汁排入肠道,再次侵入已致敏的肠壁淋巴组织,可发生强烈的过敏反应,引起肠黏膜坏死、脱落而形成溃疡。

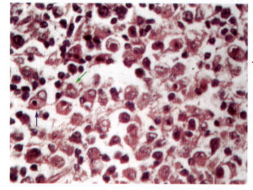

图 8-9　伤寒肉芽肿

大量伤寒细胞增生,其胞质内可见被吞噬的淋巴细胞、
红细胞和组织碎片

二、病理变化及临床病理联系

伤寒是以单核吞噬细胞系统中巨噬细胞增生为特征的急性增生性炎症。增生活跃时巨噬细胞常吞噬伤寒杆菌、红细胞和细胞碎片等成分,这种巨噬细胞称为伤寒细胞。伤寒细胞常聚集成团,形成小结节,称为伤寒肉芽肿(typhoid granuloma)或伤寒小结(typhoid nodule)(见图 8-9),是伤寒的特征性病变,具有病理诊断价值。

(一)肠道病变

以回肠下段集合和孤立淋巴小结的病变最为常见和明显。其病变发展过程可分为 4 期(见图 8-10),每期大约持续 1 周。

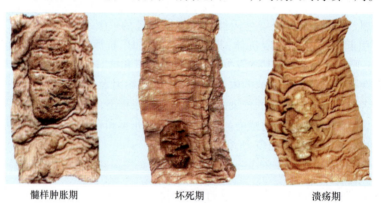

髓样肿胀期　　　　坏死期　　　　溃疡期

图 8-10　伤寒肠道病变(肉眼观)

1. 髓样肿胀期　发病第 1 周,回肠下段淋巴组织因巨噬细胞增生而肿胀,局部隆起于黏膜表面,色灰红,质软,形状似大脑的沟回,以集合淋巴小结最为典型。

2. 坏死期　发病第 2 周,肠壁内淋巴组织明显增生,压迫周围血管,导致局部组织缺血,使病变部分肠黏膜坏死。

3. 溃疡期　发病第 3 周,坏死肠黏膜组织脱落后形成溃疡。溃疡边缘隆起,底部不平。集合淋巴小结处形成的溃疡呈椭圆形,其长轴与肠的长轴平行。孤立淋巴小结处形成的溃疡小而呈圆形。溃疡一般深及黏膜下层,坏死严重者可深达肌层及浆膜层,甚至可导致肠穿孔,如侵及肠壁小动脉,可引起严重肠出血。

4. 愈合期　发病第 4 周,坏死组织脱落,溃疡处肉芽组织增生将溃疡填平,溃疡边缘上皮再生覆盖而愈合。

由于临床上早期使用有效抗菌药物,目前已很难见到典型的 4 期病变。

(二) 其他病变

肠系膜淋巴结、肝、脾及骨髓由于巨噬细胞的增生和伤寒肉芽肿的形成而肿大。镜下可见伤寒芽肿形成和灶性坏死。伤寒杆菌的内毒素还可引起多种器官组织的病变:心肌细胞发生细胞水肿和脂肪变性;肾小管上皮细胞发生细胞水肿;膈肌、腹直肌及股内收肌等发生凝固性坏死等;皮肤可出现淡红色小丘疹(称玫瑰疹)。大多数患者胆囊无明显病变,但伤寒杆菌可在胆囊中大量繁殖,并持续排入肠道至疾病痊愈,甚至成为慢性带菌者和终身带菌者。

考点: 伤寒的病变特征、伤寒肠道病变的典型经过

伤寒患者如不出现并发症,一般经 4～5 周痊愈。少数病例可有肠出血、肠穿孔、支气管肺炎等并发症。

第 3 节　细菌性痢疾

案例8-3

患者,女性,24 岁,4 天前出现发热、腹痛、腹泻,伴头疼、乏力、食欲不振等。开始时大便量多而清稀,含多量泡沫。以后大便逐渐减少,便次增加,里急后重感,为黏液脓血便。查体:体温 39.8℃,脉搏 124 次/分,呼吸 25 次/分,血压 94/67mmHg。精神委靡,急性病容。腹平软,左下腹压痛,肠鸣音亢进。末梢血白细胞 12.4×10^9/L,中性粒细胞占 74%;大便呈黏液脓血便,内可找到细碎灰白色糠皮样物,白细胞(＋＋＋),红细胞(＋＋)。

问题:1. 该患者病变主要发生在什么部位,病变性质是什么?
　　　2. 患者大便内的糠皮样物是由哪些成分构成的?

细菌性痢疾(bacillary dysentery)是由痢疾杆菌引起的一种急性肠道传染病,简称菌痢。病变多局限于大肠,以大量纤维蛋白渗出并形成假膜为特征,假膜脱落后可形成不规则浅表溃疡。临床主要表现为发热、腹痛、腹泻、黏液脓血便及里急后重等。全年均可发病,以夏、秋两季多见,主要好发于儿童,其次是青壮年,老年患者较少。

一、病因和发病机制

痢疾杆菌为革兰阴性杆菌。依抗原结构和生化反应不同,可分为福氏、宋内、鲍氏和志贺菌四群,均能产生内毒素,志贺菌还能产生外毒素。我国以福氏菌和宋内氏菌为主要流行菌群。

患者和带菌者是传染源。痢疾杆菌经粪便排出体外后,可直接或间接(以苍蝇为媒介)污染食物而传染给健康人。污染水源可引起菌痢的暴发流行。随食物入胃的痢疾杆菌大部分被胃酸杀灭,少部分可进入肠道。是否致病取决于细菌的数量、毒力和机体抵抗力等多种因素。进入肠道的细菌侵入肠黏膜,并在内繁殖,释放内毒素使肠黏膜损伤,导致

炎症及溃疡。内毒素吸收入血,可引起全身毒血症反应。志贺氏杆菌释放的外毒素是导致水样腹泻的主要因素。

二、病理变化及临床病理联系

菌痢的病变主要发生在大肠,以乙状结肠和直肠较重。严重者可波及整个结肠甚至蔓延到回肠下段,很少引起肠道以外的病变。根据肠道病变特征、全身变化及临床经过的不同可分为以下3种类型:

(一)急性细菌性痢疾

典型病变初期呈急性卡他性炎,随后特征性假膜性肠炎和浅表性溃疡形成,最后愈合。

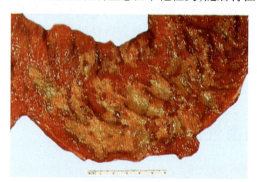

图8-11 急性细菌性痢疾
肠黏膜表面散在分布灰白色假膜,呈糠皮样

病变早期黏液分泌亢进,黏膜充血、水肿、中性粒细胞和巨噬细胞浸润,可见点状出血。进一步发展,黏膜浅表坏死,大量纤维蛋白渗出,与坏死组织、炎症细胞、红细胞及细菌等成分共同构成特征性假膜。假膜首先出现于黏膜皱襞的顶部,呈糠皮样,随病变的扩大可融全成片(见图8-11),约3天左右,假膜开始脱落,形成大小不等、呈地图状的浅表性溃疡。

由于病变肠管蠕动亢进、痉挛,可引起患者阵发性腹痛和腹泻,炎症刺激直肠壁内的神经末梢及肛门括约肌,可引起里急后重和排便次数增多。与肠道病变相对应,最初卡他性炎时为黏液稀便,继而转为黏液脓血便,便量减少,偶见片状假膜。内毒素吸收入血,可引起发热、白细胞增多等全身中毒症状。

急性菌痢病程一般为1~2周,经治疗大多能痊愈,如未及时彻底治疗,少数病例可转为慢性。

(二)慢性细菌性痢疾

菌痢病程在2个月以上称为慢性菌痢。多由急性菌痢转变而来,以福氏菌感染者为多。此型菌痢肠道病变此起彼伏,新旧溃疡病变交杂存在,肠壁的损伤与修复反复进行,表现为溃疡边缘不规则,黏膜常因过度增生而形成息肉。肠壁各层有慢性炎症细胞浸润和大量纤维组织增生,致使肠壁不规则增厚、变硬,严重者可导致肠腔狭窄。

根据肠道病变不同,临床可出现腹痛、腹胀、腹泻,或腹泻与便秘交替等症状。当机体抵抗力下降,炎症加重时,慢性菌痢可急性发作。少数慢性菌痢患者可无明显的症状和体征,但粪便痢疾杆菌培养可持续阳性,成为慢性带菌者和传染源。

(三)中毒性细菌性痢疾

本型菌痢起病急骤,多见于2~7岁的儿童。特征是肠道病变及症状轻,全身中毒症状重。病原菌常为毒性较低的福氏或宋内氏痢疾杆菌,肠道病变一般为轻微卡他性炎,有时肠壁集合和淋巴小结滤泡增生肿大。发病后数小时可出现中毒性休克或呼吸衰竭,预后较差,临床上容易误诊。

第 4 节　流行性脑脊髓膜炎

案例8-4

　　患儿，男性，9个月，高热、呕吐3天，抽搐2次。查体：嗜睡，前囟膨隆，颈强（＋）。腰穿脑脊液外观混浊，白细胞计数 $5000 \times 10^{6}/L$，蛋白（＋），糖减少、氯化物略低。大剂量青霉素治疗5天后，体温恢复正常，复查脑脊液化验好转，呕吐、抽搐症状消失。

　　问题： 1. 该患儿病变可能在什么部位？
　　　　　 2. 该患儿病变属什么性质？

　　流行性脑脊髓膜炎（epidemic cerebrospinal meningitis）是由脑膜炎双球菌感染引起的脑脊髓膜急性化脓性炎症。本病多为散发，冬春季节较流行，故又简称为流脑。患者多为儿童和青少年。临床表现为发热、头痛、皮肤黏膜瘀点、瘀斑和颈项强直等脑膜刺激征，部分患者可出现中毒性休克。

一、病因和发病机制

　　脑膜炎双球菌属奈瑟氏菌属，革兰阴性，具有荚膜，能抵抗体内白细胞的吞噬，并能产生内毒素。该菌可存在于患者和带菌者的鼻咽部黏膜，可通过咳嗽、喷嚏等排出飞沫，经呼吸道侵入人体，但大多数人只引起局部炎症，成为带菌者。只有少数人因机体抵抗力低下或菌量多、毒性大，细菌在体内大量繁殖，形成菌血症或败血症，并侵入脑（脊）膜，而引起化脓性脑脊髓膜炎。

二、病理变化

　　肉眼观，脑脊髓膜血管扩张充血，病变严重者蛛网膜下隙充满灰黄色脓性渗出物，覆盖于脑沟、脑回表面，以致脑沟、脑回结构不清。边缘病变较轻，脓性渗出物沿血管分布。由于渗出物的阻塞，脑脊液循环障碍，可引起程度不同的脑室扩张。镜下观，蛛网膜血管高度扩张充血，蛛网膜下隙增宽，腔内见大量中性粒细胞、浆液及纤维蛋白等脓性渗出物（见图8-12）。脑实质一般无明显病变，仅有轻度水肿，病变严重者可出现神经细胞变性，此时称脑膜脑炎。此期腰穿脑脊液中可查到脑膜炎双球菌。

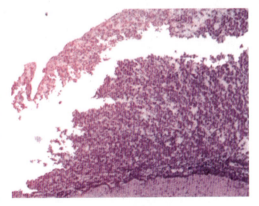

图 8-12　流行性脑脊髓膜炎
脑膜表面血管高度扩张充血，蛛网膜下隙内，见大量脓性渗出物

三、临床病理联系

　　除一般化脓性炎的全身症状外，主要为中枢神经系统症状。

　　1. **颅内压升高**　由于脑膜血管扩张，渗出物的阻塞，脑脊液循环障碍，可引起颅内压升高，表现为剧烈头痛、喷射性呕吐，小儿前囟饱满，视盘水肿等症状体征。

2. 脑膜刺激征　由于炎症累及脊神经周围的蛛网膜及软脑膜,致使神经在通过椎间孔处受挤压,当颈部或腰背部肌肉运动时可引起疼痛及保护性痉挛,表现为颈后疼痛、颈项强直、屈髋伸膝征阳性等,婴幼儿还可出现角弓反张。

3. 脑脊液改变　脑脊液压力高,呈浑浊或呈脓性,蛋白含量增多,糖量减少,涂片及培养均可找到脑膜炎双球菌。

4. 败血症　脑膜炎双球菌入血引起败血症,患者出现寒战、高热、头痛及外周血中性粒细胞增高,皮肤黏膜出现瘀点、瘀斑,瘀点血液直接涂片可见脑膜炎双球菌。

四、结局和并发症

由于磺胺类药物及抗生素的广泛应用和及时有效的治疗,大多数患者均能治愈。只有极少数治疗不当者可发生以下后遗症:①脑积水:由于脑膜粘连,脑脊液循环障碍引起;②脑神经麻痹:如视力障碍、斜视、耳聋、面瘫等;③脑梗死:因脑底部动脉炎引起脑缺血,导致相应部位脑梗死。

少数病例(以儿童为主)起病急骤,病情凶险,发展迅速,治疗不及时可危及生命,称为暴发性流脑,依临床病理特点不同,可分为暴发型脑膜炎败血症和暴发型脑膜脑炎,可引起中毒性休克及微循环障碍而导致死亡。

第 5 节　流行性乙型脑炎

流行性乙型脑炎(epidemic encephalitis B)是乙型脑炎病毒感染中枢神经系统引起的一种急性传染病。本病多在夏秋季流行,且于1934年首先发现于日本,故又称为日本夏季脑炎。主要病变为神经细胞的变性、坏死。起病急,病情重,死亡率高,临床主要表现为高热、嗜睡、抽搐、昏迷等。儿童尤其是婴幼儿发病率较高。

一、病因和发病机制

本病的病原体是嗜神经性乙型脑炎病毒。传染源为患者和中间宿主家畜、家禽。主要传播媒介为库蚊、伊蚊和按蚊。蚊虫叮咬患者或中间宿主后感染病毒,带病毒的蚊虫再次叮咬健康人后引起传染。病毒在机体局部组织细胞、淋巴结及血管内皮细胞内繁殖,入血后引起病毒血症。当机体免疫功能低下或血-脑屏障功能不健全时,病毒可侵入中枢神经系统。由于受感染的神经细胞膜具有抗原性,可激活体液免疫和(或)细胞免疫及补体系统,导致细胞损伤和病变的发生。

二、病理变化

病变主要发生在脑实质,以大脑皮质、基底核、视丘等部位最为严重。肉眼观,脑实质表面软脑膜充血、水肿明显,脑回变宽、脑沟变浅。切面脑皮质可见散在粟粒或针尖样大小的软化灶,一般以顶叶及丘脑等处最为明显。

镜下观,通常可出现以下几种基本病变:①炎症反应:脑实质血管高度扩张充血,有时可见小出血灶,血管周围间隙增宽,出现以淋巴细胞为主的袖套状浸润,称为淋巴细胞套(见图8-13)。②神经细胞变性、坏死:表现为神经细胞肿胀,尼氏小体消失,胞质内出现空泡,核偏位,严重者可发生核固缩、核碎裂、核溶解。变性、坏死的神经细胞周围,常有增生的少突胶质细胞围绕(5个以上),称为神经细胞卫星现象。小胶质细胞及中性粒细胞侵入变性坏死的神经细胞内,称为噬神经细胞现象(见图8-14)。③软化灶形成:神经组织发生局灶性坏死液化,形成质地疏松、染色较淡的筛网状软化灶(见图8-15),为本病特征性病变。④胶质细胞增生:主要是小胶质细胞呈弥漫性或局灶性增生。在小血管或坏死的神经细胞附近,增生的小胶质细胞可聚集成团,形成胶质细胞结节。

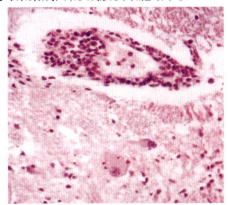

图 8-13 流行性乙型脑炎
淋巴细胞围绕血管呈袖套状浸润

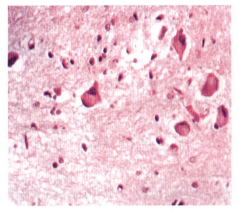

图 8-14 噬神经细胞现象
退变的神经细胞胞质中可见小胶质细胞侵入

三、临床病理联系

早期因病毒血症可引起高热、全身不适等症状。之后由于炎症和神经细胞变性、坏死,患者可出现嗜睡、昏迷;因脑内运动神经细胞受损,可出现肌张力增强、腱反射亢进、抽搐等表现;由于脑实质血管高度扩张充血、水肿,可引起颅内压升高,出现头痛、呕吐。严重颅高压可引起脑疝,可致延髓呼吸中枢和循环中枢受压,导致呼吸、循环衰竭。由于脑膜有不同程度的炎症反应,患者可出现脑膜刺激症状。

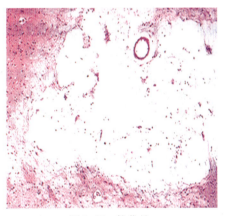

图 8-15 软化灶
脑组织坏死、液化,质地疏松、淡染,呈筛网状

四、结 局

多数患者经及时有效治疗后痊愈。脑组织病变较重者,可出现痴呆、语言障碍、肢体瘫痪等后遗症,少数严重病例可因呼吸、循环衰竭或并发小叶性肺炎而死亡。

小 结

结核病是由结核分枝杆菌引起的慢性传染病,主要经呼吸道传染,其病变特点为结核结节形成及不同程度的干酪样坏死;伤寒是由伤寒杆菌引起的一种急性传染病,病变为全身单核吞噬细胞系统中巨噬细胞增生,形成伤寒肉芽肿是其病变特征;细菌性痢疾是由痢疾杆菌引起的一种常见肠道传染病,病变主要在大肠,急性菌痢病变特点为大量纤维蛋白渗出并形成假膜,属假膜性炎;流行性脑脊髓膜炎是由脑膜炎双球菌感染引起的脑脊髓膜的急性化脓性炎症;流行性乙型脑炎是由乙型脑炎病毒感染引起的以脑实质变性、坏死为主要病变的急性传染病。

自 测 题

一、名词解释

1. 结核结节 2. 肺结核原发综合征 3. 结核球
4. 干酪样肺炎 5. 冷脓肿 6. 伤寒肉芽肿
7. 伤寒细胞

二、填空题

1. 结核病的病变特点有_____和_____。

2. 结核病的基本病变包括_____、_____和_____,其中具有特征性的病变是_____。

3. 结核病的发生、发展取决于两方面的因素:一是_____;二是_____。

4. 结核病的愈合方式有_____、_____。

5. 绝大多数肠结核属于_____肠结核,其病变多位于_____。

6. 伤寒的病变特征是_____系统的_____增生,形成_____,病变以_____淋巴组织最为明显。

7. 典型伤寒肠道病变的发展过程可分为四期,依次是:_____;_____;_____;_____。

8. 细菌性痢疾根据肠道病变特征和临床经过不同,可分为:_____;_____;_____。

9. 流行性脑脊髓膜炎的病变发展过程可分为三期:_____,_____;_____。

10. 流行性乙型脑炎的病变包括:_____、_____、_____等,其中主要病变是_____。

三、选择题

A型题(最佳选择题)

1. 结核病的主要传染方式是
   A. 虫媒传染　　　　B. 消化道传染
   C. 呼吸道传染　　　D. 垂直传染
   E. 密切接触传染

2. 结核病发生发展过程中的变态反应属于
   A. 细胞免疫　　　　B. Ⅰ型变态反应
   C. Ⅱ型变态反应　　D. Ⅲ型变态反应
   E. Ⅳ型变态反应

3. 机体对结核杆菌的免疫反应属于
   A. 细胞免疫　　　　B. Ⅰ型变态反应
   C. Ⅱ型变态反应　　D. Ⅲ型变态反应
   E. Ⅳ型变态反应

4. 结核结节中最具有特征性的细胞是
   A. 淋巴细胞　　　　B. 成纤维细胞
   C. 类上皮细胞　　　D. 朗格汉斯巨细胞
   E. 中性粒细胞

5. 结核结节中类上皮细胞来源于
   A. 巨噬细胞　　　　B. 淋巴细胞
   C. 浆细胞　　　　　D. 类上皮细胞
   E. 成纤维细胞

6. 原发性肺结核病肺原发灶的好发部位是
   A. 肺尖部
   B. 肺门
   C. 肺上叶下部或下叶上部靠近胸膜处
   D. 肺锁骨下区
   E. 肺膈面

7. 结核病渗出性病变的主要愈合方式是
   A. 吸收消散　　　　B. 纤维化
   C. 纤维包裹　　　　D. 钙化
   E. 再生

8. 继发性肺结核中最常见的类型是
   A. 局灶型肺结核　　B. 浸润型肺结核
   C. 干酪样肺炎　　　D. 结核球
   E. 慢性纤维空洞型肺结核

9. 继发性肺结核中可称为开放性肺结核的是
   A. 局灶型肺结核　　B. 浸润型肺结核
   C. 干酪样肺炎　　　D. 结核球
   E. 慢性纤维空洞型肺结核

10. 继发性肺结核中肺组织破坏最严重的是
    A. 局灶型肺结核　　B. 浸润型肺结核
    C. 干酪样肺炎　　　D. 结核球
    E. 慢性纤维空洞型肺结核

11. 除淋巴结核外,容易出现"冷脓肿"的结核是
    A. 肺结核　　　　　B. 肾结核
    C. 输卵管结核　　　D. 骨结核
    E. 关节结核

12. 下列不是由血道播散而来的结核病是
    A. 肠结核　　　　　B. 结核性脑膜炎
    C. 肾结核　　　　　D. 输卵管结核
    E. 骨、关节结核

13. 伤寒的传染途径是
    A. 虫媒传染　　　　B. 消化道传染

C. 呼吸道传染   D. 垂直传染

E. 密切接触传染

14. 伤寒的病变特征是

    A. 肠黏膜肿胀

    B. 肠黏膜坏死

    C. 肠黏膜溃疡形成

    D. 肠壁淋巴结反应性增生

    E. 全身单核吞噬细胞系统中巨噬细胞增生

15. 伤寒病变主要累及的系统是

    A. 呼吸系统   B. 消化系统

    C. 泌尿系统   D. 神经系统

    E. 全身单核吞噬细胞系统

16. 伤寒高热症状缓解后,仍然可能存在伤寒杆菌的器官是

    A. 回肠末端   B. 淋巴结

    C. 胆囊   D. 肝脏

    E. 脾脏

17. 流行性乙型脑炎,病变最轻的部位是

    A. 脊髓   B. 延髓

    C. 脑桥   D. 基底核

    E. 小脑

18. 流行性乙型脑炎最具特征性的病变是

    A. 噬神经细胞现象

    B. 卫星现象

    C. 筛网状软化灶

    D. 淋巴细胞袖口状浸润

    E. 胶质结节

19. 关于暴发型流脑,下述哪项是错误的

    A. 高热、头痛伴呕吐

    B. 常见周围循环衰竭

    C. 皮肤黏膜广泛瘀点、瘀斑

    D. 蜘蛛膜下隙大量脓细胞

    E. 双侧肾上腺出血

20. 下述关于流行性脑脊髓膜炎的描写,哪项是错误的

    A. 脑脊液中糖含量降低

    B. 血性脑脊液

    C. 脑膜刺激征

    D. 颅内压升高症状

    E. 皮肤黏膜瘀点、瘀斑

B 型题(配伍选择题)

    A. 变质性炎   B. 出血性炎

    C. 纤维素性炎   D. 肉芽肿性炎

    E. 化脓性炎

21. 结核病

22. 伤寒

23. 急性菌痢

24. 流行性脑脊髓膜炎

25. 流行性乙型脑炎

    A. 虫媒传染   B. 消化道传染

    C. 呼吸道传染   D. 垂直传染

    E. 密切接触传染

26. 结核病

27. 伤寒

28. 急性菌痢

29. 流行性脑脊髓膜炎

30. 流行性乙型脑炎

四、简答题

1. 列表说明原发性肺结核和继发性肺结核的区别。

2. 简要说明原发性肺结核的病变特征。

3. 简答结核病变的基本病变及其转归。

4. 简述伤寒肠道病变的典型经过。

(张国江)

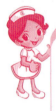

第9章 水、电解质代谢紊乱

体液主要是由水和电解质构成的,约占成年人体重的60%。细胞内外各种生命活动都是在体液中进行。机体中体液容量、各种离子浓度、渗透压和酸碱度的相对恒定,是维持细胞新陈代谢和生理功能的基本保证。水和电解质平衡是通过神经-体液的调节实现的。当各种疾病、创伤、感染和治疗不当时,都可导致水、电解质代谢紊乱,严重时可危及生命。

第 1 节 水、钠代谢紊乱

水、钠代谢紊乱是临床上常见的病理过程,常影响疾病的发生发展和治疗的效果。两者往往是同时或相继发生,且互相影响,关系密切。

案例9-1

患者,女性,36岁,因感虚弱乏力2天入院,偶有直立性眩晕。查体:体温36.7℃,血压从入院时的110/60mmHg很快降至80/50mmHg,心率105次/分,皮肤弹性差,黏膜干燥,24小时尿量120ml。化验:Na^+ 140mmol/L,尿比重1.038。既往史:长期服用泻药。

问题:1. 患者发生了何种水、电解质紊乱?

2. 解释患者所出现临床表现的病理生理基础。

一、脱　水

脱水是指体液容量的明显减少(超过体重的2%),并出现一系列功能、代谢紊乱的病理过程。脱水时,除了水的丢失外,体液中的电解质,尤其是对细胞外液渗透压起决定作用的钠离子也随之丢失。根据细胞外液渗透压的改变,可将脱水分为高渗性脱水、低渗性脱水和等渗性脱水。

(一)高渗性脱水

高渗性脱水是指失水大于失钠,血清钠浓度>150mmol/L,血浆渗透压>310mmol/L,伴细胞内外液量减少。

1. 病因和发生机制

(1)水摄入不足:见于不能饮水和水源缺乏等,如口腔、咽喉和食管疾病,恶心、呕吐或昏迷不能饮水者;脑外伤、脑血管意外等渴感丧失和沙漠迷路、海上失事等摄入水量不足,导致失水大于失钠。

(2)水丢失过多:主要见于①经皮肤和肺丢失:如高热、大量出汗,或甲状腺功能亢进时,皮肤不显汗水分丢失增多;癫病、代谢性酸中毒、脑炎等引起的过度通气;②经胃肠丢失:严重呕吐大量丢失胃液或婴幼儿慢性腹泻排出大量钠浓度低的水样便;③经肾丢失:尿崩症患者可排出大量低渗尿,反复使用甘露醇或高渗葡萄糖液引起渗透性利尿,使水丢失过多。

2. 对机体的影响　由于失水大于失钠,导致细胞外液渗透压升高,可产生以下机体变化:

(1) 口渴:细胞外液渗透压增高,刺激口渴中枢,引起渴感,为轻度高渗性脱水患者的早期表现。

(2) 尿少:细胞外液渗透压增高可刺激渗透压感受器,引起抗利尿激素(ADH)分泌增多,使肾小管重吸收水、钠增多,尿量减少。

(3) 细胞内液向细胞外转移:由于细胞外液呈高渗,细胞内液渗透压相对较细胞外液低,细胞内水分向细胞外转移,补充减少的细胞外液,造成细胞内脱水(见图9-1)。

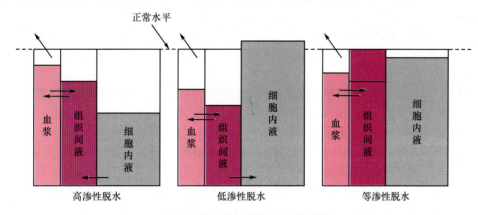

图9-1　脱水体液容量变动示意图

(4) 中枢神经系统功能障碍:严重高渗性脱水患者,细胞外液高渗使脑细胞脱水和脑压降低,可引起头晕、烦躁、谵妄、抽搐、晕厥甚至昏迷等症状,严重时可引起脑出血及蛛网膜下隙出血。

考点:高渗性脱水的原因及对机体的主要影响

(5) 脱水热:严重脱水时,汗腺分泌减少,散热功能下降,致使体温升高,称为脱水热。临床上常见于婴幼儿。

案例9-2

患者,男性,43岁,呕吐、腹泻伴发热4天,并伴有口渴、尿少。查体:体温38.2℃,血压110/80mmHg,口唇干裂。化验:血清Na^+155mmol/L。立即给予静脉滴注5% GS和抗生素等。2天后情况不见好转,反而出现肌肉软弱无力,肠鸣音减弱,腹壁反射消失,浅表静脉萎陷,脉搏加快,血压70/50mmol/L,血清Na^+122mmol/L,血清K^+3.0mmol/L。

问题:1. 患者在治疗前和治疗后发生了何种水、电解质代谢紊乱?

2. 分析患者所出现临床表现的病理生理基础。

(二) 低渗性脱水

低渗性脱水是指失钠大于失水,血清钠浓度 <130mmol/L,血浆渗透压 <280mmol/L,伴细胞外液量减少。

1. 病因和发生机制　多由于治疗措施不当所致,如只补水和葡萄糖溶液而未补充足够的电解质,导致失钠大于失水,引起低渗性脱水。

（1）肾外丢失：见于①呕吐、腹泻或胃、肠引流导致消化液大量丢失；②大量出汗、大面积烧伤、大量抽放胸、腹水后仅补充水分而未补盐。

（2）经肾丢失：主要见于①长期大量使用排钠利尿药（如氯噻嗪、呋塞米、依他尼酸等）；②肾上腺皮质功能不全，醛固酮分泌不足，使肾小管钠重吸收减少；③肾脏疾病如急性肾功能衰竭多尿期，肾小球滤过率开始增加而肾小管功能未恢复，水、钠排出增多。

2. 对机体的影响　由于失钠大于失水，导致细胞外液渗透压降低，可产生以下机体变化：

（1）细胞外液减少：易发生休克，由于失钠大于失水，细胞外液呈低渗透状态，水由细胞外向渗透压高的细胞内转移，使细胞外液进一步减少，故容易发生低血容量性休克。外周循环衰竭症状出现较早，患者有直立性眩晕、血压下降、脉搏细速、心率加快、四肢厥冷、神志淡漠、尿量减少等症状（见图9-1）。

（2）有明显的失水体征：由于血容量减少，组织间液向血管内转移，组织间液明显减少，患者较早出现皮肤弹性降低，眼窝下陷等体征（脱水外貌），婴幼儿则可有"三凹"体征，即囟门凹陷、眼窝凹陷和舟状腹。

（3）尿的变化：早期，细胞外液低渗，ADH分泌减少，肾小管上皮细胞重吸收水减少，排出低渗尿，尿比重降低；严重时，因血容量不足，可刺激容量感受器使ADH分泌增多，肾重吸收水分增多，使尿量减少，尿比重升高。

考点：低渗性脱水的原因及对机体的主要影响

（4）细胞水肿：由于细胞外液向细胞内转移，导致细胞内水肿，如脑水肿可引起中枢神经系统功能紊乱，肺水肿可引起呼吸困难。

（5）无明显口渴：由于细胞外液低渗，抑制口渴中枢，故无口渴感；晚期因血管紧张素Ⅱ分泌增加和血容量明显降低，刺激口渴中枢，产生轻度渴感。

（三）等渗性脱水

等渗性脱水是指水与钠等比例丢失，血清钠浓度在130～150mmol/L，血浆渗透压在280～310mmol/L。

1. 病因和发生机制　任何等渗体液大量丢失所引起的脱水，在短期内均属于等渗性脱水。此型脱水在临床上最为多见。常见病因有：①严重呕吐、腹泻、肠梗阻和胃肠引流等引起等渗消化液的丢失；②大面积烧伤和严重创伤使血浆丢失；③大量抽放胸水、腹水等。

2. 对机体的影响

（1）细胞外液减少：血容量及组织液量均减少，严重者可出现皮肤弹性下降、眼窝和婴儿囟门内陷、血压下降、休克等低渗性脱水的表现。

（2）渗透压在正常范围，细胞内液变化不大（见图9-1）。

（3）尿变化：循环血量减少，ADH和醛固酮分泌增多，肾对钠、水的重吸收增多，患者尿量减少、尿钠减少。

考点：等渗性脱水的原因

等渗性脱水如未及时处理，可因皮肤水分蒸发、呼吸等途径不断丢失水分而转为高渗性脱水，如在处理上只补水而不注意补钠，也可使之转变为低渗性脱水。

3种类型脱水的比较见表9-1。

表9-1　3种类型脱水的比较

项目	高渗性脱水	低渗性脱水	等渗性脱水
特征	失水 > 失钠	失钠 > 失水	水、钠等比例丢失
失水部位	细胞内液为主	细胞外液为主	细胞外液为主

续表

项目	高渗性脱水	低渗性脱水	等渗性脱水
血钠浓度	>150mmol/L	<130mmol/L	130～150mmol/L
血浆渗透压	>310mmol/L	<280mmol/L	280～310mmol/L
主要表现和影响	口渴、尿少、脱水热及脑细胞脱水	脱水体征、休克及脑细胞水肿	严重时血压下降(可兼有高、低渗性脱水临床表现)

二、水 中 毒

水中毒是指大量水分在体内潴留,导致细胞内、外液容量扩大,并出现稀释性低钠血症等一系列病理生理改变,血清钠浓度<130mmol/L,血浆渗透压<280mmol/L。

因 ADH 分泌过多及肾排水功能障碍等,致使细胞外液因水过多呈低渗,则向渗透压较高的细胞内转移,引起细胞内水肿,患者可出现乏力、头晕、嗜睡、记忆力减退、恶心、呕吐等中枢神经系统症状,严重者可致脑疝,甚至死亡。

第 2 节 钾代谢紊乱

钾是体内最重要的无机阳离子之一,其中98%存在于细胞内,2%存在于细胞外,血清钾浓度约为3.5～5.5 mmol/L,细胞内外钾浓度相差悬殊主要靠细胞膜上钠-钾泵(Na$^+$-K$^+$-ATP酶)的耗能转运来维持(见图9-2)。

正常人体钾的摄入和排出处于动态平衡状态,体内钾的主要来源是食物,经小肠吸收入血,80%～90%的钾经肾随尿液排出,其余随粪便、汗液排出,肾脏排钾的特点是"多吃多排、少吃少排、不吃也排"。

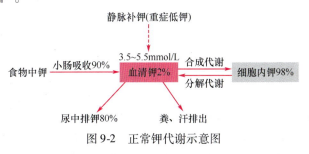

图 9-2 正常钾代谢示意图

钾的主要生理功能包括:①参与物质代谢,与糖原、蛋白质合成密切相关;②调节细胞内外的渗透压,参与机体酸碱平衡的调节;③保持细胞膜的静息电位,参与维持心脏和神经肌肉的正常活动。

钾与神经肌肉、心肌兴奋性及酸碱平衡的关系 链接

　　钾对神经和骨骼肌是应激性离子,对心肌则是麻痹性离子。钾在细胞内、外液的分布受酸碱平衡和激素的影响。酸中毒时,细胞外液中 H$^+$ 进入细胞内,细胞内 K$^+$ 释出到细胞外,因此酸中毒可导致高钾血症。碱中毒时,H$^+$ 从细胞内液逸出,K$^+$ 由细胞外液进入细胞内,因此,碱中毒可导致低钾血症。一般血浆 pH 每升高或降低0.1,血钾浓度可降低或升高0.6mmol/L。

一、低钾血症

血清钾浓度低于 3.5mmol/L,称为低钾血症。

(一)原因和机制

1. 钾摄入不足　见于长期不能进食或禁食者,如胃肠手术前后禁食、消化道梗阻、昏迷等。

2. 钾丢失过多

(1)经消化道丢失:是临床上常见的缺钾原因。常见于频繁呕吐、腹泻、肠瘘或胃肠引流等。

(2)经肾丢失:是成人失钾最重要的原因。常见于:①长期大量使用排钾利尿剂;②长期大量使用肾上腺皮质激素,原发性或继发性醛固酮分泌增多;③急性肾衰多尿期。

(3)经皮肤丢失:高温环境下进行剧烈体力活动,引起大量出汗而未适当补充电解质。

3. 细胞外钾转入细胞内

(1)碱中毒:细胞外液 H^+ 减少,H^+ 从细胞内转移至细胞外,而细胞外 K^+ 进入细胞内,使血钾降低。

(2)糖原合成增加:如应用大剂量胰岛素治疗糖尿病酮症酸中毒时,胰岛素可促进细胞糖原合成,血钾随葡萄糖进入细胞。

(3)其他:家族性周期性麻痹症,发作时细胞外 K^+ 移入细胞内,钡中毒、粗制生棉油中毒可使细胞 K^+ 外流受阻。

(二)对机体的影响

低钾血症时,不同个体之间存在较大差异,对机体的影响主要取决于血钾降低的速度、幅度及持续时间。血钾降低越快,浓度越低,对机体影响越大。一般当血清钾低于 3.0mmol/L 或 2.5mmol/L 时,才出现较为明显的临床表现。

1. 神经肌肉兴奋性降低　是急性低钾血症的突出表现,表现为肌无力以至肌麻痹,以下肢肌最为明显,严重时可出现呼吸肌麻痹和麻痹性肠梗阻。

2. 对心肌的影响　可引起各种心律失常,表现为"三高一低"的特点,即心肌的兴奋性增高、自律性增高、收缩性增高、传导性降低,心电图表现为 QRS 波增宽、T 波低平、出现 U 波、ST 段压低及 Q-T 期间延长。严重缺钾时可导致细胞代谢障碍,心肌收缩性可降低。

考点:低钾血症发生的原因及对机体的主要影响

3. 对酸碱平衡的影响　①碱中毒:低钾时因细胞内 K^+ 外流而细胞外 H^+ 内移,血液 pH 呈碱性,引起代谢性碱中毒;②反常性酸性尿:血钾降低时,肾小管上皮细胞内 K^+ 浓度降低,导致肾小管上皮细胞 Na^+-K^+ 交换减弱,Na^+-H^+ 交换增强,随尿液排出 H^+ 增加,此时血液 pH 呈碱性,而尿液呈酸性,故被称为"反常性酸性尿"。

二、高钾血症

血清钾浓度高于 5.5mmol/L,称为高钾血症。

(一)原因和机制

1. 肾排钾减少　是引起体内钾潴留和高钾血症的主要原因。见于:①肾小球滤过率减小:休克、大失血、急性肾功能衰竭引起的少尿或无尿等;②长期大量使用保钾利尿剂:引起钾在体内潴留。③醛固酮减少或肾小管排钾障碍：见于对醛固酮反应性降低的有关疾病，如艾迪生(Addison)病、双侧肾上腺切除、糖尿病性肾病、肾小管-间质性肾炎等。

2. 细胞内钾转移到细胞外　①酸中毒：细胞外 H^+ 移入细胞内而细胞内 K^+ 移至细胞外，导致细胞外液 K^+ 增高；②组织分解：如严重创伤、血型不合的输血，大量溶血，组织坏死，使细胞释出大量 K^+；③严重缺氧：能量代谢障碍，ATP 生成不足，使细胞 Na^+-K^+ 泵功能低下，K^+ 不易进入细胞，使血清钾升高。

3. 钾摄入过多　静脉输入钾盐过多、过快或输入大量库存过久的血液。

(二) 对机体的影响

1. 对心肌的影响　高钾血症对心肌有明显的毒性作用，可引起心肌细胞电生理特性的改变，即：心肌兴奋性增高，重度高钾时兴奋性降低；自律性、收缩性、传导性降低。主要表现为心律失常，出现传导阻滞、心肌收缩无力，甚至心室纤维颤动或心跳骤停。心电图主要表现为 T 波高耸、QRS 波增宽。

2. 神经肌肉兴奋性增高　轻度高钾血症(5.5～7.0mmol/L)常表现为神经肌肉兴奋性增高，表现为：手足感觉异常，肌肉震颤、肌痛或肠绞痛与腹泻；重度高钾血症(7.0～9.0mmol/L)时，神经肌肉组织受抑制，出现肌肉软弱无力甚至弛缓性麻痹等。由于急性高钾血症时心脏的表现非常突出，常会掩盖骨骼肌的表现。

3. 对酸碱平衡的影响　①酸中毒：高钾血症时细胞外液 K^+ 转移到细胞内，细胞内 H^+ 转移到细胞外，血液 pH 呈酸性，引起代谢性酸中毒；②反常性碱性尿：高钾血症时肾小管上皮细胞内 K^+ 浓度增高，以致肾小管 K^+-Na^+ 交换增强，H^+-Na^+ 交换减弱，随尿液排出 H^+ 减少，此时血液 pH 呈酸性，而尿液呈碱性，故被称为"反常性碱性尿"。

考点：高钾血症发生的原因

小　结

根据细胞外液渗透压的改变，可将脱水分为高渗性脱水、低渗性脱水和等渗性脱水 3 类：①高渗性脱水特征是失水大于失钠；②低渗性脱水特征是失钠大于失水；③等渗性脱水是临床上最为常见的脱水，其特征是水与钠等比例丢失。

钾代谢紊乱包括低钾血症和高钾血症。低钾血症的临床表现主要是神经肌肉的和心脏的症状。神经肌肉主要表现为肌无力、肌麻痹、腹胀和麻痹性肠梗阻；心脏主要表现为"三高一低"的特点，即心肌的兴奋性增高、自律性增高、收缩性增高、传导性降低。

高钾血症对心肌有明显的毒性作用，出现心肌兴奋性增高，重度高钾时兴奋性降低，自律性、收缩性、传导性降低。主要表现为心律失常，出现传导阻滞、心肌收缩无力，甚至心室纤维颤动或心搏骤停。轻度高钾血症时常表现为神经肌肉兴奋性增高，重度高钾血症时常引起肌肉软弱无力甚至弛缓性麻痹等。

自测题

一、名词解释

1. 脱水　2. 高渗性脱水　3. 低渗性脱水
4. 等渗性脱水　5. 低钾血症　6. 高钾血症

二、填空题

1. 最容易出现外周循环衰竭的脱水是_____；最常见脱水是_____；容易出现脱水热的脱水是_____；容易出现脱水貌的脱水是_____。

2. 低钾血症的主要原因包括_____、_____、_____。

3. 高钾血症的主要原因包括：_____、_____、_____。

4. 低钾血症时骨骼肌的兴奋性_____；高钾血症时骨骼肌的兴奋性随着钾离子的浓度升高先_____后_____。

三、选择题

A 型题（最佳选择题）

1. 高钾血症对机体最严重的危害是
   A. 对心肌的毒害　　 B. 对脑细胞的损害
   C. 严重酸中毒　　　 D. 呼吸肌麻痹
   E. 急性肾衰竭

2. 高渗性脱水的特点是
   A. 失钠多于失水　　 B. 失水多于失钠
   C. 失钾多于失水　　 D. 失水多于失钾
   E. 钠、钾、水成比例丢失

3. 高热的患者易发生
   A. 高渗性脱水　　　 B. 低渗性脱水
   C. 等渗性脱水　　　 D. 细胞外液显著丢失
   E. 早期出现多尿，尿比重低

4. 低钾血症时可出现
   A. 正常性酸性尿　　 B. 正常碱性尿
   C. 反常性酸性尿　　 D. 反常性碱性尿
   E. 中性尿

5. 高渗性脱水的主要部位是
   A. 细胞内液　　　　 B. 细胞外液
   C. 体腔液　　　　　 D. 血液
   E. 淋巴液

6. 低渗性脱水对机体最主要的影响是
   A. 酸中毒　　　　　 B. 氮质血症
   C. 外周循环衰竭　　 D. 脑出血
   E. 神经系统功能衰竭

7. 低渗性脱水的原因是
   A. 饮水不足
   B. 水经胃肠丢失过多
   C. 水经皮肤和肺丢失过多
   D. 水经肾丢失过多

E. 胃肠反复引流但只补充葡萄糖液

8. 低钾血症是指血清钾浓度低于
   A. 3.5mmol/L　　　 B. 3mmol/L
   C. 2.5mmol/L　　　 D. 2mmol/L
   E. 1.5mmol/L

9. 哪种情况可导致钾从细胞外液进入到细胞内液中
   A. 急性酸中毒　　　 B. 急性碱中毒
   C. 血管内溶血　　　 D. 严重缺氧
   E. 挤压综合征

10. 大量输入库存过久的血液会导致
    A. 高钠血症　　　　 B. 高钾血症
    C. 高磷血症　　　　 D. 高钙血症
    E. 高镁血症

B 型题（配伍选择题）
   A. 高渗性脱水　　　 B. 低渗性脱水
   C. 等渗性脱水　　　 D. 水中毒
   E. 水肿

11. 尿崩症患者易出现
12. 急性肾衰竭少尿期摄入水过多
13. 丧失大量消化液只补充水可发生
14. 脱水热
   A. 高渗性脱水　　　 B. 低渗性脱水
   C. 等渗性脱水　　　 D. 水中毒
   E. 水肿

15. 血钠浓度正常而细胞外液减少见于
16. 血钠浓度正常而细胞外液增多见于

四、简答题

1. 比较3种类型脱水的原因和对机体的影响。
2. 低钾血症和高钾血症对机体各有何危害？

（徐雪冬）

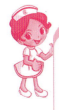

第10章 水　肿

正常人的皮肤，具一定弹性，随按随弹，不留凹痕，最初发现水肿的症状，是感觉一觉睡醒，眼皮浮肿，鞋子变小，脚背上有明显的压痕，或是在洗手时发现手环戒指变得不易脱下，用手指按压水肿部位的皮肤，会有凹陷现象，凹陷不会在手放开后立即恢复原状。有些人认为，水肿不一定有病，可能是生理功能及内分泌系统功能衰退，或者是缺少营养及睡眠不足、休息不够引起。水肿究竟是不是病呢？下面的内容将为你做出解释。

第 1 节　水肿的概念

过多的体液在组织间隙或体腔中积聚，称为水肿（edema）。体腔中体液积聚又称为积水或积液（hydrops），如胸腔积液、腹腔积液、心包积液等。

水肿不是独立的疾病，而是一种见于多种疾病的重要病理过程，分类方法有：①根据水肿波及的范围：分为全身性水肿和局部水肿；②根据水肿发生的部位：分为脑水肿、肺水肿、喉头水肿、下肢水肿、皮下水肿等；③根据水肿发生原因：分为心性水肿、肾性水肿、肝性水肿、炎性水肿、营养不良性水肿、淋巴性水肿及特发性水肿（原因不明）等。

考点：水肿和积液的概念

第 2 节　水肿的原因和发生机制

正常人体液容量和组织间液的容量保持相对恒定，这种恒定有赖于血管内外和体内外液体交换平衡来维持，如果平衡被破坏，就有可能发生水肿。

一、血管内外液体交换失平衡

正常情况下组织间液和血浆之间不断进行液体交换，毛细血管的血压、组织间液的胶体渗透压促使毛细血管内液体从组织间隙滤除，血浆胶体渗透压及组织液的流体静压促使组织液回流入血。正常时组织液的生成略大于回流，多余的组织液可通过淋巴管回流入血液循环，保证了液体不会在组织间隙积聚，使组织液的生成和回流保持着动态平衡（见图10-1），当这种平衡失调则可引起水肿。引起血管内外液体交换失平衡的原因见于：

（一）毛细血管流体静压增高

毛细血管流体静压增高可使有效滤过压增大，组织液生成大于回流，可引起水肿。引起毛细血管流体静压增高的主要原因是静脉压增高，常见的因素有：①充血性心力衰竭时静脉回流受阻，静脉压增高导致全身性水肿；②肿瘤压迫静脉或静脉血栓形成使回流受阻，静脉压增高引起局部水肿；③动脉充血可引起毛细血管流体静压增高，为炎性水肿发生的重要原因之一。

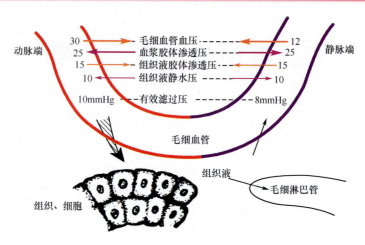

图 10-1　血管内外液体交换示意图

（二）血浆胶体渗透压降低

血浆胶体渗透压的高低主要取决于血浆白蛋白的含量。当血浆白蛋白含量减少时,血浆胶体渗透压下降,平均有效滤过压增大,组织液生成大于回流,可发生水肿。引起血浆白蛋白含量减少的主要原因有:①蛋白质摄入不足及合成障碍,见于严重的营养不良和肝硬化;②蛋白质丢失过多,见于肾病综合征时大量蛋白质随尿排出;③蛋白质分解代谢增强,见于慢性消耗性疾病如恶性肿瘤、慢性感染等。

（三）微血管壁通透性增加

正常时,毛细血管壁只允许小分子蛋白质滤过,因而在毛细血管内外形成了很大的胶体渗透压梯度。当微血管壁通透性增高时,血浆蛋白质大量从毛细血管和微静脉壁滤过,使血管内胶体渗透压下降而组织间液的胶体渗透压升高,促使血管内溶质和水分滤出,导致水肿。常见于感染、烧伤、冻伤、化学伤、过敏性疾病及昆虫咬伤等。

（四）淋巴回流受阻

正常情况下,淋巴回流不仅能回收组织液及渗出少量的蛋白质,而且在组织液生成增多时,代偿回流,具有重要的抗水肿作用。在某些病理条件下,当淋巴干道被堵塞,淋巴回流受阻,则含蛋白的水肿液则积聚在组织间隙形成淋巴性水肿,常见原因有:①恶性肿瘤细胞侵入并堵塞淋巴管;②乳腺癌根治术后摘除主要淋巴结,引起局部组织水肿;③丝虫病时阻塞淋巴管,引起下肢和阴囊水肿。

考点:引起血管内外液体交换失平衡的原因

二、体内外液体交换失平衡

正常情况下,钠、水的摄入量与排出量保持动态平衡,从而保持体液量的相对恒定。这种平衡的维持依赖于肾脏的正常结构和功能,以及体内的容量及渗透压调节。肾脏在调节钠、水平衡中起着重要作用,平时经肾小球滤过的钠、水总量,只有 0.5% ～1% 排出体外,99% ～99.5% 被肾小管重吸收。当某些因素导致球-管的平衡失调时,便可导致钠、水潴留,成为水肿发生的重要原因。

肾小球-肾小管平衡失调（球-管失衡）

肾脏在调节钠、水平衡中起着重要作用,其调节作用主要依赖于肾内的球-管平衡,即肾小球滤过率增加,肾小管重吸收也随之增加;反之,肾小球滤过率减少,肾小管重吸收也随之减少。如果肾小球滤过率减少,而肾小管重吸收功能正常;或肾小球滤过率正常,而肾小管重吸收功能增高;或肾小球滤过率减少,而肾小管重吸收功能增高,均可引起球-管失衡,导致钠、水潴留而产生水肿。

(一) 肾小球滤过率(GFR)下降

当肾小球滤过钠、水减少,在不伴有肾小管重吸收相应减少时,就会导致钠、水潴留。引起肾小球滤过率下降的常见原因有:

1. **广泛的肾小球病变** 如急性肾小球肾炎,由于肾小球毛细血管内皮细胞肿胀、增生和炎性渗出物阻塞,肾小球滤过率下降。慢性肾小球肾炎时,因肾单位进行性破坏,滤过面积明显减少,肾小球滤过率下降。

2. **有效循环血量减少** 见于充血性心力衰竭、肾病综合征、肝硬化腹水时,有效循环血量减少使肾血流量减少,肾小球滤过率降低。同时,继发性交感-肾上腺髓质系统、肾素-血管紧张素系统兴奋,使肾入球小动脉收缩,肾血流量和肾小球滤过率进一步下降,导致钠、水潴留。

(二) 肾小管重吸收钠、水增多

引起钠、水重吸收增多的因素有:

1. **肾血流重分布** 生理情况下,约90%的肾血流进入皮质肾单位,皮质肾单位约占肾单位总数的85%,其髓袢短、不能进入髓质高渗区,对钠、水重吸收的能力较弱。近髓肾单位约占15%,其髓袢细而长,深入髓质高渗区,对钠、水重吸收的能力较强。当心力衰竭、肝硬化等使有效循环血量减少时,可发生肾血流重分布,即皮质肾单位血流量减少,髓质肾单位血流量增加,使钠、水重吸收增加,此现象称为肾血流重分布。

2. **近曲小管重吸收钠、水增多** 当有效循环血量减少时,近曲小管重吸收钠、水增加使肾排水减少,成为全身性水肿发病的重要原因。

(1) 心房钠尿肽(ANP)减少:心房钠尿肽具有促进钠、水排出的功用。当有效循环血量减少时,ANP分泌、释放减少,对醛固酮和ADH释放的抑制减弱,加重钠、水潴留。

(2) 肾小球滤过分数(FF)增高:FF = 肾小球滤过率/肾血浆流量,正常值约为20%。充血性心力衰竭、肾病综合征时,肾血流量随有效循环血量的减少而下降,由于出球小动脉收缩比入球小动脉收缩更明显,GFR相对增多,FF增高,由于血浆中非胶体成分滤过量相对增多,因此,通过肾小球后,流入肾小管周围毛细血管血流的血浆胶体渗透压增高,使近曲小管重吸收钠、水增加,导致钠、水潴留。

3. **醛固酮和抗利尿激素分泌增加** 远曲小管和集合管对钠、水的重吸收受激素调节。当有效循环血量减少可激活肾素-血管紧张素-醛固酮系统和容量感受器,使醛固酮和ADH分泌增加,严重肝脏疾病可使醛固酮和ADH灭活减少,醛固酮的作用是促进远曲小管对钠的重吸收,抗利尿激素(ADH)的作用是促进远曲小管和集合管对水的重吸收,而引起钠、水潴留。

考点:引起体内外液体交换失平衡的原因

一般而言,临床上单一因素引起的水肿并不多见,往往是多个因素综合作用的结果。因此,在治疗实践中,应具体分析并选择适宜的治疗和护理方案。

第 3 节　常见水肿举例

　　患者,女性,32 岁,因发热、呼吸急促、心悸、食欲不振 3 周入院。查体:体温 39.8℃,脉搏 165 次/分,呼吸 32 次/分,血压 110/80mmHg。口唇发绀,半卧位,嗜睡,颈静脉怒张,心界向两侧扩大,心尖部可听到明显收缩期杂音,两肺可闻及广泛湿啰音。肝脾肿大,双下肢凹陷性水肿。入院诊断为右心衰竭。

　　问题:患者出现双下肢水肿的机制是什么?

一、心性水肿

　　心性水肿主要是指右心衰竭引起的全身性水肿。水肿早期出现于身体下垂部位如下肢,尤以踝部更明显,严重时波及全身,并伴有胸、腹腔积液及心包积液。引起心性水肿的主要因素是钠、水潴留和毛细血管流体静压增高。

　　1. 钠、水潴留　心泵功能减弱,使心排血量和有效循环血量减少,导致肾小球滤过率下降,同时,引起醛固酮和 ADH 分泌增多,使肾小管重吸收增强,导致钠、水潴留。

　　2. 毛细血管流体静压增高　右心衰竭导致静脉回流受阻而淤血,使毛细血管流体静压增高,组织间液生成增多。

　　3. 血浆胶体渗透压下降　右心衰竭导致胃肠道淤血,使蛋白质消化吸收障碍,同时,肝淤血使蛋白质合成障碍及钠、水潴留造成的血液稀释,均使血浆胶体渗透压下降。

　　4. 淋巴回流受阻　右心衰竭导致体静脉压增高,限制了淋巴液的回流,可促使水肿的发生。

　　患儿,男性,7 岁,因浮肿、尿少入院。患儿 3 周前曾患急性扁桃体炎,3 天前晨起出现双眼睑浮肿并逐渐扩展到全身,并有尿少且呈浓茶色。查体:体温 36.8℃,脉搏 90 次/分,血压 130/100mmHg。眼睑浮肿,咽红,扁桃体Ⅱ°肿大。肾区叩击痛(＋),双下肢轻度凹陷性水肿。实验室检查:白细胞 8.2×10^9/L,中性 64%,淋巴 34%。

　　问题:试分析患者出现眼睑浮肿、双下肢轻度凹陷性水肿的原因和机制。

二、肾性水肿

　　肾性水肿是指由于肾脏疾病导致的全身性水肿,包括肾病性水肿和肾炎性水肿。病情轻者仅表现为眼睑和面部等组织疏松部位水肿,重者可发生全身性水肿。

　　1. 肾病性水肿　肾病综合征时,大量蛋白质从尿中丢失,使血浆胶体渗透压下降,导致组织间液生成增多,同时有效循环血量减少,可激活肾素-血管紧张素-醛固酮系统,使醛固酮和 ADH 分泌增加,而导致钠、水潴留。

　　2. 肾炎性水肿　急性肾小球肾炎,由于肾小球细胞增生肿胀压迫毛细血管,使肾小球毛细血管阻塞,肾小球滤过率下降,当肾血流量减少时,引起肾素-血管紧张素-醛固酮系统兴奋,可使肾小管重吸收钠、水增多而引起钠、水潴留。

案例10-3

患者,男性,48岁,既往有慢性活动性肝炎史。4个月来自觉全身乏力,食欲不振,腹胀,恶心,呕吐,常有鼻出血。近半个月来腹胀加剧而入院。

检体:营养差,面色萎黄,巩膜轻度黄染,面部及上胸部可见蜘蛛痣,腹部胀满,有明显移动性浊音,下肢轻度凹陷性水肿。

实验室检查:HBsAg(+),红细胞 3×10^{12}/L,血红蛋白 100g/L,血小板 61×10^9/L,血清胆红素 51μmol/L,血钾 3.1mmol/L,血浆白蛋白 25g/L,球蛋白 40g/L。

问题:分析该患者腹水的发生机制。

三、肝性水肿

由严重肝脏疾病引起的水肿,称为肝性水肿,最常见的原因是肝硬化,突出的表现为腹水。

1. 肝静脉回流受阻及门脉高压 肝硬化引起肝静脉回流受阻,肝血窦淤血压力增高,使窦壁漏出的液体入腹腔,与因门脉高压、肠毛细血管淤血、管壁通透性增强漏入腹腔的液体共同形成腹水。

2. 血浆胶体渗透压下降 静脉回流受阻而使胃肠道淤血,蛋白质消化吸收障碍,同时,肝功能障碍,蛋白质合成减少,使血浆胶体渗透压下降,促进腹水和水肿形成。

3. 钠、水潴留 肝硬化腹水后,有效循环血量减少,使肾小球滤过率下降,醛固酮和 ADH 分泌增多,同时因肝脏严重受损,对醛固酮和 ADH 灭活能力下降,导致肾小管重吸收增多而引起钠、水潴留,使腹水进一步加重。

四、肺 水 肿

过多的液体在肺组织间隙和肺泡内积聚的现象,称为肺水肿。根据水肿液积聚的部位,肺水肿可分为间质性肺水肿与肺泡水肿。肺泡水肿由间质性肺水肿发展而来。

1. 肺毛细血管流体静压升高 二尖瓣狭窄或左心衰竭时,肺静脉回流受阻肺静脉内压升高,使肺毛细血管血压增高,组织液生成大于回流。

2. 肺微血管壁通透性增高 各种理化和生物性因素均可损伤肺毛细血管内皮细胞,导致肺毛细血管壁通透性增加,液体渗出增多,如肺部炎症、吸入毒气及氧中毒等。

3. 肺淋巴回流受阻 肺淋巴组织有强大的代偿能力。当肺硅沉着病等慢性肺部疾病引起肺淋巴管闭塞时,淋巴回流代偿受限,易发生肺水肿。

4. 肺血容量增多 大量输血、短时间内输液过多,引起肺微血管流体静压升高、血浆胶体渗透压降低,可导致液体渗出增多。

手术后快速、大量输液易导致肺水肿 链接

手术后快速、大量输液可引起血容量急剧增加,由于血液稀释而致血管内液体静压升高,胶体渗透压下降,导致组织液生成增多;大手术患者,机体处于应激状态,交感-肾上腺髓质系统兴奋,引起外周血管收缩,导致血液由体循环急速转移到肺循环,使肺循环血容量急骤增加,并可使肺毛细血管内皮细胞间隙增大,导致血管通透性增大,肺水肿发生。

第 4 节 水肿对机体的影响

水肿对机体影响的大小与水肿发生的部位、发展速度及程度有关。水肿发生在喉头、肺或脑等重要部位可引起机体窒息、缺氧,甚至导致机体死亡,发生在四肢和体表的水肿影响相对较小,若水肿持续过久,可引起组织细胞营养障碍、器官活动受限,局部易发生感染或伤口不易愈合等。但另一方面,当血容量明显增加时,水肿使大量液体转移至组织间隙,对循环系统压力急剧升高起到缓解作用。

小 结

过多的体液在组织间隙或体腔中积聚,称为水肿。体腔中体液积聚又称为积水或积液。引起水肿的原因和机制包括:①血管内外液体交换失平衡,即毛细血管流体静压增高、血浆胶体渗透压降低、微血管壁通透性增加、淋巴回流受阻。②体内外液体交换失平衡,即肾小球滤过率下降;肾小管重吸收钠、水增多。临床水肿的发生,往往是多个因素综合作用的结果,钠、水潴留是引起全身性水肿的重要原因。临床上常见的全身性水肿有:①心性水肿,主要与心排血量减少和静脉回流障碍有关;②肾性水肿,主要与血浆胶体渗透压降低有关;③肝性水肿,与肝功能障碍、肝静脉回流受阻及门脉高压、有效循环血量减少有关。心性水肿一般首先出现于身体的下垂部位;肾性水肿主要表现为晨起时眼睑和面部等组织疏松部位水肿;肝性水肿的主要表现形式是腹水。

自 测 题

一、名词解释

1. 水肿 2. 积水(积液) 3. 凹陷性水肿

二、填空题

1. 引起肾小球滤过率降低的原因有_____、_____。

2. 心性水肿早期容易发生在_____;肾性水肿早期容易发生在_____;肝性水肿的主要表现形式是_____。

三、选择题

A 型题(最佳选择题)

1. 营养不良性水肿是由于
   A. 毛细血管血压升高
   B. 微血管壁通透性升高
   C. 血浆胶体渗透压下降
   D. 淋巴回流受阻
   E. 钠、水潴留

2. 易发生肺水肿的病因是
   A. 肺心病   B. 肺气肿
   C. 肺梗死   D. 二尖瓣狭窄
   E. 房间隔缺损

3. 早晨起床时眼睑或面部浮肿时首先考虑为
   A. 左心衰竭性水肿   B. 右心衰竭性水肿
   C. 肝性水肿   D. 炎性水肿
   E. 肾性水肿

4. 造成全身性水肿的原因是
   A. 肾小球滤过率增加
   B. 肾小球滤过率正常,肾小管重吸收钠、水增加
   C. 肾小球滤过率下降,肾小管重吸收钠、水下降
   D. 抗利尿激素分泌减少
   E. 醛固酮分泌减少

5. 造成体内钠、水潴留的原因是
   A. 肾小球滤过率增加
   B. 抗利尿激素分泌减少
   C. 醛固醛分泌减少
   D. 球-管平衡失调
   E. 利钠激素分泌增多

6. 球-管平衡失调致钠水潴留时,下列哪项是错误的
   A. 球-管平衡失调多见于肝性水肿
   B. 球-管平衡失调是由于出球小动脉收缩大于

入球小动脉收缩

C. 肾血浆流量减少大于肾小球滤过率的下降

D. 肾小管周围血管胶体渗透压升高、流体静压降低

E. 近曲小管重吸收钠水增多

7. 左心衰竭发生肺水肿的主要机制是

  A. 肺毛细血管通透性增加

  B. 肺毛细血管血压升高

  C. 肺淋巴回流受阻

  D. 心排血量减少,肾小球滤过率下降

  E. 心脏分泌利钠激素减少

8. 下列哪项叙述是错误的

  A. 毛细血管内压驱使血管内液体向组织间隙移动

  B. 动脉端的毛细血管内压高于静脉端

  C. 血浆胶体渗透压促使组织间液进入血管内

  D. 正常情况下,动脉端血管内液体外移量等于静脉端组织间液进入血管量

  E. 组织间隙胶体渗透压驱使血管内液体向组织间隙移动

9. 水肿液蛋白含量达 35g/L、比重 1.018 以上,称为

  A. 细胞内液   B. 细胞外液

  C. 淋巴液   D. 渗出液

  E. 漏出液

10. 水肿首先出现于身体低垂部位,如足、踝部,可能是

  A. 肾炎性水肿   B. 肾病性水肿

  C. 心性水肿   D. 肝性水肿

  E. 肺水肿

B 型题(配伍选择题)

  A. 毛细血管内压升高

  B. 血浆胶体渗透性降低

  C. 毛细血管通透性升高

  D. 淋巴回流受阻

  E. 肾小球滤过率的降低

11. 丝虫病导致下肢象皮肿的主要原因

12. 肾病综合征发生水肿的主要原因

  A. 水肿一般先出现于面部和眼睑

  B. 水肿随着体位的改变而移动

  C. 水肿部位压之不凹陷

  D. 全身性水肿并不明显,但常有腹水

  E. 早晨颜面部水肿,下肢皮肤有凹陷性水肿或仅有紧张感

13. 心性水肿

14. 肝性水仲

15. 肾性水肿

四、简答题

1. 简述血管内外液体交换失衡导致水肿的机制。

2. 简述心性水肿的发生机制。

(徐雪冬)

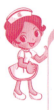

第11章 酸碱平衡紊乱

在日常生活中,我们从外界摄入的食物中,既有酸性的也有碱性的,同时机体也不断产生大量酸性和碱性的代谢产物,但却没有对身体造成不良影响;糖尿病患者会发生酮症酸中毒;休克、心力衰竭的患者会发生代谢性酸中毒;严重呕吐、腹泻等都可以引起酸碱平衡紊乱。为什么会出现这样的结果呢?通过本章的学习,可使上述问题得到解答。

第 1 节 酸碱平衡紊乱的概念

人体的体液必须具有适宜的酸碱度,才能维持细胞正常的生理功能。机体依靠体内各种缓冲系统以及肺和肾的调节作用,维持体液的 pH 保持在 7.35～7.45 的相对稳定的过程,称为酸碱平衡。但在病理情况下,可以发生因为酸碱负荷过度、不足或者酸碱调节功能障碍,破坏体液酸碱度的相对稳定性,称为酸碱平衡紊乱。酸碱平衡紊乱是临床常见的基本病理过程,及时发现和正确处理尤为重要。

第 2 节 酸碱平衡调节

> **链接** **挥发酸和固定酸**
>
> 挥发酸:物质代谢过程中产生的 CO_2,可以水结合生成 H_2CO_3。碳酸是体内产生最多的酸性物质,可以通过生成气体 CO_2($H_2CO_3 \rightarrow H_2O + CO_2$)经肺排出。
>
> 固定酸:物质代谢过程中产生的丙酮酸、乳酸、乙酰乙酸及 β-羟丁酸等,只能由肾排出,而不能变为气体从肺排出,也称非挥发酸。

一、血液中缓冲系统的调节作用

血液的缓冲系统是指由一种弱酸和相应的弱酸盐组成的具有缓冲酸或缓冲碱能力的混合溶液。血液的缓冲系统主要有碳酸氢盐缓冲对[HCO_3^-/H_2CO_3]、磷酸氢盐缓冲对[NaH_2PO_4/Na_2HPO_4]、血浆蛋白缓冲对[Pr^-/HPr]和血红蛋白缓冲对[$Hb^-/HHb, HbO_2^-/HHbO_2$],它们具有很强很迅速的缓冲酸碱平衡的能力,其中最重要的是碳酸氢盐缓冲对,HCO_3^-/H_2CO_3 的比值决定血浆 pH,两者比值维持在 20／1 时,血浆 pH 则为 7.4。其中 HCO_3^- 含量受代谢因素影响,主要是中和非挥发酸而起缓冲作用,受肾脏调节;而 H_2CO_3 受呼吸因素影响,通过肺排出 CO_2 而起调节作用。血液缓冲系统反应迅速,但作用不持久。

二、肺在酸碱平衡中的调节作用

肺在酸碱平衡的调节中主要是通过改变肺泡通气量来控制 CO_2 的排出量,调节血浆中 H_2CO_3 浓度。当 $PaCO_2$ 升高或 pH 降低时,通过兴奋中枢和外周化学感受器,使呼吸中枢兴奋,呼吸加深加快,使 CO_2 由肺排出增多;反之,当 $PaCO_2$ 降低或 pH 升高时,呼吸中枢兴奋性下降,呼吸变浅变慢,CO_2 排出减少。通过肺的调节,使 HCO_3^-/H_2CO_3 的比值接近正常,pH 保持在正常范围。肺的调节效能大,30 分钟时可达高峰。

三、肾在酸碱平衡中的调节作用

肾脏主要针对固定酸负荷的调节,通过排酸保碱作用来调节血浆中 HCO_3^- 的含量,从而维持 HCO_3^-/H_2CO_3 的比值。肾脏发挥的调节作用比较持久,但是出现较慢,往往在酸碱平衡紊乱发生后 12~24 小时才会出现,3~5 天达高峰。

四、组织细胞在酸碱平衡中的调节作用

离子交换是细胞内外酸碱平衡的调节方式。当酸中毒时,细胞外液的 H^+ 浓度增加,H^+ 弥散进入细胞内,K^+ 移出细胞外;碱中毒时则相反。通过这样的调节,可以缓冲细胞外液的 H^+,但同时也造成 K^+ 浓度的改变。因此,酸中毒时有高血钾,碱中毒时有低血钾。

考点:酸碱平衡紊乱与钾离子紊乱的关系

第 3 节 反映血液酸碱平衡的常用指标及其意义

一、血液的 pH

血浆中 H^+ 浓度可以反映溶液的酸碱度,pH 是表示血浆 H^+ 浓度的指标。pH 是 H^+ 浓度的负对数,pH 越低,表示 H^+ 浓度越高。正常人动脉血的 pH 为 7.35~7.45。pH < 7.35 是酸中毒,pH > 7.45 是碱中毒。当 pH 在正常范围内时,可以表示酸碱平衡,也可能是处于代偿性酸中毒或代偿性碱中毒阶段,或是某些混合性酸碱平衡紊乱时。

二、动脉血二氧化碳分压

二氧化碳分压($PaCO_2$)是指物理溶解于动脉血浆中的 CO_2 分子所产生的张力。正常值是 4.39~6.25kPa(33~46mmHg),平均值为 5.32kPa(40mmHg),它是反映呼吸性酸碱平衡紊乱的重要指标。当 $PaCO_2$ < 4.39kPa(33mmHg)时,说明肺泡通气过度,CO_2 呼出过多,可见于呼吸性碱中毒或代偿后的代谢性酸中毒;当 $PaCO_2$ > 6.25kPa(46mmHg)时,说明肺泡通气不足,体内 CO_2 潴留,可见于呼吸性酸中毒或代偿后的代谢性碱中毒。

三、标准碳酸氢盐和实际碳酸氢盐

标准碳酸氢盐(standard bicarbonate,SB)是全血在 38℃、$PaCO_2$ 为 5.32kPa(40mmHg)、血氧饱和度 100% 的条件下,所测得的血浆 HCO_3^- 量。因为已排除呼吸因素的影响,故 SB 是反映酸碱平衡代谢性因素的指标,正常值是 22~27mmol/L,平均值 24mmol/L。SB < 22mmol/L,

说明碱消耗过多,见于代谢性酸中毒或代偿后的慢性呼吸性碱中毒;SB >27mmol/L,说明产碱过多或酸丢失过多,见于代谢性碱中毒或代偿后的慢性呼吸性酸中毒。

实际碳酸氢盐(actual bicarbonate, AB)是指隔绝空气的血液标本,在实际 $PaCO_2$ 和血氧饱和度条件下所测得的血浆 HCO_3^- 的量。AB 受代谢因素和呼吸因素两方面的影响。

> **链接**
>
> **口 诀**
>
> 碳酸氢盐代表碱,碱中毒时,两者都增高;酸中毒时,两者都减低。

AB 与 SB 的差值反映呼吸因素对酸碱平衡的影响,正常人 AB ≈ SB。若 AB <SB,说明 CO_2 排出过多,见于呼吸性碱中毒或代偿后代谢性酸中毒;AB > SB,说明 CO_2 蓄积,见于呼吸性酸中毒或代偿后代谢性碱中毒;两者均减低,见于代谢性酸中毒或代偿后的呼吸性碱中毒;两者均增高,表示有代谢性碱中毒或代偿后的呼吸性酸中毒。

四、阴离子间隙

阴离子间隙(anion gap, AG)是指未测定的血浆阴离子(undetermined anion, UA)量与未测定的血浆阳离子(undetermined cation, UC)量的差值,即 AG = UA − UC。UA 包括:Pr^-、HPO_4^{2-}、SO_4^{2-} 及有机酸离子;UC 包括:K^+、Ca^{2+} 和 Mg^{2+}。AG 的正常平均值为 12mmol /L,波动范围为 10 ~14mmol /L。AG 的测定对于区别代谢性酸中毒的类型以及诊断混合型酸碱平衡紊乱有重要意义(见表 11-1)。

表 11-1　反映酸碱平衡的常用指标及意义

常用指标	正常值	意　义
pH	7.35 ~ 7.45	反映 H^+ 浓度
$PaCO_2$	33 ~46mmHg	反映肺的通气功能
SB	22 ~46mmol/L	不受呼吸因素影响的代谢指标
AB	22 ~27mmol/L	受呼吸因素影响的代谢指标
AG	(12 ±2)mmol/L	诊断代谢性酸中毒及混合性酸碱平衡紊乱

考点:反映酸碱平衡的常用指标及意义

第 4 节　单纯型酸碱平衡紊乱

单纯性酸碱平衡紊乱可分为代谢性酸中毒、呼吸性酸中毒、代谢性碱中毒和呼吸性碱中毒。

案例11-1

患者,男性,63 岁,患糖尿病 17 年,近日由于气温骤降,发生上呼吸道感染而突然出现发热、不适及昏迷而就诊。查体:体温 39℃,血压 95/55mmHg,呼吸频率 30 次/分。实验室检查:血糖 14mmol/L,β-羟丁酸 1.0mmol/L,K^+ 5.7mmol/L,pH7.2,$PaCO_2$ 4.0kPa,AB10.9mmol/L,SB11.8mmol/L,尿酮体(+++),尿糖(+++)。辅助检查:心电图提示心脏传导阻滞。

问题: 1. 该患者发生了何种类型的酸碱平衡紊乱?原因是什么?

2. 哪些指标提示发生了酸碱平衡紊乱?心脏传导阻滞和哪种指标有关系?

3. 该患者血中哪种物质的出现提示糖尿病酮症酸中毒?

一、代谢性酸中毒

血浆中 HCO_3^- 原发性减少,导致 pH 下降而引起的酸中毒,称为代谢性酸中毒。根据 AG 值的变化,分为 AG 增高型代谢性酸中毒(血氯正常型)与 AG 正常型代谢性酸中毒(高氯型)。

(一) 原因和发病机制

1. AG 增高型代谢性酸中毒　血中固定酸浓度增高,其特点是 AG 增高, HCO_3^- 浓度降低, Cl^- 浓度无明显变化。常见类型有:

(1) 乳酸酸中毒:各种原因引起的缺氧,如休克、心力衰竭、严重贫血等,使糖酵解过程增强,乳酸生成增多,导致乳酸酸中毒。此外,严重肝脏疾病时,对乳酸的利用障碍,也可引起乳酸性酸中毒。

(2) 酮症酸中毒:多见于糖尿病、饥饿和酒精中毒时,由于脂肪分解加速,生成大量酮体(β-羟丁酸、乙酰乙酸等),当超过组织的氧化能力和肾的排出能力时可发生酮症酸中毒。

(3) 水杨酸中毒:服用大量的阿司匹林时,乙酰水杨酸在体内增多,使血浆中有机酸离子增加。

2. AG 正常型代谢性酸中毒　外源性固定酸摄入过多,其特点是 AG 正常, HCO_3^- 浓度降低而同时伴有 Cl^- 浓度代偿性升高。常见类型有:

(1) 消化道丢失 HCO_3^- 过多:严重腹泻、小肠及胆道瘘管、肠吸引术等,均因丢失大量碱性消化液而引起 HCO_3^- 丢失。

(2) 含氯的酸性物质摄入过多:长期使用氯化铵、稀盐酸、盐酸精氨酸等过多,含氯盐类在体内易解离成 HCl,缓冲时消耗 HCO_3^- 。

(3) 尿液丢失 HCO_3^- 过多:肾小管性酸中毒及大量使用碳酸酐酶抑制药,导致肾小管泌 H^+ 和重吸收 HCO_3^- 减少,引起 HCO_3^- 从尿液中丢失过多。

(4) 高钾血症:当血钾升高时,细胞外液的 K^+ 增多, K^+ 与细胞内的 H^+ 交换,引起细胞外液 H^+ 增加,而导致代谢性酸中毒。

(二) 机体的代偿调节

1. 血液的缓冲作用　代谢性酸中毒时,血液中过多的 H^+ 被 HCO_3^- 缓冲,消耗大量 HCO_3^- ,生成的 H_2CO_3 可以 CO_2 的形式由肺排出。

2. 肺的调节　H^+ 浓度增高时,刺激外周化学感受器,使呼吸中枢兴奋,呼吸加深加快, CO_2 排出增加,血液 H_2CO_3 随之下降,维持 HCO_3^-/H_2CO_3 比值接近正常。

3. 肾的调节　通过排出多余的酸或碱来调节 HCO_3^- 的含量,以维持血液 pH 的恒定。酸中毒时肾小管上皮细胞泌 H^+ 、 NH_4^+ 及重吸收 HCO_3^- 增强,通过肾脏的排酸保碱功能来代偿。

4. 组织细胞的调节　细胞的缓冲多发生在酸中毒 24 小时后。 H^+ 通过 H^+-Na^+ 交换方式进入细胞内被缓冲系统缓冲, K^+ 从细胞内移出,可以引起血钾升高。

通过上述调节,如果 HCO_3^-/H_2CO_3 比值保持在 20:1 左右,血液 pH 可在正常范围内,称为代偿性代谢性酸中毒;如血浆 pH 低于正常,称为失代偿性代谢性酸中毒。

(三) 对机体的影响

代谢性酸中毒主要引起心血管系统和中枢神经系统的功能障碍。

1. 心血管系统的改变

（1）心律失常:酸中毒时血钾升高,可引起心律失常,严重时可发生心室颤动和心搏骤停。

（2）心肌收缩力降低:主要是通过减少心肌细胞 Ca^{2+} 内流、减少肌质网 Ca^{2+} 释放和竞争性抑制 Ca^{2+} 与肌钙蛋白结合,抑制心肌兴奋-收缩偶联,降低心肌收缩力。

（3）血管系统对儿茶酚胺的反应性降低:H^+ 浓度增加时,可降低外周血管对儿茶酚胺的敏感性,使血管扩张,特别是微循环中毛细血管前阻力血管最为明显。血管容量扩大,回心血量减少,血压下降。

考点:代谢性酸中毒的原因与机制

2. 中枢神经系统功能紊乱 中枢神经系统功能障碍主要表现为抑制,如意识障碍、乏力、反应迟钝、嗜睡或昏迷等。主要是由于抑制性神经递质增多,脑能量供应不足所致。

二、呼吸性酸中毒

血浆中 H_2CO_3 浓度原发性增高,导致 pH 下降而引起的酸中毒,称为呼吸性酸中毒。

案例11-2

患者,女性,患肺气肿30年,最近病情加重而入院就诊。查体:桶状胸,右心大。实验室检查:pH7.2,$PaCO_2$ 7.4kPa,PaO_2 8.0kPa。

问题:1. 该患者最有可能发生了哪种类型的酸碱平衡紊乱?

2. 该类型酸碱平衡紊乱的原因是什么?

3. 该患者可能出现哪些中枢神经系统的表现?

（一）原因

1. CO_2 呼出障碍 主要见于各种原因引起的呼吸中枢抑制、呼吸肌麻痹、气道阻塞、胸部病变、严重肺疾病以及呼吸机使用不当等。

2. CO_2 吸入过多 较少见。主要见于通风不良的密闭空间、矿井、山洞等,由于 CO_2 浓度过高,吸入过多所致。

（二）机体的代偿调节

1. 细胞内外离子交换和细胞内缓冲 是急性呼吸性酸中毒的主要代偿方式。

（1）当血中 CO_2 增多时,H_2CO_3 生成增多,后者解离成 HCO_3^- 和 H^+,H^+ 与细胞内的 K^+ 交换,被细胞内蛋白质缓冲;解离出的 HCO_3^- 起一定代偿作用。

（2）大量 CO_2 弥散进入红细胞,在碳酸酐酶的作用下与水结合生成 H_2CO_3,并解离成 HCO_3^- 和 H^+,H^+ 由血红蛋白缓冲,而 HCO_3^- 同时与 Cl^- 交换,使 HCO_3^- 浓度相应升高,血 Cl^- 降低。

通过离子交换和细胞内缓冲的代偿调节是非常有限的,$PaCO_2$ 每升高 10mmHg（1.33kPa）,血浆 HCO_3^- 仅升高 1mmol/L 左右,因此难以维持血浆中 HCO_3^-/H_2CO_3 的正常比值,故急性呼吸性酸中毒往往呈失代偿性。

2. 肾的代偿 是慢性呼吸性酸中毒的主要代偿方式。在 $PaCO_2$ 和 H^+ 浓度升高24小时后,肾小管上皮细胞内碳酸酐酶和线粒体内谷氨酰胺酶活性增高,促使肾小管上皮细胞排泌 H^+、NH_4^+ 及 HCO_3^- 的重吸收增多。当血浆中 HCO_3^-/H_2CO_3 的比值接近正常时,pH 可保持不变,称为代偿性呼吸性酸中毒;如 pH 下降,则称为失代偿性呼吸性酸中毒。

（三）对机体的影响

呼吸性酸中毒对机体的影响与代谢性酸中毒相似，但对中枢神经及心血管系统的影响比代谢性酸中毒更为明显，发生机制为：

1. CO_2 可以扩张脑血管，使脑血流增加，严重时可引起颅内高压和脑水肿。

2. CO_2 分子为脂溶性，容易通过血-脑屏障；而 HCO_3^- 为水溶性物质，通过血脑-屏障非常缓慢。因此，急性呼吸性酸中毒时，脑脊液 pH 降低的程度比急性代谢性酸中毒时更为显著。高浓度的 CO_2 对中枢神经系统有明显的抑制作用，当 $PaCO_2 > 80mmHg$ 时，可出现头痛、不安、焦虑，进一步发展可出现震颤、精神错乱、嗜睡甚至昏迷，称为 CO_2 麻醉。

考点：呼吸性酸中毒的原因、血气指标的变化

3. 呼吸性酸中毒可引起心律失常、心肌收缩力减弱，并使心血管系统对儿茶酚胺的反应性降低等。

三、代谢性碱中毒

血浆中 HCO_3^- 浓度原发性升高，导致 pH 升高而引起的碱中毒称为代谢性碱中毒。

案例11-3

患者，男性，68 岁，患胃溃疡 35 年，最近 1 周腹胀、呕吐并进行性加重，呕吐后腹胀明显缓解，呕吐物有酸臭味，是隔餐食。到医院就诊，诊断为幽门梗阻。查体：血压 15.3/10kPa（115/75mmHg），呼吸 18 次/分。实验室检查：K^+ 3.0mmol/L，Na^+ 155mmol/L，Cl^- 90mmol/L，pH 7.55，$PaCO_2$ 6.7kPa，HCO_3^- 48mmol/L。

问题： 1. 该患者最有可能发生哪种类型的酸碱平衡紊乱？原因为何？

2. 该患者有哪些类型的电解质紊乱？还可能会出现哪些临床表现？

（一）原因

1. **胃液丢失过多** 这是代谢性酸中毒最常见的原因。常见于剧烈呕吐和胃肠引流等，胃酸丢失过多，肠液中的 HCO_3^- 得不到中和而被大量吸收入血，造成血浆中 HCO_3^- 浓度升高而导致代谢性碱中毒。

2. **碱性物质摄入过多** 常见于溃疡病患者服用过多碳酸氢钠，在酸中毒治疗过程中碳酸氢钠使用过量，或输入经代谢可生成 HCO_3^- 的含枸橼酸盐的库存血，而造成医源性代谢性碱中毒。

3. **低钾血症** 当细胞外液钾浓度降低时，可引起细胞内的钾向细胞外转移，同时细胞外的 H^+ 向细胞内移动，同时，肾小管上皮细胞内 H^+ 增多，H^+ 排出增多，引起代谢性碱中毒，但尿液呈酸性，称为反常性酸性尿。

4. **盐皮质激素过多** 肾上腺皮质增生或肿瘤、细胞外液减少等都可引起醛固酮增多，可以促进远曲小管和集合管对 Na^+ 的重吸收，促进 H^+、K^+ 的排出，引起代谢性碱中毒及低钾血症。

5. **低氯血症** 胃液大量丢失、噻嗪类和呋塞米等利尿药可抑制肾近球小管对 Na^+ 和 Cl^- 的重吸收，而肾远曲小管对 HCO_3^-、Na^+ 的重吸收增加，Cl^- 则以 NH_4Cl 形式从尿中丢失增多，发生低氯性碱中毒。

（二）机体的代偿调节

1. 血液的缓冲作用　血浆中 H^+ 降低时，OH^- 浓度升高，OH^- 可被缓冲系统中的弱酸所缓冲，如 $OH^- + H_2CO_3 \rightarrow HCO_3^- + H_2O$，使 HCO_3^- 的浓度升高。

2. 肺的代偿调节　由于血浆中 H^+ 浓度降低，呼吸中枢受抑制，呼吸变浅变慢，CO_2 排出减少，使血浆 H_2CO_3 浓度上升。

3. 肾的代偿调节　血浆中 H^+ 浓度降低时，可以抑制肾小管上皮细胞内的碳酸酐酶和谷氨酰胺酶的活性，使肾小管泌 H^+ 和泌 NH_4^+ 减少，HCO_3^- 的重吸收降低，血浆中 HCO_3^- 有所降低。

4. 细胞内外离子交换　细胞外液 H^+ 浓度降低时，细胞内 H^+ 外移，细胞外 K^+ 内移，故碱中毒常引起血钾降低。

通过以上调节，如果 HCO_3^- 与 H_2CO_3 的比值能维持在 20∶1，pH 在正常范围内，称为代偿性代谢性碱中毒，否则，出现失代偿性代谢性碱中毒。

（三）对机体的影响

1. 中枢神经系统功能障碍　患者可以出现烦躁不安、谵妄、精神错乱等中枢神经系统兴奋的表现。发生机制可能是抑制性神经递质 γ-氨基丁酸减少，氧离曲线左移造成脑组织缺氧等。

2. 对神经肌肉的影响　碱中毒时由于 pH 升高，血中游离钙减少，使神经肌肉的兴奋性增高。患者最常见的症状是面部和肢体肌肉抽动、手足抽搐、腱反射亢进、惊厥等表现。

3. 低钾血症　碱中毒时，细胞外液 H^+ 浓度降低，细胞内液的 H^+ 外溢，而细胞外液的 K^+ 向细胞内移动，肾小管上皮细胞泌 H^+ 减少，肾排 K^+ 增多，引起低钾血症。

四、呼吸性碱中毒

血浆中 H_2CO_3 原发减少，使 pH 高于正常而引起的碱中毒称为呼吸性碱中毒。

案例11-4

患者，女性，18 岁，因精神紧张、劳累晕倒而被送入医院就诊，诊断为癔病。体格检查：体温 36.8℃，呼吸 28 次/分，血压 105/85mmHg。实验室检查：pH 7.50，$PaCO_2$ 3.9kPa，PaO_2 8.6kPa，HCO_3^- 24mmol/L，K^+ 4.0mmol/L，Na^+ 140mmol/L，Cl^- 106mmol/L。

问题：1. 该患者最可能发生哪种类型的酸碱平衡紊乱？原因和机制是什么？

2. 哪些指标提示发生了酸碱平衡紊乱？

3. 机体如何进行代偿？

（一）原因

1. 低氧血症　吸入气氧分压过低或外呼吸功能障碍，如肺炎、肺水肿等，导致 $PaCO_2$ 降低，反射性引起呼吸中枢兴奋，使呼吸加深加快，CO_2 排出过多。

2. 中枢神经系统疾病　脑血管意外、颅脑外伤、脑炎及脑瘤等病变，可直接刺激呼吸中枢引起通气过度。

3. 精神性通气过度　癔病发作、脑外伤可导致通气过度。

4. 机体代谢旺盛　患者高热或甲状腺功能亢进时，由于机体代谢旺盛而导致通气功能增强，使 CO_2 排出增多。

5. 人工呼吸机使用不当　通气量过大可以引起 CO_2 呼出过多而导致呼吸性碱中毒。

（二）机体的代偿调节

1. 细胞内外离子交换和细胞内缓冲　是急性呼吸性碱中毒的主要代偿方式。H^+ 从细胞内移至细胞外并与 HCO_3^- 结合生成 H_2CO_3，K^+ 进入细胞内，使血钾降低。此外，部分血浆 HCO_3^- 进入红细胞内与 H^+ 结合进一步生成 CO_2，CO_2 自红细胞弥散入血生成 H_2CO_3，使 H_2CO_3 浓度有所回升，但这种缓冲作用十分有限，因此，急性呼吸性碱中毒往往是失代偿的。

2. 肾脏代偿调节　是慢性呼吸性碱中毒的主要代偿方式。肾小管上皮细胞通过减少泌 H^+ 和泌 NH_4^+，降低对 HCO_3^- 的重吸收，使血浆中 HCO_3^- 的浓度有所下降。

（三）对机体的影响

呼吸性碱中毒对机体的影响与代谢性碱中毒相似，但更易引起患者眩晕、意识障碍、手足抽搐等症状，除与碱中毒对脑功能的损伤有关外，还与 $PaCO_2$ 降低引起脑血管收缩导致脑血流减少有关。

4 种单纯型酸碱平衡紊乱的比较见表 11-2。

表 11-2　各型酸碱平衡紊乱的比较

项目	原因	血浆 pH	$PaCO_2$	HCO_3^-
代谢性酸中毒	HCO_3^- 减少或 H^+ 增多	正常或 ↓	↓	↓↓
呼吸性酸中毒	通气不足	正常或 ↓	↑↑	↑（慢性）
代谢性碱中毒	HCO_3^- 增多或 H^+ 丢失	正常或 ↑	↑	↑↑
呼吸性碱中毒	通气过度	正常或 ↑	↓↓	↓（慢性）

第 5 节　混合型酸碱平衡紊乱

混合型酸碱平衡紊乱是指患者体内同时发生 2 种或 2 种以上的单纯性酸碱平衡紊乱，临床上主要有双重性混合型酸碱平衡紊乱和三重性混合型酸碱平衡紊乱（见表 11-3）。

表 11-3　混合型酸碱平衡紊乱的主要类型及临床症状

双重性酸碱平衡紊乱	三重性酸碱平衡紊乱
呼吸性酸中毒合并代谢性酸中毒	呼吸性酸中毒合并高 AG 代谢性酸中毒 + 代谢性碱中毒
↓	↓
（慢性阻塞性肺疾患伴严重缺氧）	（$PaCO_2$ 明显升高，AG > 16mmol/L，HCO_3^- 升高，Cl^- 明显降低）
呼吸性碱中毒合并代谢性碱中毒	呼吸性碱中毒合并高 AG 代谢性酸中毒 + 代谢性碱中毒
↓	↓
（低氧血症、高氨血症、发热等）	（$PaCO_2$ 降低，AG > 16mmol/L，HCO_3^- 可高可低，Cl^- 一般降低）
呼吸性酸中毒合并代谢性碱中毒	
↓	
（慢性肺源性心脏病伴严重呕吐）	
代谢性酸中毒合并呼吸性碱中毒	
↓	
（糖尿病、肾衰竭及感染性休克）	
高 AG 代谢性酸中毒合并代谢性碱中毒	
↓	
（尿毒症并频繁呕吐、伴有低钾血症及脱水）	

小 结

反映酸碱平衡的常用指标有:①pH:取决于 HCO_3^-/H_2CO_3 的比值;②反映血浆 H_2CO_3 的指标:$PaCO_2$,原发性升高见于呼吸性酸中毒,原发性下降见于呼吸性碱中毒;③反映血浆 HCO_3^- 的指标,包括标准碳酸氢盐(SB)和实际碳酸氢盐(AB);④阴离子间隙(AG),可帮助诊断呼吸性酸中毒及判定混合型酸碱平衡紊乱等。酸碱平衡主要通过4个方面进行调节,即:①血液的缓冲体系;②肺的调节;③肾脏的调节;④组织细胞调节。单纯性酸碱平衡紊乱主要有4种类型:①代谢性酸中毒;②呼吸性酸中毒;③代谢性碱中毒;④呼吸性碱中毒。其中代谢性酸中毒最常见、最重要。酸碱平衡紊乱对心血管的影响与钾离子紊乱有关。

自 测 题

一、名词解释

1. 代谢性酸中毒　2. 代谢性碱中毒

3. 呼吸性酸中毒　4. 呼吸性碱中毒

二、填空题

1. 血液中最重要的缓冲对是_____。

2. 人体动脉血正常的 pH 范围是_____,平均为_____。

三、选择题

A 型题(最佳选择题)

1. HCO_3^-/H_2CO_3 的比值正常保持在什么范围

   A. 20∶1　　　　　B. 200∶1

   C. 2∶1　　　　　D. 1∶20

   E. 1∶21

2. pH 异常表示

   A. 失代偿性酸碱平衡紊乱

   B. 酸碱平衡

   C. 代偿性酸碱平衡紊乱

   D. 呼吸性酸中毒合并代谢性碱中毒

   E. 呼吸性碱中毒合并代谢性酸中毒

3. AB 与 SB 的差值反映

   A. pH 变化

   B. 代谢性因素对酸碱平衡的影响

   C. 血浆中 HCO_3^- 的含量

   D. 血浆中 H_2CO_3 的含量

   E. 呼吸性因素对酸碱平衡的影响

4. 代谢性酸中毒对心血管的影响,不正确的是

   A. 传导阻滞

   B. 使心肌收缩力增强

   C. 外周阻力血管扩张

   D. 使心肌收缩力下降

   E. 血压下降

5. 下列哪项不是呼吸性酸中毒的原因

   A. 大量服用乙酰水杨酸

   B. 呼吸中枢抑制

   C. 呼吸中枢麻痹

   D. 呼吸道阻塞

   E. 肺部疾病

6. 可以引起肺性脑病的酸碱平衡紊乱类型是

   A. 呼吸性碱中毒　　B. 呼吸性酸中毒

   C. 代谢性酸中毒　　D. 代谢性碱中毒

   E. 混合型酸碱平衡紊乱

7. 下列哪项不是代谢性酸中毒的原因

   A. 缺氧　　　　B. 服用大量阿司匹林

   C. CO_2 排出受阻　　D. 休克

   E. 心力衰竭

8. 下列哪项不是代谢性碱中毒的原因

   A. 缺钾

   B. 碱性物质摄入过多

   C. 胃液丢失过多

   D. 大量利尿

   E. 剧烈腹泻

9. 下列哪项是呼吸性酸中毒的原因

   A. 精神性通气过度　B. 高热

   C. 甲亢　　　　　D. 脑血管意外

   E. 呼吸道阻塞

10. 以下哪项原因不易引起代谢性酸中毒

    A. 剧烈呕吐　　B. 严重腹泻

    C. 心力衰竭　　D. 糖尿病酮症

    E. 休克

11. 下列哪一种混合型酸碱平稳紊乱类型不可能

出现

A. 代谢性酸中毒合并代谢性碱中毒

B. 代谢性酸中毒合并呼吸性碱中毒

C. 代谢性碱中毒合并呼吸性碱中毒

D. 代谢性碱中毒合并呼吸性酸中毒

E. 呼吸性酸中毒合并呼吸性碱中毒

12. 碱中毒时手足抽搐的原因是缺乏

A. K^+　　　　　　B. Cl^-

C. Ca^{2+}　　　　　D. Na^+

E. Mg^{2+}

B 型题（配伍选择题）

A. 固定酸丢失过多　B. CO_2潴留

C. 过度换气　D. 肠液丢失过多

E. 大量出汗

13. 代谢性酸中毒

14. 呼吸性酸中毒

15. 呼吸性碱中毒

16. 代谢性碱中毒

四、简答题

1. 代谢性酸中毒的常见原因有哪些？

2. 代谢性酸中毒的代偿反应包括哪几个方面？

（张丽华）

第12章 缺　氧

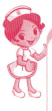

初到高原的人往往会出现呼吸困难、胸闷、气短的现象;慢性肺气肿患者和新生儿血液中的红细胞的数量比正常成年人高;严重的CO中毒可以使人死亡;大量食用腌制咸菜或不新鲜的蔬菜可引起患者皮肤呈现咖啡色。为何会出现这些现象呢?本章节将为你解答以上问题。

第 1 节　缺氧的概念

缺氧(hypoxia)指组织供氧不足或利用氧障碍,从而引起组织功能、代谢以致形态结构发生异常变化的病理过程。

氧是维持生命活动的必需物质,正常成年人在静息状态下,每分钟耗氧量大约为250ml,剧烈活动时可增加8~9倍,而正常人体内氧的储存量仅为1.5L,一旦呼吸、心跳停止,机体在数分钟内就可死于缺氧。缺氧不是一种独立的疾病,而是很多疾病中常见的病理过程,也是临床上常见的死亡原因之一。缺氧在临床上常见,在高原、高空、低压、低氧环境中也会出现。

> **链接**
>
> **尼欧斯湖惨案揭秘**
>
> 1986年,喀麦隆的尼欧斯湖地区发生了特大惨案,最终统计出的死亡人数竟有1 800多人。令人奇怪的是,有不少村庄里的人畜全部死亡,却不见任何惊慌的迹象。人们要么是在睡梦中死去,要么是直接倒地。很显然,这些受害的人畜都是因窒息而丧命的。杀人元凶是什么呢?经查是尼欧斯湖底地壳岩石裂缝中逸出的二氧化碳被高压溶解在湖水中,当山体滑坡,大量岩石坠入湖中时,致使大量的二氧化碳气体像脱缰之马一样喷涌出湖面,高浓度的二氧化碳让人窒息致命,灾难由此发生。

第 2 节　常用的血氧指标和意义

氧的获取和利用由外呼吸、气体在血中的运输以及内呼吸来完成。组织的供氧量和耗氧量可以代表机体是否缺氧,血氧指标的检测可以反映组织的供氧和耗氧情况。

常用的血氧指标如下:

1. 血氧分压(PO_2)　是指以物理状态溶解在血液中的氧所产生的张力。正常动脉血氧分压(PaO_2)为13.3kPa(100mmHg),主要取决于吸入气体的氧分压和外呼吸功能。正常静脉血氧分压(PvO_2)为5.33kPa(40mmHg),主要反映组织细胞摄取和利用氧的能力。

2. 血氧容量(CO_2max)　是指100ml血液中血红蛋白所能结合的最大氧量。正常值约为200ml/L,血氧容量取决于血红蛋白的质和量,反映血液携带氧的能力。

3. 血氧含量(CO_2)　是指100ml血液中实际含有的氧量。正常动脉血氧含量(CaO_2)约为 190 ml/L,静脉血氧含量(CvO_2)约为 140ml/L,血氧含量取决于血氧分压和血氧容量。

4. 动-静脉血氧含量差 是动脉血氧含量与静脉血氧含量的差值,正常值约为 50 ml/L,反映组织的摄氧量或组织对氧的消耗量,组织细胞消耗氧越多,动-静脉血氧含量差越大。

5. 血氧饱和度(SO_2) 指血红蛋白的氧饱和度,是血红蛋白与氧结合达到饱和程度的百分数。动脉血氧饱和度(SaO_2)正常约为 95%,静脉血氧饱和度(SvO_2)约为 75%,主要取决于血氧分压。血氧饱和度和血氧分压之间的关系用氧离曲线表示(见图 12-1)。

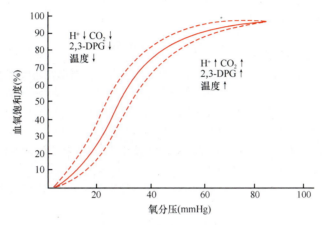

图 12-1 氧离曲线及其影响因素

氧离曲线 链接

氧离曲线是表示氧分压与血氧饱和度关系的曲线,以氧分压(PO_2)值为横坐标,血氧饱和度为纵坐标,之间的关系呈"S"形。当血液温度升高、pH 降低、PCO_2 升高或红细胞内 2,3-二磷酸甘油酸(2,3-DPG)含量增高时,均可以导致血红蛋白和氧的结合力降低,氧离曲线右移,使血液释放更多的氧供组织利用;反之,血红蛋白和氧的亲和力增高,氧离曲线左移,血液释放的氧减少,从而引起组织缺氧。

第 3 节 缺氧的类型、原因及血氧变化的特点

空气中的氧通过外呼吸进入血液,与血红蛋白结合并由血液运输到全身各处,最后被组织细胞摄取和利用。其中任何一个环节发生障碍,都可以引起缺氧。根据缺氧的原因和血氧变化特点,将缺氧分为以下 4 种类型:

一、乏氧性缺氧

由于动脉血氧分压降低,血氧含量减少,以致组织供氧不足,又称低张性缺氧。

(一)原因

1. 吸入气体中氧分压降低 多发生于海拔 3000m 以上的高山、高原或高空,也可见于通风不良的坑道或矿井。

2. 外呼吸功能障碍 呼吸系统或胸廓疾病等引起的肺通气不足或换气障碍,使静脉血不能充分氧合导致的氧分压降低。

3. **静脉血分流入动脉** 多见于先天性心脏病,如室间隔缺损伴肺动脉狭窄,右心压力增高,出现血液右向左分流,使未经氧合的血分流入左心进入体循环,导致动脉血氧分压降低。

(二)血氧变化特点

乏氧性缺氧时,动脉血氧分压、血氧含量和血氧饱和度均降低,但血氧容量正常,动-静脉血氧含量差减少或接近正常。当毛细血管内脱氧血红蛋白达 50g/L 以上时,可使皮肤、黏膜呈青紫色,称为发绀。

案例12-1

患者,女性,65 岁,咳嗽、咳痰、喘息伴发热入院。患者 15 年前开始反复咳嗽、咳痰伴喘息,上述症状逐年加重。3 天前因气温下降着凉出现发热、咳嗽、咳脓痰伴喘息加重而入院。检体:口唇发绀,体温 39℃,脉搏 118 次/分,呼吸 26 次/分。胸廓呈桶状,肋间隙增宽,双肺呼吸音粗并可闻及痰鸣音。实验室检查:动脉血气分析结果为 pH 7.12,PaO_2 5.6kPa,$PaCO_2$ 10.6kPa。

问题: 1. 该患者有哪些缺氧的表现?缺氧的原因是什么?属于哪种类型的缺氧?

2. 该患者发绀的机制是什么?

二、血液性缺氧

由于血红蛋白的量减少或血红蛋白性质改变,致使血液携带氧的能力降低而引起的缺氧。此类型的缺氧因动脉血氧分压正常,故又称等张性缺氧。

(一)原因

1. **血红蛋白量减少** 见于各种原因引起的严重贫血,血红蛋白数量减少,导致血液携带氧的能力降低而引起缺氧。

案例12-2

患者,女性,38 岁,平素月经量过多,疲乏无力,活动时心慌气短。查体:面色和甲床苍白,心界增大,肝、脾增大。实验室检查:血红蛋白 60g/L。

问题: 1. 患者的缺氧属于哪种类型?

2. 该患者缺氧的机制是什么?

3. 该缺氧患者为什么不出现发绀的表现?

2. 血红蛋白性质改变

(1) 一氧化碳中毒:一氧化碳(CO)与血红蛋白结合的亲和力是氧的 210 倍,当 CO 吸入后,迅速与血红蛋白结合形成碳氧血红蛋白,失去携带氧的能力。同时,CO 还能抑制红细胞内的糖酵解,使其中间代谢产物 2,3-二磷酸甘油酸(2,3-DPG)生成减少,氧离曲线左移,氧合血红蛋白释放氧减少,加重组织缺氧。一氧化碳中毒患者,血中碳氧血红蛋白增多,皮肤和黏膜呈樱桃红色。

一氧化碳(CO)

一氧化碳(CO)是无色、无臭、无味的气体。空气中CO浓度达到12.5%时,有爆炸的危险。煤矿瓦斯爆炸、煤气管道漏气等都会使空气中含有大量CO。吸烟产生的烟雾中的CO被吸收入血也可以使血液中的碳氧血红蛋白浓度升高。每天吸烟1包,可使血液中的碳氧血红蛋白浓度升至5%~6%,在通风不良的浴室使用燃气热水器或室内火炉取暖都有CO中毒的危险。CO中毒的患者表现为头痛、心悸、皮肤黏膜呈樱桃红色,严重者出现神经系统后遗症或死亡。发现CO中毒,应迅速将患者移到通风好的地方,保持呼吸道通畅,及时给氧,对症治疗。

(2) 高铁血红蛋白血症:血红蛋白中的2价铁在氧化剂的作用下可以被氧化成3价铁,形成高铁血红蛋白而失去携带氧的能力,导致组织缺氧。若大量食用含较多硝酸盐的腌菜或不新鲜蔬菜,经肠道细菌作用还原成亚硝酸盐,可使大量血红蛋白氧化成高铁血红蛋白,患者皮肤、黏膜呈咖啡色。这种因进食引起血红蛋白氧化形成的高铁血红蛋白血症称肠源性发绀。

(二) 血氧变化特点

血液性缺氧,因吸入气体中氧分压和外呼吸功能正常,故动脉血氧分压、血氧饱和度正常,但血氧容量、血氧饱和度降低,动-静脉血氧含量差低于正常。

血液性缺氧的患者可无发绀,严重贫血的患者面色苍白。碳氧血红蛋白颜色鲜红,故一氧化碳中毒的患者皮肤和黏膜呈樱桃红色;高铁血红蛋白呈棕褐色,患者皮肤和黏膜呈咖啡色或青石板色。

三、循环性缺氧

由于循环功能障碍,组织血流量减少或血流速度变慢导致的组织供氧不足。

(一) 原因

1. 局部血液循环障碍 见于血栓形成、栓塞、血管痉挛等局部缺血引起的缺氧。如脑动脉栓塞可以引起脑梗死。

2. 全身性血液循环障碍 见于休克、心力衰竭等。主要是心排血量减少或淤血,导致全身组织严重缺氧、多器官功能衰竭。

(二) 血氧变化特点

动脉血氧分压、氧容量、氧含量、氧饱和度均正常。由于循环障碍血流缓慢,血液流经毛细血管时间延长,组织细胞摄取和利用的氧增多,造成静脉血氧含量下降,故动-静脉血氧含量差增大。由于血液淤滞,毛细血管内脱氧血红蛋白的浓度可大于50g/L,患者皮肤和黏膜出现发绀。

四、组织性缺氧

在供氧正常的情况下,组织、细胞利用氧发生障碍而引起的缺氧,称组织性缺氧。

(一) 原因

1. 生物氧化过程障碍 有些毒物(主要为氰化物、硫化物、砷化物)可抑制某些氧化还原酶,如氰化物可迅速与细胞内氧化型细胞色素氧化酶的3价铁结合,形成氰化高铁细胞色素氧化酶,导致呼吸链生物氧化中断,组织利用氧发生障碍而引起缺氧。

2. 线粒体损伤   线粒体是细胞进行有氧氧化的场所。大剂量放射线的照射、细菌毒素的作用可损伤线粒体,使细胞利用氧发生障碍。

3. 某些维生素缺乏   维生素 B_1、维生素 B_2、泛酸和烟酸是呼吸链中许多脱氢酶的辅酶,因此严重缺乏时可抑制组织细胞生物氧化,引起氧利用障碍。

(二) 血氧指标的变化

动脉血氧分压、血氧容量、动脉血氧含量、血氧饱和度一般均正常。因组织不能利用氧而使静脉血氧含量高,故动-静脉血氧含量差减小。

由于组织利用氧障碍,毛细血管中氧合血红蛋白增多,患者皮肤和黏膜常呈鲜红色或玫瑰红色。

上述是缺氧的 4 种类型,实际上,单纯性缺氧很少见,往往是混合型的缺氧。如外伤大出血引起的休克,就有失血引起的血液性缺氧,又有循环障碍引起的循环性缺氧。又如感染性休克时,既有循环障碍引起的循环性缺氧,又有病原体产生的内毒素对组织损伤而引起的组织性缺氧。

4 种类型的缺氧特点总结见表 12-1。

表 12-1 各型缺氧的血氧变化

类型	动脉血氧分压	血氧容量	动脉血氧含量	动脉血氧饱和度	动-静脉血氧含量差	皮肤黏膜
乏氧性缺氧	↓	N	↓	↓	↓	发绀
血液性缺氧	N	↓	↓	N	↓	樱桃红、棕褐色
循环性缺氧	N	N	N	N	↑	可发绀
组织性缺氧	N	N	N	N	↓	玫瑰红

注:↓降低;↑升高;N 正常。

考点:缺氧的类型、原因和发病机制、血氧指标的变化

链接

缺氧与发绀

当毛细血管内脱氧血红蛋白浓度达到 50g/L 以上时,深红色的脱氧血红蛋白可使皮肤和黏膜呈青紫色,称为发绀。发绀是缺氧的表现,但缺氧患者不一定发绀。如血液性缺氧和组织性缺氧的患者,虽然都有缺氧,但脱氧血红蛋白达不到 50g/L,就不会出现发绀;而乏氧性缺氧和循环性缺氧时,脱氧血红蛋白浓度易达到 50g/L 以上,因此常出现发绀。

第 4 节   缺氧时机体代谢和功能的变化

缺氧对机体的影响主要表现在机体对缺氧的代偿反应和缺氧引起的功能障碍。轻度缺氧主要引起机体代偿性反应,而重度缺氧则可造成细胞的功能和代谢障碍,甚至结构破坏。急性缺氧时,机体来不及代偿,以损伤为主;慢性缺氧时机体的代偿反应和缺氧的损伤作用同时存在。不同类型缺氧所引起的变化不尽相同。现以乏氧性缺氧为例,说明缺氧对机体的影响。

一、组织细胞和代谢的变化

慢性缺氧时组织细胞可通过增强对氧的储存和利用,增加无氧酵解过程等代谢变化发挥

代偿作用。表现为细胞内线粒体数目和膜的表面积增加,氧化还原酶活性增强,组织利用氧的能力增强;肌红蛋白增多,增加机体对氧的储存作用;缺氧时,糖酵解增强,在一定程度上补充了机体能量的不足,但同时可导致代谢性酸中毒,使细胞受到损伤。

二、呼吸系统的变化

动脉血氧分压降低到 60mmHg 以下时,可刺激颈动脉体和主动脉体的化学感受器,反射性地引起呼吸加深加快,肺通气量增加,又可使胸腔负压加大,促进静脉血回流,增加肺血流量,有利于氧的摄取和运输。严重缺氧时,可以使呼吸中枢受抑制甚至发生呼吸衰竭。

三、循环系统的变化

缺氧时交感神经兴奋,引起心率加快、心肌收缩力增强、静脉回流量增加以及心排血量增加。严重缺氧时,心肌受损,心肌舒缩功能障碍,心排血量和静脉回流减少,甚至出现心律失常及心力衰竭。

四、血液系统的变化

1. 红细胞增多　急性缺氧时,由于交感-肾上腺髓质系统兴奋,产生大量缩血管物质,肝、脾等储血器官的血管收缩,大量血液进入血液循环,使血液中的红细胞增多,增加了血液携带氧的能力;慢性缺氧时,肾脏产生大量红细胞生成素,使骨髓生成红细胞增多,提高了动脉血氧含量,对增加组织供氧具有代偿意义。

2. 血红蛋白与氧亲和力降低(氧离曲线右移)　缺氧时,红细胞内 2,3-二磷酸甘油酸(2,3-DPG)增加,导致氧离曲线右移,使血红蛋白与氧的亲和力降低,有利于血液流经组织时血红蛋白释放氧供组织利用。

五、中枢神经系统的变化

正常脑的重量占体重的 2% ~3% ,而脑的血流量约占心排血量的 15% ,耗氧量占全身总耗氧量的 23% ,但脑内氧的储存量却很少,对缺氧的耐受性差。急性缺氧可引起头痛、情绪激动或运动不协调;慢性缺氧可引起精力不集中、嗜睡、轻度抑郁等;严重缺氧可引起烦躁不安、惊厥、昏迷甚至死亡。

第 5 节　病理和临床联系

一、氧　疗

氧疗是给缺氧患者吸氧的治疗方法。吸氧可以提高血红蛋白结合的氧量和血浆中溶解的氧量,对改善机体缺氧有一定的效果。

各型缺氧都可以进行氧疗。但不同类型的缺氧,氧疗的效果却各不相同。对于吸入气体氧分压过低或外呼吸功能障碍引起的乏氧性缺氧效果最好,主要是通过提高肺泡内气体的氧分压和动脉血氧分压,增加了组织的供氧量。但对于静脉血分流入动脉所引起的乏氧性缺氧,因分流的静脉血没经过肺循环进行气体交换而直接渗入动脉血,所以氧疗效果不明显。CO 中毒的患者,吸入高浓度氧后,氧可与 CO 竞争性与血红蛋白结合,从而加速碳氧血红蛋白的解离和排出,疗效明显。

考点:不同类型缺氧的吸氧浓度及流量

不同类型的缺氧,吸氧的流量、浓度也有差别。对于仅有缺氧但无 CO_2 潴留的患者,可吸入较高浓度的氧气(一般浓度不超过 50%);既有缺氧又有 CO_2 潴留的患者,吸氧宜采用低浓度(30% O_2)和低流量(1~2L/min)的原则,使 PaO_2 升到 8kPa 即可,以保持轻度缺氧对呼吸中枢的刺激。

链接 **一氧化碳中毒与高压氧治疗**

一氧化碳中毒患者的抢救离不开高压氧。如果患者有一氧化碳暴露史及相关症状如恶心、呕吐、反应迟钝甚至昏迷等表现,就应该及时进行高压氧治疗。

在超过 1 个大气压的环境下,呼吸与周围气压相等的纯氧(氧浓度≥95%),就称为高压氧;利用高压氧进行治疗时,要注意控制氧压和时间,防治发生氧中毒。

二、氧 中 毒

氧是生命活动中不可缺少的物质,但长时间吸入高浓度或分压过高(超过 0.5 个标准大气压)的氧,可出现氧的损伤效应,称为氧中毒。中枢神经系统中毒症状主要表现为视觉和听觉障碍、恶心、眩晕、抽搐、晕厥等神经症状,严重者可发生昏迷、死亡。肺部主要病理变化为肺充血、水肿、出血、肺泡透明膜形成,患者出现咳嗽、呼吸困难等临床表现。

氧中毒是可以预防的医源性疾病,因此,在临床上给缺氧患者进行氧疗时,要掌握缺氧的类型,控制吸氧的浓度、时间及流量等,严防氧中毒的发生。

小 结

缺氧指组织供氧不足或利用氧障碍,组织的代谢、功能甚至形态结构发生异常变化的病理过程。常用的血氧指标主要有氧分压、血氧容量、血氧含量、动-静脉血氧含量差,血氧饱和度。乏氧性缺氧的主要特点是动脉血氧分压降低,当毛细血管内脱氧血红蛋白大于 50g/L 时,患者皮肤和黏膜呈青紫色,可出现发绀。血液性缺氧的主要特点是血氧容量降低。一氧化碳中毒时患者皮肤黏膜呈樱桃红色;高铁血红蛋白血症时,皮肤黏膜呈咖啡色,又称肠源性发绀。循环性缺氧时,动-静脉血氧含量差增大,可出现发绀。组织性缺氧时,动-静脉血氧含量差小于正常,患者皮肤、黏膜呈玫瑰红色。

缺氧的基本治疗是去除缺氧的原因和吸氧,但要注意吸入气的氧分压、氧的流量和吸氧持续的时间,严防氧中毒。

自 测 题

一、名词解释

1. 缺氧 2. 发绀 3. 肠源性发绀

二、填空题

1. 常用的血氧指标有_____、_____、_____、_____、_____。

2. 缺氧的类型主要有_____、_____、_____、_____。

3. 由肠道引起的高铁血红蛋白血症称为_____。

4. 当毛细血管内脱氧血红蛋白大于_____g/L

时,患者皮肤、黏膜呈现青紫色,称为发绀。

三、选择题

A 型题(最佳选择题)

1. 关于缺氧的叙述,正确的是
   - A. 空气中氧气少
   - B. 氧的供应不足和利用障碍
   - C. 大气压低
   - D. 呼吸不通畅
   - E. 缺乏氧化酶

2. 下列哪种情形引起的缺氧是血液性缺氧
   - A. 贫血
   - B. 高原或高空
   - C. 通风不好的矿井
   - D. 氢化物中毒
   - E. 心肌梗死

3. 室间隔缺损伴肺动脉狭窄时,血液出现由右向左分流时出现的缺氧,属于下列哪种类型
   - A. 乏氧性缺氧
   - B. 循环性缺氧
   - C. 组织性缺氧
   - D. 血液性缺氧
   - E. 等张性缺氧

4. 高铁血红蛋白血症的形成和哪种物质有关
   - A. 亚硝酸盐
   - B. 氰化物
   - C. 碳氧血红蛋白
   - D. 氧化酶减少
   - E. 血红蛋白

5. 食用大量含有较多硝酸盐的不新鲜的蔬菜,引起的肠源性发绀,属于哪种类型的缺氧
   - A. 乏氧性缺氧
   - B. 血液性缺氧
   - C. 组织性缺氧
   - D. 循环性缺氧
   - E. 低动力性缺氧

6. 休克和心力衰竭时出现的缺氧属于哪个类型
   - A. 乏氧性缺氧
   - B. 组织性缺氧
   - C. 循环性缺氧
   - D. 血液性缺氧
   - E. 等张性缺氧

7. 氰化物中毒引起组织性缺氧的机制是
   - A. 使呼吸链中断
   - B. 氧化酶合成减少
   - C. 线粒体受伤
   - D. 形成碳氧血红蛋白
   - E. 形成高铁血红蛋白

8. 下列哪项是组织中毒性缺氧时皮肤黏膜的特点
   - A. 玫瑰红色
   - B. 樱桃红色
   - C. 青紫色
   - D. 苍白
   - E. 咖啡色

9. 下列哪种缺氧是血红蛋白携带氧减少造成的
   - A. 乏氧性缺氧
   - B. 血液性缺氧
   - C. 循环性缺氧
   - D. 组织性缺氧
   - E. 低动力性缺氧

10. 下列哪种缺氧使组织细胞摄取和利用氧增多
   - A. 乏氧性缺氧
   - B. 血液性缺氧
   - C. 循环性缺氧
   - D. 组织性缺氧
   - E. 等张性缺氧

B 型题(配伍选择题)

   - A. 苍白色
   - B. 樱桃红色
   - C. 玫瑰红色
   - D. 咖啡色
   - E. 发绀

11. 氰化物中毒
12. 一氧化碳中毒
13. 心力衰竭
14. 肺气肿
15. 食用大量不新鲜蔬菜

四、简答题

1. 各型缺氧患者的皮肤、黏膜各有什么特点?
2. 一氧化碳中毒可以引起哪种类型的缺氧?发生机制是什么?
3. 缺氧和发绀有什么关系?

(张丽华)

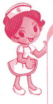

第13章 发 热

几乎每个人都有过发热的体验,受凉感冒可以发热,吃了不洁食物腹泻也可以发热,正像俗话所说:"吃五谷杂粮,谁还没有个头疼脑热的"。看起来不是什么大问题,但发热真的那么简单吗?

实际上,发热(尤其是长期不明原因的发热)往往是各科临床医生经常遇到的一个比较棘手的难题。导致人体发热的病因很多,其涉及的病种常常达数十种,甚至上百种。

第 1 节 发热的概念

发热(fever)是指机体在致热原作用下,体温调节中枢的调定点上移而引起的调节性体温升高为主要表现的全身性病理过程。一般体温超过正常值 0.5℃,视为发热。发热是常见的疾病症状之一,也是许多疾病所共有的病理过程,因发热常出现于许多疾病的早期,易被患者察觉,因此,发热是疾病出现的重要信号。

并非所有的体温升高都是发热,非调节性的体温升高,称为过热,是由于体温调节障碍、散热障碍或者产热器官功能异常等原因引起。正常人在某些生理情况下也可出现体温升高,如剧烈运动、女性排卵期、妊娠期、心理性应激等,属生理性反应,称为生理性体温升高,并随生理过程结束而自动恢复正常体温,不对机体产生危害,无需治疗,归纳如下(见图 13-1)。

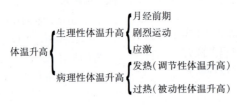

图 13-1 体温升高分类

案例13-1

患儿,女性,1.5 岁,高热 3 天,抽搐 3 小时为主诉入院。3 天前因受凉及食不洁食物而发热。初为低热(37.8℃),6 小时后体温升至 39.0℃,近 3 小时出现双眼上翻,四肢强直,伴口周青紫,口吐白沫及大小便失禁。病后出现呕吐,排无脓血黏液稀便,色黄,每日 6～8 次,1 小时内又连续抽搐,镇静处理后缓解。体检:发育正常,营养中等,嗜睡,体温 38.5℃,脉搏 130 次/分,呼吸 30 次/分,双肺呼吸音略粗,未闻及干、湿啰音,心律齐,腹胀,肝脾未触及,神经系统未见明显异常。

问题:分析患儿发热及抽搐的机制?

第 2 节　发热的原因和发生机制

一、发热的原因

通常把能引起人和实验动物发热的物质,称为致热原。致热原包括发热激活物和内生致热原。

(一) 发热激活物

凡能刺激机体产生内生致热原的物质都称为发热激活物(pyrogenic1 activator)。发热激活物是引起发热的原因,可来源于体外,也可由体内形成,包括外致热原和某些体内产物。

1. 外致热原　来源于体外的致热物质称为外致热原。主要包括病原体(细菌、病毒、真菌、立克次体、螺旋体、疟原虫等)。其中革兰阴性细菌的内毒素是最常见的外致热原。这种毒素耐热性高,一般方法难以清除,是血液制品和输液过程中的主要污染物。

多数发热性疾病都是由病原微生物及其产物引起,由病原微生物引起的发热称感染性发热,约占所有发热的50%～60%,其中由细菌感染引起的发热约占43%。

2. 体内产物　指机体内产生的致热物质。主要包括抗原抗体复合物、炎症灶产物等。上述物质与其他非生物性病原体引起的发热,称为非感染性发热。

发热激活物由于相对分子质量大,难易通过血-脑脊液屏障,不能直接作用于体温调节中枢引起发热,主要作用是促进内生性致热原的产生和释放。

(二) 内生致热原

体内能够产生并释放内生致热原的细胞称为产致热原细胞。包括单核细胞、巨噬细胞、内皮细胞、星状细胞等。内生致热原(endogenous pyrogen,EP)是指在发热激活物作用下,由机体产 EP 细胞合成、释放的致热性细胞因子。

内生致热原相对分子质量小,可以通过血-脑脊液屏障直接作用于体温调节中枢,引起中枢发热介质的释放,继而引起调定点的上移,通过调温效应器的反应引起发热。

二、发热的发生机制

发热的机制目前认为包括 3 个基本环节:①信息传递:发热激活物激活产致热原细胞,使其产生和释放内生致热原,并经血液循环到达下丘脑体温调节中枢;②中枢调节:内生致热原到达体温调节中枢后,通过改变中枢发热介质(正调节介质和负调节介质)的数量,使调定点上移;③调温效应器反应:由于调定点的上移,体温调节中枢发出冲动,引起调温效应器的反应。一方面通过运动神经使骨骼肌收缩,产热增加;另一方面通过交感神经使皮肤血管收缩,散热减少。由于机体产热大于散热,所以体温逐渐升高,最终达到新调定点水平。发热机制见图13-2。

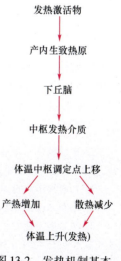

发热激活物
↓
产内生致热原
↓
下丘脑
↓
中枢发热介质
↓
体温中枢调定点上移
↓
产热增加　　散热减少
↓
体温上升(发热)

图 13-2　发热机制基本环节示意图

考点:发热的原因和发生机制

第 3 节 发热的分期

发热的临床经过,按体温变化一般可分为 3 期。

一、体温上升期

体温上升期是发热的开始阶段,体温调定点上移,产热大于散热,体温不断上升。患者常有皮肤苍白(血管收缩,皮肤血流量减少)、畏寒(血管收缩温度下降,刺激冷感受器)、寒战(运动神经引起骨骼肌紧张度升高)、起"鸡皮疙瘩"(竖毛肌收缩引起)等症状。

二、高热持续期

体温上升到新的调定点后,产热与散热在高水平上保持相对平衡,体温波动于较高水平。由于血温已达到新的调定点水平,下丘脑不再发出冷冲动,此期寒战消失并出现散热反应,皮肤血管由收缩转为扩张,皮温升高,故患者出现皮肤潮红,因高热水分经皮肤蒸发较多,出现皮肤口唇干燥。

三、体温下降期

当致热原与中枢介质作用消除,调定点恢复到正常水平,因血温高于调定点,机体出现明显的散热反应(皮肤血管扩张,汗腺分泌增加),体温下降直至恢复正常。此期散热过程增强,产热过程抑制,患者出现明显发汗反应,可散发大量热量,致体温下降。

考点:各期发热的特点

第 4 节　发热时机体代谢和功能的变化

一、机体的代谢变化

体温升高时,物质代谢加快,一般认为,体温升高1℃,基础代谢率约升高13%。

1. 糖代谢　发热时由于产热的需要,能量的消耗增加,因而对糖的需要增加,肝糖原和肌糖原分解及糖异生作用加强,可引起血糖增高,病人出现糖尿,糖原储备减少。葡萄糖分解加强,氧相对不足,使无氧酵解增强,血中乳酸增加。

2. 脂肪代谢　正常情况下脂肪分解供能只占总能量的20%～50%。发热时由于机体糖原储备减少,糖类摄入不足,使脂肪分解增加,可占总能量60%～80%。大量脂肪分解氧化不全,患者可出现酮血症和酮尿。长期发热,体内脂肪消耗,患者日渐消瘦。

3. 蛋白质代谢　50kg体重的正常人,日均蛋白质分解仅为12g;发热时蛋白质分解量比正常高3～4倍,蛋白质分解加强,血浆蛋白减少并出现氮质血症,尿氮增加。此时如未能及时补充足够的蛋白质,机体呈负氮平衡,患者抵抗力下降,组织修复能力降低。

除此之外,维生素、水电解质及酸碱代谢等也随之发生改变。发热时,机体代谢增强而消耗增多,食欲不振、消化液分泌减少,患者往往出现维生素C和B族维生素缺乏。

发热时尿量常明显减少,体内出现水、钠、氯潴留。而在退热期,皮肤和呼吸道水分蒸发增多和出汗增多,又导致脱水。发热时分解代谢增强,细胞内钾向细胞外释放,引起血钾及尿钾均增高。发热时代谢紊乱,耗氧量增加,血氧含量降低,酸性代谢产物堆积,可出现酸中毒。

二、机体的功能改变

1. 中枢神经系统　发热时患者常感不适、头痛、头昏、嗜睡,这些症状主要是致热性细胞因子直接引起的。高热惊厥多发生于6个月至4岁幼儿,与幼儿大脑皮质尚未发育成熟有关。

2. 循环系统　发热时突出的特点是心率加快,体温每上升1℃,心率约增加10～20次/分,心率加快主要是由于血温升高对窦房结的刺激所致,在一定限度内心率加快可提高心排血量,但舒张期缩短,心肌耗氧量增加,可诱发心力衰竭的发生。在体温上升期,心率加快和外周血管收缩,可使血压轻度升高。高温持续期和体温下降期,外周血管舒张,血压可轻度下降,少数患者因大量出汗可致虚脱。

3. 呼吸系统　发热时,患者可表现出呼吸加快、加深。这与体温升高、CO_2生成增多、耗氧量增加等因素对呼吸中枢的刺激有关。呼吸加快,潮气量增大,可增加肺泡通气量,有利于摄入氧,排除CO_2和热量散发。

4. 消化系统　发热时由于交感神经兴奋,消化液分泌减少和胃肠蠕动减弱,患者常出现消化系统功能异常。唾液分泌减少可引起口干;胃酸分泌减少,胃运动减弱,可使食物在胃内停留时间延长并发酵;由于异常分解食物刺激胃黏膜,患者可出现食欲不振、恶心、呕吐;胰液、胆汁分泌不足,肠蠕动减弱,可导致蛋白和脂肪在肠内消化不良和食糜在肠内停滞,使发酵过程增强,故发热患者有便秘、腹胀等症状。

5. 泌尿系统　发热时的体温上升期,患者尿量常减少,尿比重增高。主要与抗利尿激素分泌增加,使远曲小管和集合管对尿量吸收增多有关。持续发热,肾小管上皮细胞可发生细胞水肿,尿中出现蛋白和管型。体温下降期尿量和尿比重逐渐恢复正常。

三、发热的生物学意义

发热既是多种疾病中伴发的重要病理过程,也是机体抵抗致病因子侵袭的防御反应之一。大量临床观察和实验证明,一定程度的发热可以唤起各种防御反应,有利于机体抵抗感染,增强抵御致炎因子的能力。但过高过久发热,因机体能量消耗过多,对机体不利,可引起一些组织细胞的形态改变,如脑细胞变性坏死、心脏过度负荷、脱水、负营养平衡,严重者可致器官功能障碍等。临床上治疗发热患者,首先是祛除病因,对一些原因不明的发热,不能急于解热,以免掩盖病情,延误原发病的诊断和治疗。

小 结

发热既是多种疾病中伴发的重要病理过程,也是机体抵抗致病因子侵袭的防御反应之一。发热是体温调节中枢的调定点上移而引起的调节性体温升高,是许多疾病突出的临床表现。发热激活物是间接的致热作用,内生致热原是直接的致热作用。内生致热原相对分子质量小,可以通过血-脑脊液屏障可直接作用于体温调节中枢。发热的机制包括信息传递、中枢调节、调温效应器反应3个基本环节。

发热分3期:体温上升期、高热持续期、体温下降期。

发热时糖、脂肪和蛋白质三大营养物质分解增加,体温每升高1℃,基础代谢率约升高13%,心率约增加10~20次/分,呼吸加深加快。小儿高热应预防高热惊厥。

自 测 题

一、名词解释

1. 发热　2. 发热激活物　3. 内生致热原

二、填空题

1. 发热过程的三期分别是_____、_____与_____。

2. 发热时由于_____和_____可促使呼吸中枢_____,呼吸_____,CO_2排出增多,易引起呼吸性_____中毒。

3. 在防治发热过程中,必须及时解热的病例有_____、_____及_____。

三、选择题

A型题(最佳选择题)

1. 高温持续期的热代谢特点为
   A. 以产热为主,体温逐步上升
   B. 以散热为主,体温逐步下降
   C. 产热与散热维持高水平平衡,体温保持高水平
   D. 产热与散热维持平衡,体温呈较高水平波动
   E. 产热与散热失衡,体温呈大幅度波动

2. 发热时脂肪代谢的特点是
   A. 脂肪分解明显增强
   B. 脂肪合成明显增强
   C. 脂解激素明显减少
   D. 脂肪分解明显减弱
   E. 脂肪贮备明显增多

3. 体温下降期应特别注意防治
   A. 大汗　　　　　B. 休克
   C. 脱水　　　　　D. 多尿
   E. 寒战

4. 发热造成循环系统功能改变的突出表现是
   A. 血压升高　　　B. 心率加快
   C. 心排血量增多　D. 心负荷加重
   E. 心肌收缩力增强

5. 属于发热的是
   A. 中暑　　　　　B. 抽搐
   C. 甲亢　　　　　D. 妊娠
   E. 肺炎

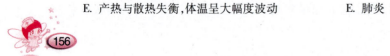

6. 婴幼儿高热时易出现惊厥是因为
    A. 脑皮质尚未发育成熟有关
    B. 体质虚弱
    C. 肌肉收缩
    D. 对致热原敏感
    E. 脱水热

B 型题(配伍选择题)
    A. 嗜睡　　　　　B. 呼吸不规则
    C. 大量出汗致虚脱　D. 畏寒
    E. 蛋白和管型尿

7. 高热骤退,患者易出现
8. 持续发热可出现
9. 致热性细胞因子可导致患者
10. 体温上升期可出现

四、简答题

1. 简述发热的发生机制。
2. 简述体温上升期的热代谢特点。
3. 发热时机体有哪些功能变化?
4. 发热与过热有什么异同?

(刘海燕)

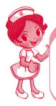

第14章 休 克

在生活中,当碰到有人头晕、眼花、恶心、面色苍白、四肢发软,甚至突然意识丧失,摔倒在地,这种情况是休克吗?哪些原因会导致休克的发生?休克发生之后会对机体造成哪些影响?通过本章学习,就可以逐一解除你心中的疑团。

第1节 休克的概念

休克是指各种强烈致病因子作用于机体引起的急性循环衰竭,导致全身有效循环血量急剧下降,组织微循环灌流严重不足,以至重要生命器官功能代谢紊乱和结构损害的全身性病理过程。患者可出现面色苍白、四肢湿冷、神志淡漠、血压下降、心率加快、脉搏细速及尿量减少等症状。遇到休克时,必须对其病因迅速做出明确诊断,针对性地进行救治。

> **链接**
>
> **休 克**
>
> 休克是由英文 shock 音译而来,原意为震荡、打击。它不仅是在战场上,同时也是临床各科常见的急性危重病症。200多年来,对休克的认识经历了从临床症状的描述、外周循环衰竭的认识、微循环灌流障碍的提出,以及休克发生的细胞分子水平研究等发展阶段。

第2节 休克的原因与分类

导致休克的原因很多,且许多休克的原因不只一种。比较常用的休克分类方法有以下几种(见图14-1)。

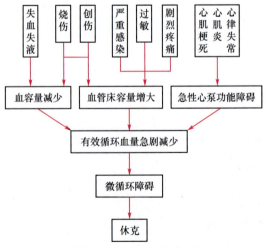

图14-1 休克的发生机制

一、按休克的原因分类

1. **失血与失液性休克** 见于外伤或某些疾病导致的大失血、肠梗阻、剧烈吐泻等引起的大量血浆或体液丢失。当机体急性失血达总血量的20%左右即可发生休克。

2. **烧伤性休克** 见于大面积烧伤伴有血浆渗出，导致体液丧失，有效循环血量减少而引起的休克。

3. **创伤性休克** 见于各种严重的创伤，如骨折、挤压伤等，伴有一定量出血和剧烈疼痛时引起的休克。

4. **感染性休克** 见于由各种致病微生物，如细菌、病毒、真菌等引起的严重感染。

5. **心源性休克** 大面积急性心肌梗死、急性心肌炎、严重的心律失常、心包积液积血等导致心排血量减少，有效循环血量和组织微循环灌流量显著降低，引起心源性休克。

6. **过敏性休克** 见于具有过敏体质的人，对某些药物（如青霉素）、血清制剂（如破伤风抗毒素）等发生强烈的过敏反应而引起的休克。

7. **神经源性休克** 见于高位脊髓麻醉或脊髓损伤、剧烈疼痛等引起的休克。

二、按休克的始动环节分类

正常机体保证微循环有效灌注的3个因素包括：足够的循环血量、正常的心泵功能及血管容量。任何病因均通过上述3个环节的改变而引起休克的发生。故将血容量降低、急性心泵功能障碍和血管床容量增大称为休克发生的始动环节。

1. **低血容量性休克** 常见于失血、失液、创伤或烧伤等情况，由于血容量减少而发生休克。

2. **心源性休克** 由于心肌收缩力减弱或舒张期充盈不足，发生急性心泵功能障碍，心排血量急剧减少所引起的休克。见于急性心肌梗死、急性肺动脉栓塞及严重心肌炎等。

3. **血管源性休克** 由于外周血管（主要是微小血管）扩张，导致血管容量增大，血液大量淤积在微血管中，使有效循环血量锐减所致的休克，如过敏性、神经源性和部分感染性休克。

考点：休克发生的始动环节

三、按休克时血流动力学特点分类

根据休克时外周阻力和心排血量的变化，分为以下两种类型。

1. **低排高阻型休克** 特点是心排血量降低，外周阻力增高。因外周血管收缩，皮肤发凉，故又称"冷休克"，见于低血容量性、心源性、创伤性和多数革兰阴性细菌感染性休克。

2. **高排低阻型休克** 特点是心排血量增高，外周阻力降低。因外周血管扩张，皮肤温暖，故又称"暖休克"，见于少数革兰阳性细菌感染性休克。

案例14-1

患者，男性，58岁，睡眠中无明显诱因突然出现胸骨后疼痛、胸闷、气短，同时伴有乏力、全身大汗、心悸，持续1小时余不缓解，到医院就诊，症状未改善，并再次加重，伴有头晕、四肢厥冷。既往史：高血压病史10年，最高血压180/110mmHg。体检：体温36.8℃，脉搏112次/分，呼吸22次/分，血压70/50mmHg，痛苦面容，反应稍差，脉搏细速。辅助检查：心电图提示左心室大面积心肌梗死。

问题：该患者是否发生了休克？如是则属何种类型休克？分析其始动环节。

第 3 节 休克发展过程及其发生机制

微循环的结构与调节

微循环指微动脉与微静脉之间的血液循环,主要包括微动脉、后微动脉、动静脉短路、毛细血管前括约肌、真毛细血管网、直捷通路、动静脉短路与微静脉。其中微动脉、后微动脉和毛细血管前括约肌组成毛细血管前阻力,微静脉构成毛细血管后阻力。微循环主要受交感神经和全身性与局部性体液因素的调节。当交感神经兴奋、全身性体液因素(主要是儿茶酚胺)释放时,微血管收缩;而局部性体液因素(如乳酸、组胺等)增多时,微血管舒张。

休克的发生原因和始动环节不同,发展过程也有所差异,但微循环障碍是其共同的发病学环节。一般根据微循环变化将休克过程分为 3 期,即微循环缺血期、微循环淤血期和微循环衰竭期(见图 14-2)。

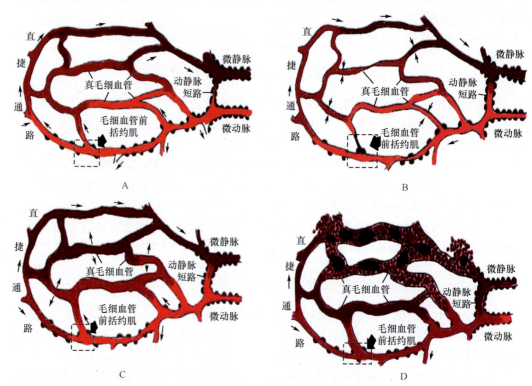

图 14-2 休克各期微循环变化示意图

A. 正常微循环;B. 微循环缺血期;C. 微循环淤血期;D. 微循环衰竭期

一、微循环缺血期(休克初期、休克代偿期)

(一)微循环变化的特点与机制

休克初期,毛细血管前后阻力增加(前阻力增加更为显著),真毛细血管网关闭,动-静脉短路开放,此时微循环灌流量急剧减少,灌少于流,整个微循环处于缺血缺氧的状态。

此期微循环缺血缺氧的主要机制是：①在低血容量、内毒素、疼痛等因素作用下，通过不同途径引起交感-肾上腺髓质系统兴奋，使儿茶酚胺大量释放，导致微血管强烈收缩；②交感神经兴奋、儿茶酚胺增多及血容量减少引起大量缩血管物质释放，如血管紧张素Ⅱ、抗利尿激素、血栓素 A_2、心肌抑制因子(MDF)等，进一步促进微血管收缩，加速微循环缺血。

(二) 微循环变化的代偿意义

此期微循环变化对机体有一定的代偿意义，主要表现在：

1. 有助于动脉血压的维持　休克初期，交感神经兴奋和儿茶酚胺释放增多，使皮肤、腹腔内脏的小血管发生收缩，肝脏储血库收缩，回心血量迅速增加，发挥了"自身输血"的作用。由于微动脉、后微动脉和毛细血管比微静脉对儿茶酚胺更敏感，导致毛细血管前阻力比后阻力更大，毛细血管流体静压下降，组织液回流入血管，使回心血量增加，起到"自身输液"的作用。此外，醛固酮与抗利尿激素增多，可使肾小管对钠、水重吸收增强，增加循环血量。交感-肾上腺髓质系统兴奋，均可引起心率加快，心肌收缩力加强，导致心排血量增多。在外周血管总阻力增高，回心血量增多和心排血量增加的作用下，休克初期动脉血压常维持正常或略升高。

2. 保证心、脑的血液供应　由于不同脏器的血管对儿茶酚胺反应不一，皮肤、内脏、骨骼肌、肾的血管 α 受体密度高，对儿茶酚胺的敏感性较高，收缩更甚，而脑动脉和冠状动脉血管因 α 受体密度低而无明显改变，其中冠状动脉可因 β 受体的作用而出现舒张反应，机体发生明显的血液重新分布，使心、脑血流增加。此外，休克初期的动脉血压正常，也保证了心、脑的血液供应。

(三) 临床表现

患者可出现烦躁不安、面色苍白、皮肤湿冷、脉搏细速、尿量减少，血压基本正常，但脉压减小。此期是休克的可逆期，应尽早去除病因，及时补充血容量，改善组织血液灌流，阻止休克过程的进一步发展。但常因血压不降低而贻误诊治，致使病情发展到休克中期。

二、微循环淤血期（休克中期、可逆性失代偿期）

(一) 微循环变化的特点与机制

由于休克初期未及时防治，微循环持续缺血，进而发展为微循环血管扩张淤血，表现为毛细血管前阻力降低(后阻力降低不明显)，血管运动现象减弱，真毛细血管网开放，血细胞的黏附或聚集，此时微循环灌多流少，处于淤血缺氧状态。

此期微循环淤血的主要机制是：①微循环持续缺血缺氧，乳酸等酸性物质蓄积，微动脉和毛细血管前括约肌在酸性环境中对儿茶酚胺耐受性较差，血管舒张；而微静脉对酸中毒耐受性较强，仍处于收缩状态。酸中毒还使毛细血管网大量开放，导致微循环灌多流少。②组织缺氧、内毒素作用激活激肽和补体系统，使肥大细胞释放组胺及代谢产物腺苷、核苷酸等增多，引起微循环血管舒张和毛细血管通透性增高，微循环淤血，血流缓慢。③毛细血管通透性增高，导致血浆外渗，血液浓缩，红细胞聚集，白细胞嵌塞及血小板黏附和聚集，致使血流阻力增加，血流缓慢、淤滞。

(二) 临床表现

此期全身组织器官处于严重淤血性缺氧状态，出现休克的典型临床表现，如神志淡漠、意识模糊、血压进行性下降、脉压缩小、心搏无力、脉搏细速、少尿甚至无尿，皮肤出现发绀、花斑纹。此期是可逆性失代偿阶段,抢救的关键是疏通微循环,解除淤血。如果仍未得到及时正确的治疗,病情进一步恶化进入休克晚期。

三、微循环衰竭期（休克晚期、不可逆转期）

（一）微循环变化的特点与机制

严重淤血、缺氧和酸中毒使微血管高度麻痹、扩张,对血管活性物质失去反应,微循环处于不灌不流状态,因血流缓慢,血液浓缩和黏滞度高,容易诱发弥散性血管内凝血（DIC）。

此期微循环障碍的主要机制是:①微循环严重淤血,毛细血管内压及微血管通透性增加,使血浆外渗而引起血黏滞度升高,血液呈高凝状态,易导致 DIC;②缺氧、酸中毒及内毒素可使血管内皮细胞受损,激活凝血因子XII,可启动内源性凝血系统;③组织创伤,大量凝血因子III入血而激活外源性凝血系统;④创伤、感染造成红细胞大量破坏,释放出红细胞素（主要是磷脂和 ADP）;⑤体内生成大量促凝物质,如血小板活化因子、TXA_2 等,促进血小板和红细胞聚集,可加速 DIC 形成。

（二）临床表现

此期血压进行性下降,意识障碍加重,甚至昏迷,中心静脉压降低,静脉塌陷。并出现皮肤出血、凝血实验室检查异常和重要器官功能衰竭等表现。

考点:休克的分期及各期微循环变化的特点

并不是所有休克都经历上述三期变化。低血容量性休克、心源性休克和部分感染性休克可从微循环缺血期开始,而过敏性休克多从淤血期开始,严重烧伤性休克则可能一开始即出现微循环衰竭期表现。也并非所有休克患者都一定发生 DIC,但是休克一旦并发 DIC,则病情将迅速恶化。在临床工作中要掌握和运用休克发生发展的共同规律,具体分析各型休克的变化特点,做到积极抢救,合理治疗。

第 4 节　休克时机体代谢和功能的变化

一、细胞代谢的变化

1. 能量代谢变化　休克时,微循环严重障碍引起组织缺氧,细胞有氧氧化障碍,无氧酵解增强,乳酸生成增多,ATP 生成减少。ATP 生成不足使细胞膜 Na^+-K^+-ATP 酶活性降低,Na^+、K^+ 运转失灵,导致细胞水肿和高钾血症。

2. 代谢性酸中毒　休克时由于组织缺氧,糖酵解过程增强,乳酸生成增多,肝功能障碍,乳酸利用减少,易发生乳酸酸中毒。此外,肾功能障碍,排酸保碱功能降低,可加重代谢性酸中毒。

二、细胞损伤

休克时细胞损伤是各器官功能衰竭的共同机制。缺氧、酸中毒、内毒素和氧自由基生成过多等因素通过直接或间接作用破坏生物膜的功能和结构,造成膜通透性增高,Na^+ 泵障碍,引起细胞水肿和细胞器肿胀;细胞膜上腺苷酸环化酶系统受损,使细胞内各种代谢过程发生紊乱;线粒体肿胀甚至结构破坏,导致能量代谢障碍;溶酶体肿大、破裂,溶酶体酶释放引起细胞自溶。

三、重要器官功能障碍

休克过程中各器官功能和结构常发生异常改变,尤其是心、脑、肺、肾等重要器官的功能衰竭,是休克难治的重要因素,也是休克患者死亡的常见原因。

1. 心功能障碍　心源性休克初期表现为心脏收缩力减弱或舒张期充盈不足,以致心排血量急剧减少。而非心源性休克的初期,由于冠状血管舒张和动脉血压的维持,心功能仍能维持正常或代偿性增强。随着休克的发展,血压下降以及心率过快,使冠状动脉血流量减少,心肌缺血缺氧,加之体内的酸中毒、高钾血症、心肌抑制因子及内毒素等作用于心肌,导致心功能障碍,甚至出现心力衰竭。

2. 肺功能障碍　休克初期,由于呼吸中枢兴奋使呼吸加深加快,通气过度,引起低碳酸血症和呼吸性碱中毒。休克进一步发展,则出现急性呼吸功能衰竭。在病理形态上可见明显肺淤血、肺水肿、肺出血、局限性肺不张、微血栓形成和栓塞及肺泡腔内透明膜形成等改变,称为休克肺。临床表现为进行性呼吸困难和低氧血症,是引起休克患者死亡的主要原因之一。

3. 肾功能障碍　肾脏是休克过程中最早最易受损害的器官。休克初期,由于肾血液灌流不足,肾小球滤过率减少,原尿生成减少。但肾小管上皮细胞重吸收功能仍保持正常,加之醛固酮和抗利尿激素的作用,以致肾小管对钠、水的重吸收增强,出现少尿或无尿。此时肾功能改变属于功能性急性肾衰竭。若休克持续时间较长,肾缺血持续性加重,可引起急性肾小管坏死,发生器质性急性肾衰竭。

4. 脑功能障碍　休克初期,由于机体内血液重新分布使脑血流量基本正常,患者神志清醒,脑功能无明显障碍。随着休克的发展,动脉血压降低和DIC的形成等导致脑内微循环障碍,脑组织缺血、缺氧和酸中毒,使脑细胞膜和脑微血管通透性增高,引起脑细胞水肿及颅内压增高,患者可出现神志淡漠、嗜睡、甚至昏迷。

5. 胃肠道功能障碍　休克时胃肠因缺血、淤血及DIC形成,消化液分泌减少,胃肠蠕动减弱,消化功能明显障碍。持续的缺血,不仅可致胃黏膜糜烂而发生应激性溃疡,还可因肠道屏障功能受损和细菌的大量繁殖而加重休克。临床表现为腹痛、消化不良、呕血和黑便等。

6. 肝功能障碍　休克时肝脏缺血、淤血可引起肝功能障碍,表现为肝细胞对乳酸的利用障碍而加重酸中毒。蛋白质和凝血因子合成障碍导致低蛋白血症和出血。解毒功能减低使各种毒素不能分解而引起机体中毒。

7. 多器官功能衰竭　是指休克晚期常出现两个或两个以上的器官相继或同时发生功能衰竭,是休克患者致死的重要原因。而且衰竭的器官越多,死亡率越高。

案例14-2

患者,男性,21岁,外出务工,工作中不慎从高处坠落。体检:体温36.8℃,脉搏125次/分,血压65/50mmHg,面色苍白、脉搏细弱、四肢湿冷,全身多处骨折,皮肤大片瘀斑、血肿。伤后送医院,途中患者渐转入昏迷,最终死亡。

问题:1. 该病例属于什么类型休克? 送医院前处于休克哪一阶段?

2. 该病例微循环灌注有何变化?

3. 试分析该病例的死亡原因。

第 5 节　休克的防治与监护

休克病程进展快,应在治疗原发病的基础上,采取积极有效的综合措施。以支持生命器官的微循环灌注和防止细胞损伤为目的,以临床动态监测指标为治疗依据,做到有效预防、及时治疗和规范护理。主要采取以下基本措施:

1. 补充血容量　有效循环血量减少是各型休克发生的共同环节,应根据患者心肺功能情况,动态监测中心静脉压及静脉充盈程度、尿量、血压、脉搏等指标,并遵循“需多少,补多少”的补液原则,及时尽早补液。

2. 纠正酸中毒　酸中毒造成心脏功能降低,使血管活性药物的疗效受影响,纠正酸中毒可提高心肌收缩力,恢复血管对药物的反应性。

3. 合理应用血管活性药物　及时改善组织微循环血液灌流量。治疗过程中不能为升高血压而长时间大量使用缩血管药物。对低血容量性休克初期患者,在充分扩容的基础上使用扩血管药物解除血管痉挛,提高组织微循环灌注。对血管源性休克的治疗,最佳选择为缩血管药物。总之,要针对不同情况,在纠正酸中毒的情况下合理使用血管活性药物。

4. 保护脏器功能,预防 DIC 和器官功能障碍　针对不同器官功能障碍的情况,采用适当的治疗措施。如正压给氧,改善呼吸;防止肺水肿,控制肺部感染;利尿、透析、改善肾功能。

5. 临床监护　采取合适体位,尽快建立输液、输血通道,密切观察患者意识表情、肢体温度与色泽、血压与脉压、脉搏、心率、呼吸等生命体征的变化。专人护理,记录液体出入量和尿量,做好病情变化和护理记录。合理用药,注意药物间的配伍禁忌,精心护理并加强心理疏导。

第 6 节　缺血-再灌注损伤

一、缺血-再灌注损伤的原因及条件

任何原因造成组织血液灌流量减少均可使细胞发生缺血性损伤,近年来,随着溶栓疗法、动脉旁路移植术、导管技术、经皮腔内冠脉血管成形术(PTCA)、断肢再植和器官移植等方法的建立和推广,使缺血器官和组织更快地重新获得血液供应,明显减轻了细胞损伤,提高了疗效。但是,在动物实验和临床观察中也发现缺血器官组织恢复血液再灌注后,部分动物或患者细胞功能代谢障碍及结构破坏反而加重,因而将这种血液再灌注使缺血性损伤进一步加重的现象称为缺血-再灌注损伤。现已证实,除心脏外,在脑、肾、肝、肺、胃肠道、肢体及皮肤均存在此现象。

临床上出现缺血-再灌注损伤的常见原因有:

1. 全身循环障碍后恢复血液供应　如休克微循环痉挛解除,心脏骤停后心脑肺复苏。

2. 组织器官缺血后血流恢复　如器官移植及断肢再植术后。

3. 血管再通后　溶栓治疗、动脉旁路移植术、PTCA 及冠状动脉痉挛缓解后。

并非所有缺血的组织器官在血流恢复后都会发生缺血-再灌注损伤,许多因素可影响其发生及其严重程度,常见有:

(1) 缺血时间:时间过长、过短均不易发生再灌注损伤,动物实验证明,当阻断大鼠左冠状动脉 5 ~ 10 分钟,恢复血供后心率失常的发生率很高,但短于 2 分钟或超过 10 分钟的缺血,心率失常较少发生。另外,也与动物和器官的不同有关。

（2）再灌注条件：低压、低温（25℃）、低 pH、低钠、低钙液灌流，可减轻心肌再灌注损伤，心功能恢复迅速。反之，可诱发或加重再灌注损伤。

（3）缺血部位：对氧需求量高的组织器官，如心、肺、脑易出现再灌注损伤。

（4）缺血前状态：有较多能量储备、有丰富侧支循环的组织器官不易发生再灌注损伤。

二、缺血-再灌注损伤的发生机制

目前缺血-再灌注损伤的发生机制尚未完全阐明，从分析来看，受多种因素影响并互为因果，主要认为与氧自由基生成、钙超载和白细胞激活等有关。

1. 自由基的损伤作用　自由基是指在外层电子轨道含有一个或多个不配对电子的原子、原子团或分子。因为具有不配对电子，所以自由基性质活跃，氧化能力极强，参与体内细胞防御、解毒、生物活性物质的合成、酶促反应，但自由基产生过多在体内堆积，则可引起链式脂质过氧反应，损伤细胞膜、线粒体膜等，进而导致细胞死亡。

2. 钙超载　各种原因引起的细胞内游离钙含量异常增多并导致细胞结构损伤和功能代谢障碍的现象称为钙超载。缺血-再灌注损伤时，胞质钙浓度明显增加，钙浓度升高程度通常与细胞受损的程度呈正相关。再灌注时，Na^+/Ca^{2+} 不等电荷的交换所形成的一过性内向电流可引起心律失常。钙超载可激活心肌兴奋-收缩偶联，引起心肌纤维过度收缩，导致细胞骨架破坏，心肌纤维断裂，心肌梗死面积扩大。

Ca^{2+} 浓度增高后激活磷脂酶类，促进膜磷脂的分解，使细胞膜和细胞器膜受损。同时，膜磷脂降解产物花生四烯酸、溶血磷脂增多，从而导致细胞功能紊乱，钙可激活某些 ATP 酶，加速 ATP 消耗。激活核酶，引起染色体损伤。

3. 白细胞的作用　再灌注损伤可使细胞膜磷脂降解，释放出大量趋化因子，吸引中性粒细胞聚集在缺血区的血管内并进入组织。激活的中性粒细胞与血管内皮细胞可释放大量的致炎物质，如自由基、蛋白酶、细胞因子等，可改变自身的结构和功能，使周围细胞受到损失，导致局部炎症反应。

三、缺血-再灌注损伤时机体的代谢和功能变化

1. 心肌缺血-再灌注损伤　对心功能的影响有：①心律失常：心肌再灌注时常出现室性心律失常，如室性心动过速和心室纤颤；②心肌顿抑：缺血心肌在恢复血液灌注处于可逆性损伤阶段，表现出短暂的舒缩功能降低，心排血量减少的现象。

2. 脑的缺血-再灌注损伤　脑是对缺氧敏感的器官，并主要依靠葡萄糖有氧氧化提供能量，因此，脑缺血时间较长即可引起不可逆损伤。脑缺血一定时间后再灌注，脑病理性慢波持续并加重，最明显的组织化学变化是脑水肿及脑细胞坏死。

3. 其他器官、组织的缺血-再灌注损伤　肾缺血-再灌注损伤时，血清肌酐明显增高，表示肾功能严重受损，可出现急性肾衰竭。严重肠缺血-再灌注损伤的特征为黏膜损伤，广泛的上皮坏死、固有层破损、出血及溃疡形成，从而导致肠吸收功能障碍和黏膜屏障通透性增高，使大量细菌、内毒素通过破损的肠黏膜入血，引起菌血症等。肺的缺血-再灌注损伤主要表现为肺水肿和肺出血，通常发生在肺栓塞摘除术后。骨骼肌缺血-再灌注损伤表现为肌肉微血管和细胞损伤。广泛的缺血-再灌注损伤还可引起全身炎症反应综合征甚至多器官功能障碍。

考点：影响缺血-再灌注损伤发生及其严重程度的因素

患者,男性,48岁,因胸痛约1小时入院,经诊断确定为急性心梗,心肌出现缺血性损伤,给予尿激酶治疗后胸痛消失,约10分钟后,心电监护显示,室性期前收缩、室上性心动过速及心室颤动,血压下降。

问题:患者在溶栓治疗胸痛症状消失后,为何再度出现心率失常和血压下降?

四、缺血-再灌注损伤的防治

1. 减轻缺血性损伤,控制再灌注条件 针对缺血原因,采取有效措施,尽早恢复血流和缩短缺血时间。控制再灌注条件,采用低压、低温、低pH、低钠及低钙液灌流,以减轻心肌再灌注损伤。

2. 改善缺血组织的代谢 再灌注组织能量代谢紊乱,ATP生产减少,消耗增加,可补充外源性ATP,以利于细胞直接供能。可针对性应用氢醌、细胞色素c进行治疗,延长缺血组织的可逆性改变期限。

3. 清除自由基 利用低分子自由基清除剂,如维生素E、维生素A、维生素C、半胱氨酸及还原性谷胱甘肽等,酶性清除剂如过氧化物酶、超氧化物歧化酶等,以减轻心、脑、肾等组织器官的缺血-再灌注损伤。

4. 减轻钙超载 在再灌注前或再灌注一开始即刻应用钙拮抗剂,通过Na^+/H^+交换及Na^+/Ca^{2+}交换抑制剂,有效防止细胞内钙超载的发生,以减轻再灌注损伤。

5. 拮抗白细胞的作用 应用去白细胞的血液再灌注,或消除周围血液中性粒细胞,以降低再灌注心律失常的发生率。用药物抑制白细胞内花生四烯酸代谢,以减轻白细胞在心肌组织的浸润,减少心梗面积。

6. 药物保护作用 使用内、外源性细胞保护剂,如牛磺酸、金属硫蛋白等,以增强细胞对内外环境紊乱的耐受性,对细胞起到保护作用。腺苷可解除微血管痉挛,减轻血小板聚集,对心肌具有保护作用。

小 结

休克是指各种强烈致病因子作用于机体引起的急性循环衰竭,导致全身有效循环血量急剧下降,组织微循环灌流严重不足,以至重要生命器官功能代谢紊乱和结构损害的全身性病理过程。血容量降低、急性心泵功能障碍和血管床容量增大均能使有效循环血量减少,故称为休克发生的始动环节。休克的主要特征是微循环障碍,其过程可分为微循环缺血期、微循环淤血期和微循环衰竭期。休克时机体细胞能量产生不足,发生代谢性酸中毒,甚至引起细胞损伤,严重时出现心、脑、肾、肺等多个器官功能衰竭。应积极治疗原发病,采取有效的综合措施,及时控制休克的进展。

凡是在组织器官缺血基础上的血液再灌注都可能成为缺血-再灌注损伤的发病原因,但并非所有缺血组织器官在血流恢复后都会发生缺血-再灌注损伤,这主要取决于:①缺血时间的长短;②再灌注条件;③缺血部位;④缺血前功能状态。

缺血组织器官在血流恢复后,为防止缺血-再灌注损伤的发生,应采用以下措施:①控制再灌注条件;②改善缺血组织的代谢;③清除自由基;④减轻钙超载;⑤拮抗白细胞的作用;⑥发挥药物保护作用。

自　测　题

一、名词解释

1. 休克　2. 自身输血　3. 自身输液　4. 休克肺
5. 缺血-再灌注损伤　6. 钙超载　7. 心肌顿抑

二、填空题

1. 休克发生的始动环节是_____、_____、_____。

2. 根据微循环变化的特点,将休克分为_____、_____、_____三期。

3. 高排低阻型休克因外周阻力降低,血管扩张,皮肤温暖,故又称_____休克,见于_____。

4. 临床上出现缺血-再灌注损伤的常见原因有_____、_____、_____。

5. 影响缺血-再灌注损伤发生及其严重程度的因素常见有_____、_____、_____和_____。

三、选择题

A 型题(单项选择题)

1. 休克的主要特征是
   A. 动脉血压下降　　　B. 中心静脉压下降
   C. 微循环灌流障碍　　D. 心肌收缩力减弱
   E. 血管外周阻力下降

2. 患者,男性,35 岁,高热、腹痛 2 天,血压 80/40mmHg,神志清楚,面色苍白,四肢湿冷,全腹压痛,肠鸣音消失,诊断为
   A. 出血性休克　　　　B. 感染性休克
   C. 过敏性休克　　　　D. 心源性休克
   E. 创伤性休克

3. 以下哪一项不是休克早期的临床表现
   A. 尿量减少　　　　　B. 血压下降
   C. 四肢厥冷　　　　　D. 脉搏细数
   E. 面色苍白

4. 患者背部刀伤,伤口流血 2 小时,查体:神志尚清楚,皮肤苍白、稍冷,脉搏 110 次/分,血压 90/60mmHg,脉压小,尿少。该患者处于休克的哪一阶段
   A. 休克初期　　　　　B. 休克期
   C. 休克晚期　　　　　D. 难治期
   E. DIC 期

5. 休克时最易受损的器官是
   A. 心　　　　　　　　B. 脑

C. 肾　　　　　　　　D. 肺
E. 肝

6. 休克时最常出现的酸碱失衡类型是
   A. 代谢性碱中毒　　　B. 呼吸性酸中毒
   C. 呼吸性碱中毒　　　D. 代谢性酸中毒
   E. 混合性酸中毒

7. 引起失血性休克的急性失血量,最低为全身血量的
   A. 20%　　　　　　　B. 25%
   C. 30%　　　　　　　D. 35%
   E. 40%

8. 最早发现缺血-再灌注损伤现象且研究最多的器官是
   A. 脑　　　　　　　　B. 肾
   C. 肝　　　　　　　　D. 心脏
   E. 胃肠道

9. 自由基的损伤作用表现为
   A. 释放大量致炎物质
   B. 激活心肌兴奋-收缩偶联
   C. 损伤细胞膜、线粒体膜
   D. 激活 ATP 酶,加速 ATP 消耗
   E. 激活核酶,引起染色体损伤

10. 防止缺血-再灌注损伤发生采取的主要措施有
    A. 清除自由基、减轻钙超载
    B. 改善缺血组织的代谢
    C. 减轻缺血性损伤,控制再灌注条件
    D. 拮抗白细胞作用并使用内、外源性细胞保护剂
    E. 以上都有

B 型题(配伍选择题)

   A. 低血容量性休克　　B. 心源性休克
   C. 血管源性休克　　　D. 感染性休克
   E. 过敏性休克

11. 失血、失液可引起

12. 大面积心肌梗死可导致

13. 神经源性休克属于

   A. 肾缺血-再灌注损伤
   B. 肠缺血-再灌注损伤
   C. 肺缺血-再灌注损伤
   D. 骨骼肌缺血-再灌注损伤

E. 广泛的缺血-再灌注损伤

14. 血清肌酐明显增高见于

15. 引起菌血症见于

16. 肌肉微血管和细胞损伤见于

四、问答题

1. 试述休克初期的微循环变化的代偿意义。

2. 动脉血压的高低是否可作为判断休克有无的根据？为什么？

3. 临床上出现缺血-再灌注损伤的常见原因有哪些？

（曹冬霞　许煜和）

第15章 重要器官功能不全

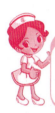

心、肺、肝、肾、脑是人体最为重要的器官,当各种原因导致它们的功能衰退而无法正常运转时,人体将会出现一系列病态,甚至会危及生命。这一过程到底是怎样发生的呢? 本章将为大家一一解答。

第 1 节 心功能不全

心脏规律性收缩和舒张,推动血液在血管中循环流动,不断给组织、细胞提供代谢所需的氧和营养物质,并及时带走各种代谢产物,保证机体新陈代谢不断进行,生命活动得以维持。心脏协调地收缩与舒张活动犹如水泵,故也称心泵功能。

心功能不全(cardiac insufficiency)是指心泵功能减退,心排血量趋于减少,机体从完全代偿阶段发展至失代偿阶段的整个过程。心力衰竭(heart failure)系心功能不全的失代偿阶段,是指在各种致病因素作用下,心肌的收缩和(或)舒张功能障碍,使心排血量减少,不能满足机体代谢需要的病理过程或综合征。

一、心力衰竭的原因、诱因与分类

(一) 心力衰竭的原因

1. 原发性心肌舒缩功能障碍　为最常见的原因。①心肌结构受损:心肌炎、心肌缺血和中毒等可直接造成心肌细胞变性、坏死,使心肌舒缩功能障碍;②心肌能量代谢障碍:心肌缺血缺氧和维生素 B_1 缺乏等可引起心肌能量代谢障碍。

2. 心脏负荷过度　①压力负荷(后负荷)过度:即心脏收缩时所承受的负荷过度。左心室压力负荷过度主要见于高血压和主动脉瓣狭窄等;右心室压力负荷过度主要见于肺动脉高压和肺动脉狭窄等。②容量负荷(前负荷)过度:即心脏舒张末期所承受的负荷过度。左心室容量负荷过度主要见于二尖瓣或主动脉瓣关闭不全;右心室容量负荷过度主要见于三尖瓣或肺动脉瓣关闭不全。

(二) 心力衰竭的诱因

1. 感染　全身感染特别是呼吸道感染是最常见的诱因。它可通过多种途径加重心脏负荷,削弱心肌的舒缩功能而诱发心力衰竭。

2. 心律失常　尤其是快速型心律失常时,心肌耗氧量增加、心室充盈障碍;同时,舒张期缩短妨碍冠状动脉血液灌流,易诱发心力衰竭。

3. 其他诱因　酸碱平衡及电解质代谢紊乱,妊娠与分娩、劳累、紧张、贫血、过多过快的输液、洋地黄中毒、抗心律失常药物使用不当及过量等也可诱发心力衰竭。

考点:心衰的诱因

169

(三) 心力衰竭的分类

1. **按心力衰竭病程发展速度分为** ①急性心力衰竭:发病急骤,心排血量急剧减少,机体常来不及代偿。临床表现为晕厥、急性肺水肿、心源性休克等。多见于大面积急性心肌梗死、急性弥漫性心肌炎、严重的心律失常等。②慢性心力衰竭:发病缓慢,常有心肌肥大、心腔扩张和血容量增加等代偿反应。多见于高血压、心瓣膜病和肺动脉高压等。

2. **按心力衰竭发生部位分为** ①左心衰竭:主要由于左室受损或负荷过重,导致左室泵血功能下降,可出现肺循环淤血、水肿等。常见于冠心病、原发性高血压及二尖瓣关闭不全等。②右心衰竭:主要由于右心室不能将体循环回流的血液充分排至肺循环,导致体循环淤血和静脉压上升而出现下肢甚至全身水肿。常见于阻塞性肺疾病、肺动脉高压和二尖瓣狭窄等。③全心衰竭:是临床上常见的一类心力衰竭。某些疾病如风湿性心肌炎、严重贫血或大面积心肌缺血可使左、右心同时受累,发生全心衰竭。全心衰竭也可由一侧心衰波及另一侧演变而来。

3. **根据心力衰竭病情的严重程度分为** ①轻度心力衰竭:代偿完全,处于一级或二级心功能状态;②中度心力衰竭:代偿不全,心功能三级;③重度心力衰竭:完全失代偿,心功能四级。

4. **按心排血量的高低分为** ①低排血量性心力衰竭:此型最常见。指发生心力衰竭时心排血量低于正常。常见于冠心病、原发性高血压、心瓣膜病等引起的心衰。②高排血量性心力衰竭:心力衰竭发生时心排血量较发病前有所下降,但其值仍属正常,甚至高于正常。多见于甲状腺功能亢进、严重贫血、妊娠、严重的维生素 B_1 缺乏、动-静脉瘘等导致的心衰。

二、心力衰竭的发病机制

心力衰竭的发生机制比较复杂,不同原因和心力衰竭发展的不同阶段其发生机制都有所不同,但各种病因都是通过降低心肌舒缩功能而引起心力衰竭。

(一) 心肌的收缩性减弱

1. **收缩相关蛋白的破坏** 当心肌细胞因严重心肌缺血缺氧、感染及中毒等损伤性因素作用而发生变性、坏死或凋亡时,细胞溶酶体破裂,释放大量溶酶体酶而发生自溶,使收缩蛋白质结构严重破坏,导致心肌收缩力随之下降。

2. **心肌能量代谢障碍** 心肌收缩是一个主动耗能的过程,Ca^{2+} 的转运和肌丝的滑动都需要ATP。当心肌缺血缺氧时,氧化磷酸化障碍,导致能量生成减少;过度肥大的心肌因肌球蛋白ATP酶活性下降,导致心肌能量利用障碍;提供肌丝滑行的机械能减少,使心肌的伸缩性下降。

3. **心肌兴奋-收缩偶联障碍** 心肌的兴奋是电活动,而收缩是机械活动,将两者偶联在一起的是 Ca^{2+}。任何影响 Ca^{2+} 转运、分布的因素都会影响心肌兴奋-收缩偶联,如肌质网摄取、储存和释放 Ca^{2+} 障碍;细胞外 Ca^{2+} 内流障碍;肌钙蛋白与 Ca^{2+} 结合障碍,均可导致心肌兴奋的电活动不能转化为机械活动,导致心肌的收缩性减弱。

(二) 心室舒张功能异常

心脏收缩后,如果没有正常的舒张,心室便没有足够血液充盈,心排血量必然减少。心肌舒张功能障碍可能与下列因素有关:

1. **Ca^{2+} 复位延缓** 心肌缺血缺氧时,ATP 供应不足,肌质网钙泵不能将 Ca^{2+} 重新摄回,

肌膜的钙泵不能将 Ca^{2+} 排到细胞外，Ca^{2+} 浓度下降延缓，肌钙蛋白与 Ca^{2+} 仍处于结合状态，使心肌的舒张功能下降。

2. 肌球-肌动蛋白复合体解离障碍　ATP 缺乏时，肌球-肌动蛋白复合体不能解离，导致心肌舒张功能障碍而诱发心力衰竭。

3. 心室舒张势能减少　心室收缩可产生一种促进心室复位的舒张势能。任何造成心肌收缩性下降的因素，都能降低心室的舒张势能，引起心室舒张功能障碍。

4. 心室顺应性降低　心室顺应性是指心室在单位压力变化下所引起的容积改变。心肌肥大引起的室壁增厚、心肌炎症及水肿等使心室顺应性下降，心室的扩张充盈受限，导致排血量减少。

（三）心脏各部舒缩活动不协调

心脏各部分之间在神经-体液的调节下，处于高度协调的状态。一旦破坏了这种协调性，将出现心泵功能紊乱导致心排血量下降，诱发心力衰竭。破坏心脏舒缩活动协调性的最常见原因是各种类型的心律失常。

三、心力衰竭时机体代谢和功能变化

心力衰竭时，由于心脏的舒缩功能下降，使心排血量不足，肺循环、体循环淤血，从而引起器官功能障碍和代谢异常。

（一）心排出量不足

心力衰竭最具特征性的血流动力学变化是心排血量绝对或相对减少。当心排血量明显下降时会出现一系列外周血液灌注不足的症状与体征。

1. 皮肤苍白或发绀　由于心排血量不足，加上交感神经兴奋，使皮肤血管收缩、血流减少，患者皮肤苍白、皮温降低、出冷汗等。当血中还原血红蛋白浓度超过 $50g/L$，出现发绀。

2. 疲乏无力、失眠、嗜睡　心力衰竭时身体各部分肌肉的血供减少，能量代谢水平下降，因此患者常感疲乏无力。心力衰竭失代偿后，脑血流量下降，对缺氧十分敏感的中枢神经系统出现功能障碍，患者有头痛、失眠等症状，严重者则会出现嗜睡，甚至是昏迷。

3. 尿量减少　心力衰竭时，由于心排血量下降，加上交感神经兴奋使肾动脉收缩，灌流减少，肾小球滤过率下降，肾小管重吸收功能增强，导致尿量减少。

4. 心源性休克　急性或严重心力衰竭时，由于心排血量急剧减少，动脉血压也随之下降，组织微循环的灌流量显著减少，机体就会陷入休克状态。

（二）肺循环淤血

左心衰竭时，可引起不同程度的肺循环淤血，主要表现为呼吸困难和肺水肿。

1. 劳力性呼吸困难　指随体力活动而发生的呼吸困难，休息后可减轻或消失。其发生机制是：①体力活动时机体需氧增加，而衰竭的左心不能提供与之相适应的心排血量；②体力活动时心率加快，舒张期缩短，冠脉灌注量减少，加重心肌缺氧；③体力活动时，回心血量增多，肺淤血加重。

2. 端坐呼吸　指患者被迫采取端坐或半卧位以减轻呼吸困难的程度。其发生机制是：①端坐位时部分血液因重力关系转移到身体下部，减轻肺部淤血；②端坐位时膈肌位置相对下移，增加胸腔容积，改善通气；③端坐位可减少下肢水肿液的吸收，缓解肺淤血。

3. 夜间阵发性呼吸困难　患者夜间入睡后因突感气闷被惊醒，在端坐咳喘后缓解，称为夜间阵发性呼吸困难,是左心衰竭的典型表现。其发生机制为:①平卧位时胸腔容积减少,不利于通气。②入睡后迷走神经相对兴奋,使支气管收缩,气道阻力增大;③熟睡后中枢神经敏感性降低,只有在缺氧严重时,刺激呼吸中枢,使通气增强,患者才感气闷而惊醒。

4. 肺水肿　是急性左心衰最严重的表现,患者突发严重的呼吸困难、端坐呼吸、咳粉红色泡沫痰和发绀。其发病机制主要为毛细血管流体静压急剧升高和缺氧导致的毛细血管壁通透性加大。

案例15-1

病人,男性,69岁,有高血压病史25年,近4年来,轻微活动后即感心悸、气喘,近10天来出现明显的呼吸困难,夜不能卧。

问题:1. 该患者病情发生了什么变化?

2. 分析夜不能卧的原因?

(三) 体循环淤血

右心衰竭或全心衰竭的患者可表现为体循环静脉系统过度充盈,压力增高,内脏器官充血、水肿等。

1. 静脉淤血、静脉压升高　由于右心衰竭,静脉回流障碍,使体循环静脉系统有大量血液淤积,充盈过度,压力升高。临床主要表现为颈静脉怒张、臂肺循环时间延长、肝颈静脉反流征阳性等。

2. 水肿　是全心衰竭,特别是右心衰竭的主要表现之一。水钠潴留和毛细血管压升高是心性水肿最主要的发病因素,可表现为皮下水肿、腹水和胸水。

考点:肺循环、体循环淤血的主要表现

3. 肝肿大、压痛和肝功能异常　主要是由于右心房压升高和静脉系统淤血,使肝静脉压上升,导致肝淤血水肿,牵张肝包膜,引起疼痛和压痛。长时间淤血水肿,肝细胞变性坏死,可导致肝功能异常。

四、防治心力衰竭的病理生理学基础

1. 防治基本病因,消除诱因　心力衰竭的发生都有明确的病因,必须采取积极措施加以防治,如维生素 B_1 严重缺乏引起心力衰竭时,只要及时补充维生素 B_1,即可恢复正常的心肌代谢,使心力衰竭得以控制。与此同时,及时消除各种诱因(如发热、感染、过度紧张与劳累等),也是减轻症状,控制病情的有效措施。

2. 改善心脏舒缩功能　针对心肌伸缩性减弱的心力衰竭,可采取各类强心药物以增强心肌的收缩性。因室壁顺性降低和舒张不全的心力衰竭,可尽早使用钙通道阻断剂、β受体阻断剂阻止 Ca^{2+} 的内流,改善心肌的舒张性能。

3. 减轻心脏前、后负荷　心力衰竭时交感神经兴奋,大量缩血管物质分泌,导致周围血管强烈收缩,外周阻力上升,心脏后负荷加大。合理使用血管扩张剂可降低外周阻力,减轻心脏后负荷。前负荷过高可增加心肌耗氧量引起或加重心力衰竭的发生,前负荷过低会导致心排血量下降。当血容量扩大,回心血量增多,前负荷增大时,可使用静脉血管扩张剂,减少回心血量,减轻前负荷。当前负荷过低时,可适当补充血容量,以利于心排血量增加。

4. 纠正水、电解质和酸碱平衡紊乱　适当控制钠盐的摄入,使用利尿剂排出多余的水钠,控制水肿,降低血容量。

第 2 节 呼吸功能不全

呼吸是指机体与外界进行气体交换的过程,包括外呼吸、气体在血液中的运输和内呼吸3个环节。当各种致病因素造成外呼吸功能障碍,气体交换过程不能正常进行,导致机体出现一系列功能、代谢变化的临床综合征称为呼吸功能不全。呼吸衰竭(respiratory failure)是呼吸功能不全的严重阶段,是指外呼吸功能严重障碍,导致动脉血氧分压降低 $PaO_2 < 8.0kPa$ (60mmHg)或伴有动脉血二氧化碳分压增高 $PaCO_2 > 6.67kPa(50mmHg)$ 的病理过程。根据呼吸衰竭发生的速度,分为急性呼吸衰竭和慢性呼吸衰竭;根据原发疾病的部位,分为中枢性呼吸衰竭和外周性呼吸衰竭;根据血气变化特点,分为 I 型呼吸衰竭(仅有 PaO_2 降低)和 II 型呼吸衰竭(既有 PaO_2 降低,又有 $PaCO_2$ 升高)。

一、病因和发病机制

外呼吸包括肺通气和肺换气两个过程。当各种原因使肺通气和(或)肺换气功能发生严重障碍时,均可引起呼吸衰竭。

(一)肺通气功能障碍

1. 限制性通气不足　吸气时,肺泡的扩张受到限制所引起的通气不足称为限制性通气不足,其原因有:

(1)呼吸肌活动障碍:凡能引起呼吸中枢抑制和损害、外周神经损伤和呼吸肌病变均可导致呼吸动力减弱,肺泡通气不足。如脑外伤、脑血管意外及过量镇静药、麻醉药等所引起的呼吸中枢抑制。

(2)胸廓的顺应性降低:是由于胸膜纤维化、严重的胸廓畸形、气胸等限制了胸廓的扩张所致。

(3)肺的顺应性降低:严重的肺纤维化或肺水肿所致肺泡表面活性物质减少等,使肺泡扩张的弹性阻力增大,肺的顺应性降低,导致肺泡通气不足。

> **肺泡表面活性物质**　链接
>
> 肺泡表面活性物质是由肺泡上皮细胞产生的一种脂蛋白,覆盖于肺泡液体分子表面,因其对液体分子的吸引小,从而减小了液体分子之间的吸引力,使肺泡表面张力降低为原来的 $1/14 \sim 1/7$,是对抗肺表面张力、调节肺泡舒缩状态的重要因素。

2. 阻塞性通气不足　指由于气道狭窄或阻塞使气道阻力增加而引起的通气不足。影响气道阻力最主要的因素是气道内径。气道痉挛、呼吸道黏膜水肿等可导致气道内径变小;肺组织弹性降低对小气道管壁牵引力减弱等,引起气道内径狭窄或不规则,均可导致阻塞性通气不足。最常见的原因有慢性支气管炎、阻塞性肺气肿、支气管哮喘、肿瘤压迫等。

肺通气障碍,使肺泡通气不足,影响 O_2 的吸入和 CO_2 的排出,使 PaO_2 降低,$PaCO_2$ 升高,引起 II 型呼吸衰竭。

(二)肺换气功能障碍

肺换气是指肺泡和血液之间的气体交换过程。换气功能障碍包括弥散障碍、肺泡通气与血流比值失调以及解剖分流增加。

1. 弥散障碍　气体交换是一个物理弥散过程,其速度主要取决于肺泡膜面积和厚度,气体弥散量还取决于血液与肺泡接触的时间。

（1）肺泡膜面积减少：正常成人肺泡总面积约为$80m^2$，静息呼吸时参与换气的肺泡表面积为$35\sim40m^2$，运动时增加。由于储备量大，只有当肺泡总面积减少一半以上时，才会发生弥散障碍。临床上常见于肺叶切除、肺不张、肺气肿等。

（2）肺泡膜厚度增加：肺泡膜是由肺泡上皮、毛细血管内皮及两者共有的基膜所构成，其厚度不到$1\mu m$，是气体交换的部位。当肺水肿、肺泡透明膜形成、肺纤维化时，肺泡膜增厚，可因气体弥散距离增宽而导致弥散障碍。

由于CO_2的弥散系数比O_2大20倍，并且在换气过程中，血氧分压的提高幅度大（由静脉血的40mmHg提高到动脉血的100mmHg），而血二氧化碳分压的降低幅度小（由静脉血的50mmHg降低到动脉血的40mmHg），所以单纯的弥散障碍常常引起氧气交换障碍，即Ⅰ型呼吸衰竭。

2. 肺泡通气与血流比值失调　肺泡与血液间气体交换的效率不仅取决于肺泡膜的面积和厚度，还取决于肺泡通气量与血流流量的比值。正常人在静息状态下，两者的比值（V_A/Q）约为0.8。当肺发生病变，造成严重的肺泡通气与血流比值失调时，换气功能出现障碍，导致呼吸衰竭。

（1）部分肺泡通气不足：慢性支气管炎、肺气肿、肺不张等均可引起病变处肺泡通气明显减少，而血流量没有减少，故病变肺泡的V_A/Q比值显著降低，以至于流经这部分肺泡的静脉血没有充分氧合便流入肺静脉，与来自肺其他部分充分氧合的动脉血混合，使动脉血的氧分压降低。这种情况类似于动-静脉短路，故称为功能性分流（见图15-1C）。

（2）部分肺泡血流不足：肺动脉栓塞、弥散性血管内凝血、肺血管收缩等均可使部分肺泡血流量明显减少，而通气无明显减少，V_A/Q比值显著升高，由于患部肺泡血流减少，而通气相对增多，肺泡通气不能充分被利用，称为无效腔样通气（见图15-1D）。

3. 解剖分流增加　在生理情况下，有少量的静脉血不经过肺泡的气体交换而直接进入肺静脉，称为真性分流。在严重的创伤、烧伤、重症休克等病理情况下，肺内的动-静脉吻合支大量开放，使解剖分流明显增加，静脉血掺杂异常增多。导致动脉血氧分压降低，引起或加重呼吸衰竭（见图15-1B）。

由于已发生病变的肺泡通气和血流比例失调可引起代偿性呼吸加深加快，有利于未发生病变或病变较轻的肺组织气体交换，提高氧分压，降低二氧化碳分压。而且氧气和二氧化碳的交换特性，使二氧化碳分压的异常较易纠正，而氧分压的异常不易纠正，所以，部分肺泡通气和血流比例失调引起的呼吸衰竭通常是Ⅰ型呼吸衰竭，严重时也可为Ⅱ型呼吸衰竭。

考点：引起呼吸衰竭的原因

患者发生呼吸衰竭时，由单一因素引起者较少见，往往是由几种因素同时并存或相继发生。

二、呼吸衰竭时机体代谢和功能的变化

呼吸衰竭时的PaO_2降低和$PaCO_2$增高以及由此引起的酸碱平衡紊乱是导致机体各系统代谢、功能发生变化的根本原因。

（一）酸碱平衡失调及电解质紊乱

呼吸衰竭时常发生混合性酸碱平衡紊乱，其常见类型有：

1. 呼吸性酸中毒　Ⅱ型呼吸衰竭时，大量CO_2潴留，血浆碳酸浓度原发性增高，引起呼吸

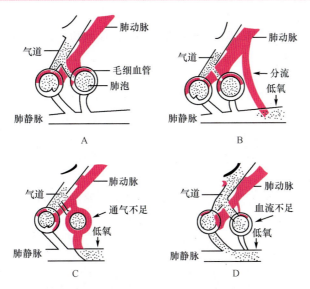

图 15-1　肺泡通气与血流比例失调示意图
A. 正常；B 解剖分流；C. 静脉血掺杂；D. 死腔样通气

性酸中毒。此时可有高血钾和低血氯。

2. 呼吸性碱中毒　Ⅰ型呼吸衰竭时，因缺氧可出现代偿性通气过度，CO_2排出过多，血浆碳酸浓度原发性减少，引起呼吸性碱中毒。此时可有低血钾和高血氯。

3. 代谢性酸中毒　Ⅰ型呼吸衰竭和Ⅱ型呼吸衰竭均有低氧血症，都可发生缺氧。严重缺氧时无氧代谢增强，乳酸等酸性产物增多，引起代谢性酸中毒。此时可有高血钾和高血氯。此外，呼吸衰竭时可出现功能性肾功能不全，肾小球排酸保碱功能降低。引起呼吸衰竭的原发疾病或病理过程，如感染、休克等也可导致代谢性酸中毒。

（二）呼吸系统的变化

呼吸系统的变化主要是受原发疾病、低氧血症和高碳酸血症的影响。一定程度的低氧血症和高碳酸血症可通过刺激外周和中枢的化学感受器引起呼吸中枢兴奋，使呼吸加深加快。但 PaO_2 低于 $4.0kPa(30mmHg)$ 或 $PaCO_2$ 高于 $10.7kPa(80mmHg)$ 时，反而抑制呼吸中枢。引起呼吸衰竭的呼吸系统疾病本身也会导致呼吸运动的变化，如中枢性呼吸衰竭可出现潮式呼吸、间歇呼吸、抽泣样呼吸、叹气样呼吸等呼吸节律紊乱，其中以潮式呼吸最为多见，是延髓呼吸中枢衰竭的晚期表现，最后呼吸减弱、停止。

（三）循环系统的变化

低氧血症与高碳酸血症对心血管的作用相似，两者具有协同作用。一定程度的 PaO_2 降低和 $PaCO_2$ 升高可兴奋交感神经和心血管运动中枢，引起心率加快、心肌收缩力增强、外周血管收缩、血液重新分布等代偿变化，有利于保证心、脑的血液供应。严重缺氧和二氧化碳潴留则可直接抑制心血管中枢和心脏活动，扩张血管（肺血管除外），导致血压下降、心肌收缩力减弱、心律失常等严重后果。慢性阻塞性肺气肿患者常因呼吸衰竭并发肺源性心脏病，发生右心衰竭。

（四）中枢神经系统的变化

中枢神经系统对缺氧和 CO_2 潴留非常敏感。当 PaO_2 低于 $8.0kPa(60mmHg)$ 时，就可出现智力和视力的轻度减退。若 PaO_2 降至 $5.33 \sim 6.67kPa(40 \sim 50mmHg)$ 以下,可引起一系列神经精神症状,如头痛、不安、记忆障碍、精神错乱、嗜睡、惊厥和昏迷。CO_2 潴留使 $PaCO_2$ 高于 $10.7\ kPa(80mmHg)$ 时,可引起头痛、头晕、烦躁不安、言语不清、精神错乱、抽搐、扑翼样震颤、嗜睡、昏迷等,称 CO_2 麻醉。这种由呼吸衰竭引起的脑功能障碍称为肺性脑病。

(五) 其他系统的变化

1. 肾功能变化　呼吸衰竭时,由于缺氧和二氧化碳潴留可反射性引起肾血管收缩,肾血流量严重减少,肾小球滤过率降低导致肾功能障碍。轻者尿中可出现蛋白质、红细胞、白细胞和管型,重者可发生肾衰竭,出现少尿、氮质血症及代谢性酸中毒等急性肾衰竭的表现。

2. 胃肠变化　严重缺氧可使胃壁血管收缩,降低胃黏膜的屏障作用;二氧化碳潴留可使胃酸分泌增加,引起胃肠黏膜糜烂、坏死、出血与溃疡形成等病变。

案例15-2

患者,杨某,女性,67 岁,肺心病病史 20 年,此次因肺炎入院,2 周来咳嗽、咳痰,今晨呼吸困难加重,烦躁不安,神智模糊。查体:脉搏 110 次/分,呼吸 37 次/分、节律不齐,口唇发绀。

患者,赵某,男性,75 岁。患慢性肺心病,近几天神志恍惚,白天嗜睡,夜间兴奋,今晨出现肌肉抽搐,昏迷,经抢救无效死亡。

问题:1. 患者杨某有可能出现了什么并发症?
　　　 2. 患者赵某死亡的主要原因是什么?

三、防治呼吸衰竭的病理生理学基础

1. 防治原发病　积极治疗原发病是防治呼吸衰竭的关键,如慢性阻塞性肺疾病的患者若发生感冒与急性支气管炎,可诱发呼吸衰竭和右心衰竭,故应积极预防,一旦发生呼吸道感染要积极进行抗感染治疗。

2. 提高动脉血氧分压(PaO_2)　无论是哪种类型的呼吸衰竭都会出现低氧血症,应尽快将 PaO_2 提高到 $6.67kPa(50mmHg)$ 以上。Ⅰ型呼吸衰竭只有缺氧而无 CO_2 潴留,可吸入高浓度的氧(一般不超过 50%)。Ⅱ型呼吸衰竭患者的吸氧浓度不宜超过 30%,并控制流速,使 PaO_2 上升到 $6.67 \sim 8.0kPa(50 \sim 60mmHg)$ 即可。

3. 降低动脉血二氧化碳分压($PaCO_2$)　$PaCO_2$ 增高是由肺总通气量减少所致,应通过增加肺泡通气量以降低 $PaCO_2$。方法包括:①解除呼吸道阻塞:如治疗气道炎症、扩张支气管、体位引流及气管插管等;②增强呼吸动力:兴奋呼吸中枢以增强呼吸动力;③人工辅助通气:用人工方法维持必需的肺通气量,同时也有利于呼吸肌功能的恢复。

4. 改善内环境及重要器官的功能　纠正酸碱平衡及电解质紊乱,改善心、脑、肾等脏器的功能,预防肺源性心脏病、肺性脑病及肾衰竭的发生。

第 3 节　肝性脑病

一、肝性脑病的概念

肝性脑病(hepatic encephalopathy)是指在排除其他已知脑疾病的前提下,继发于严重肝脏疾病的一种神经精神综合征。

二、肝性脑病的病因及分类

根据原因不同,肝性脑病可分为内源性和外源性两大类。

1. 内源性肝性脑病 多见于重型病毒性肝炎、严重急性肝中毒(如四氯化碳中毒)、肝癌等引起的急性肝损伤。常为急性经过,没有明显诱因,肝功能障碍明显,又称急性肝性脑病。

2. 外源性肝性脑病 病因常为门脉性肝硬化、血吸虫性肝硬化及晚期肝癌。呈慢性经过,常有明显诱因,又称慢性肝性脑病。常见的诱因有消化道出血、大量排钾利尿、放腹水、催眠镇静药、麻醉药、感染及便秘等。

三、肝性脑病的发病机制

肝性脑病的发病机制尚不完全清楚。一般情况下,肝性脑病时脑组织没有明显的特异性形态学变化。因此,目前多认为是由于脑组织的代谢和功能障碍所致。

(一) 氨中毒学说

据统计,80%～90%的肝性脑病患者伴有血液及脑脊液中氨浓度增高,提示肝性脑病的发生与血氨升高有明显关系。在正常情况下,氨在肝脏中经鸟氨酸循环合成尿素,使氨的生成与清除保持动态平衡。当肝功能受损时,鸟氨酸循环发生障碍,导致氨的清除不足;而消化吸收功能降低,肠道细菌活跃,分解氨基酸增多,也分解经血液弥散入肠道的尿素,导致产氨增多,引起血氨升高,导致肝性脑病的发生。

> **肝性脑病的分期** 链接
>
> 临床上将肝性脑病分为四期,即:
>
> 一期(前驱期):有轻微的性格与行为改变;
>
> 二期(昏迷前期):以精神错乱、睡眠障碍、行为失常为主;
>
> 三期(昏睡期):以昏迷和精神错乱为主;
>
> 四期(昏迷期):完全丧失意识,不能唤醒,进入昏迷状态。

氨对脑的毒性作用:①干扰脑细胞的能量代谢,主要是通过干扰葡萄糖生物氧化的进行,使能量生成减少及消耗过多,脑的能量代谢发生障碍,不能维持正常的功能活动而出现昏迷;②脑内神经递质发生改变,正常时脑内兴奋性神经递质与抑制性神经递质保持动态平衡,血氨增高可使兴奋性神经递质(谷氨酸、乙酰胆碱)减少而抑制性神经递质(谷氨酰胺、γ-氨基丁酸)增多,神经递质间的平衡失调,导致中枢神经系统功能紊乱;③氨对神经细胞膜的抑制作用:氨能干扰神经细胞膜上 Na^+-K^+-ATP 酶的活性,可影响细胞内外 Na^+、K^+ 分布,进而影响脑细胞的兴奋过程。

(二) 假神经递质学说

羟苯乙醇胺和苯乙醇胺的化学结构与正常的神经递质去甲肾上腺素和多巴胺很相似,但其生理功能仅为正常神经递质的十分之一,故称假神经递质。当肝功能障碍或门-体静脉分流时,机体可产生羟苯乙醇胺和苯乙醇胺,被脑细胞摄取并竞争性地与正常神经递质争夺突触,导致神经传导发生障碍,大脑皮质不能维持觉醒状态,出现意识障碍与昏迷等。

(三) 血浆氨基酸失衡学说

肝性脑病患者血浆芳香族氨基酸(如苯丙氨酸、酪氨酸、色氨酸)增多而支链氨基酸(如缬氨酸、亮氨酸、异亮氨酸)减少。使芳香族氨基酸进入脑内增多,从而产生大量的假神经递质,抑制正常神经递质而致昏迷。

考点：氨中毒学说   除此之外,还有血清γ-氨基丁酸学说,以及硫醇、脂肪酸、酚等物质的毒性作用均与肝性脑病的发生有密切的关系。

四、肝性脑病的诱因

1. 上消化道出血   是最常见的诱因。肝硬化患者食管下段静脉丛曲张,当食入粗糙食物或腹压升高时,曲张的静脉易破裂出血,血中的蛋白质在肠道细菌分解作用下产生大量的氨、硫醇等毒物。同时,出血还可造成循环血量减少和血压下降,使肝、脑、肾等重要器官缺血缺氧,可增强脑细胞对毒性物质的敏感性。

2. 感染   严重感染可使机体分解代谢增强,产氨增多,血浆氨基酸失衡。细菌和毒素可直接损害肝,感染可使血-脑屏障的通透性增强,使脑对毒性物质的敏感性增高。

3. 电解质和酸碱平衡紊乱   各种原因引起低钾性碱中毒或呼吸性碱中毒时,有利于血液中的 NH_4^+ 转化为 NH_3,进入脑细胞内的 NH_3 增多,还可使肾小管上皮细胞产生的氨以铵盐形式排出减少。

4. 其他   止痛、镇静、麻醉剂使用不当,放腹水过多过快,摄入过量蛋白质,酒精中毒,便秘等均可引发肝性脑病。

案例15-3

患者,男性,56 岁,肝炎后肝硬化 10 年,昨日中餐后出现恶心、呕吐,呕吐物呈咖啡色,量约450ml,2 小时后出现意识模糊,不能被唤醒,小便失禁,脑电图明显异常。

问题：上消化道出血诱发肝性脑病的机制是什么?

第 4 节   肾功能不全

肾脏是人体重要的排泄器官,通过尿液排出体内的代谢产物、药物和毒物,并维持体内水、电解质和酸碱平衡。此外肾脏还能分泌肾素、前列腺素、红细胞生成素、活性维生素 D 等,参与机体生理功能的调节。

当各种病因引起肾功能严重障碍时,首先出现泌尿功能障碍,使多种代谢产物、毒物和药物在体内蓄积,继之水、电解质和酸碱平衡紊乱及肾脏内分泌功能障碍等一系列病理过程称为肾功能不全(renal insufficiency)。肾功能不全由轻到重发展到晚期即为肾功能衰竭,可分为急性肾功能衰竭(acute renal failure,ARF)和慢性肾功能衰竭(chronic renal failure,GRF)两种,发展到严重阶段均可导致尿毒症。

一、急性肾功能衰竭

急性肾功能衰竭是指各种原因导致肾脏泌尿功能急剧降低,引起机体内环境出现严重紊乱的病理过程。主要临床表现有水中毒、氮质血症、高钾血症和代谢性酸中毒,起病急、病程短。根据发病后尿量的多少,可分为少尿型与非少尿型两种,多数患者属于少尿型。

（一）病因和分类

急性肾功能衰竭根据病因可分为肾前性、肾性和肾后性3大类。

1. **肾前性急性肾功能衰竭** 见于各型休克早期。由于失血、脱水和创伤等原因,引起机体有效循环血量减少和肾血管强烈收缩,导致肾血液灌流量急剧减少,肾小球滤过率显著降低,出现尿量减少和氮质血症等。此时肾小管功能尚属正常,肾脏并未发生器质性病变,如能及时恢复肾血液量,肾功能可以恢复正常,故又称功能性急性肾功能衰竭。

2. **肾性急性肾功能衰竭** 肾毒物、肾缺血和再灌注损伤等因素持续作用,可引起肾小管上皮细胞变性、坏死,这是引起肾性急性肾功能衰竭最常见的因素。急性肾小球肾炎、急性肾盂肾炎、狼疮性肾炎、恶性高血压等均可引起弥漫性肾实质损害,导致急性肾功能不全,又称为器质性急性肾功能衰竭。

3. **肾后性急性肾功能衰竭** 指从肾盏到尿道口的任何部位梗阻所引起的急性肾功能不全。常见于双侧尿路结石、盆腔肿瘤和前列腺肥大等引起的尿路梗阻。因早期并无肾实质的器质性损害,故及时解除梗阻可使肾脏的泌尿功能迅速恢复。

（二）发病机制

不同原因引起的急性肾功能衰竭,其发病机制不尽相同。其中肾血流减少,肾小球滤过率下降是导致肾功能衰竭的关键。

1. **肾血流减少（肾缺血）**

（1）肾灌注压下降:当动脉血压低于 $6.67 \sim 9.34$ kPa（$50 \sim 70$ mmHg）时,肾血流失去自身调节功能,肾血流量显著减少,肾小球滤过率降低。

（2）肾血管收缩:是休克、毒物等引起急性肾功能衰竭初期的发病机制。当全身血容量减低时,肾血管收缩,尤其是入球小动脉收缩明显,而且比较持久。即使在肾血流不减少的情况下也可使肾小球滤过率下降和相应的肾小管缺血。肾血管收缩主要与血中儿茶酚胺、内皮素增多以及激肽、前列腺素合成减少有关。

2. **肾小球病变** 急性肾小球肾炎、狼疮性肾炎等,肾小球受累,滤过膜面积减少,导致肾小球滤过率降低。

3. **肾小管阻塞** 肾小管坏死时的细胞脱落碎片,异型输血时的血红蛋白,挤压综合征时的肌红蛋白,均可在肾小管内形成各种管型,阻塞肾小管管腔,使原尿不易通过,引起少尿。同时,管腔内压升高,有效滤过压降低,导致肾小球滤过率减少。

4. **原尿回漏** 肾小管上皮细胞变性、坏死,原尿即可经受损的肾小管壁处反漏入周围肾间质,除直接造成尿量减少外,还引起肾间质水肿,压迫肾小管,造成囊内压升高,使肾小球滤过率减少,出现少尿。

（三）机体功能、代谢变化

少尿型急性肾功能衰竭的发展过程可分为少尿期、多尿期和恢复期3个阶段。

1. **少尿期** 少尿期是病情最危重阶段,主要表现为尿少、尿成分异常和内环境严重紊乱。持续时间为几天到几周,持续愈久预后愈差。

（1）尿变化:①少尿或无尿,少尿指尿量 <400 ml/24h,无尿是指尿量 <100 ml/24h;②低比重尿,患者的尿比重常固定在 $1.010 \sim 1.020$;③尿钠高,肾小管上皮细胞对钠的重吸收障碍所致;④血尿、蛋白尿、管型尿,肾小球滤过障碍和肾小管损伤所致;

（2）水中毒:肾排尿减少、体内分解代谢增强致内生水增多以及输液过多等原因均可导致水中毒。严重时可出现心力衰竭、肺水肿、脑水肿等。

（3）高钾血症：是少尿期常见致死原因，是急性肾功能衰竭最严重的并发症，导致原因有：①少尿，肾排钾减少；②组织损伤、缺氧和酸中毒使细胞内钾外逸；③输入库存血或摄入富含钾的药物、食物等均可使血钾浓度升高。高钾血可引起心脏传导阻滞、心率失常甚至心脏骤停。

考点：少尿和无尿的标准

（4）代谢性酸中毒：由于①肾小球滤过率降低，酸性代谢产物排出减少而在体内蓄积；②肾小管泌 H^+、产 NH_3 功能障碍；③体内分解代谢加强，酸性物质生成增多。以上因素都可引起代谢性酸中毒，出现疲乏、血压下降、嗜睡甚至昏迷。

（5）氮质血症：血中尿素、肌酐、尿酸等非蛋白氮含量显著升高，称氮质血症。肾小球滤过率降低以及蛋白质的分解代谢增强使非蛋白氮排出减少，产生增多，导致氮质血症发生，可表现为厌食、呕吐、腹泻甚至昏迷。少尿期，氮质血症进行性加重，严重时可出现尿毒症。

考点：急性肾功能衰竭少尿期的表现

2. 多尿期　尿量增加到 400ml/24h 以上时，表示已进入多尿期，说明肾小管上皮细胞已有再生，病情趋向好转。此期尿量可达每日 3000ml 以上。多尿期早期，由于肾功能尚未彻底恢复，氮质血症、高钾血症和酸中毒并不能立即得到改善。后期，由于水电解质大量排出，易发生脱水、低钾血症和低钠血症。多尿期持续 1～2 周，可进入恢复期。

3. 恢复期　尿量开始减少并渐恢复正常，血中非蛋白氮含量下降，水、电解质和酸碱平衡紊乱得到纠正。但肾小管功能需要数月甚至更长时间才能完全恢复。少数患者由于肾小管上皮细胞和基膜破坏严重，出现肾组织纤维化而转变为慢性肾功能衰竭。

非少尿型急性肾功能衰竭，肾内病变和临床表现较轻，病程较短，并发症少，预后较好，其主要特点是：①尿量不减少，可在 400～1000ml/24h 左右；②尿比重低而固定，尿钠含量也低；③有氮质血症。

链接　急性肾功能衰竭的护理措施

1. 病情观察，定时测量、记录生命体征及 24 小时的出入液体量。

2. 严格控制入液量，防止水中毒。

3. 预防感染，保持口腔、皮肤、泌尿道的清洁。

4. 饮食护理，尽量以糖类供能，限制蛋白质摄入量。

5. 心理疏导，消除顾虑，稳定情绪。

6. 做好透析护理。

7. 做好健康教育。

二、慢性肾功能衰竭

各种慢性肾脏疾病使肾单位发生进行性、不可逆性破坏，残存肾单位不能充分排出代谢废物和维持内环境稳定，导致代谢废物和毒物潴留，水、电解质和酸碱平衡紊乱以及肾内分泌功能障碍的病理过程称为慢性肾功能衰竭，病程可迁延数月、数年甚至更长时间，最后发展为尿毒症死亡，是各种慢性肾脏疾病的最终结局。

（一）病因

考点：慢性肾功能衰竭的病因

1. 肾疾病　如慢性肾小球肾炎、慢性肾盂肾炎、肾结核、多囊肾等。
2. 肾血管疾病　如高血压性肾小动脉硬化、结节性动脉周围炎等。
3. 慢性尿路梗阻　如肿瘤、尿路结石、前列腺肥大等。

在我国最常见的病因是慢性肾小球肾炎（占 50%~60%），其次是肾小管间质疾病。

（二）发展过程

由于肾脏具有强大的储备代偿能力，慢性肾功能衰竭呈现一个缓慢而渐进的发展过程，大致分为 4 个阶段：

1. **代偿期** 受损肾单位<50%，内生肌酐清除率在正常值的30%以内，肾功能仍可代偿，可维持内环境的稳定，无临床症状。

2. **失代偿期** 受损肾单位>50%，内生肌酐清除率降至在正常值的25%～30%，肾已不能维持内环境的稳定，可出现多尿、夜尿、轻至中度氮质血症和酸中毒。

3. **衰竭期** 内生肌酐清除率降至在正常值的20%～25%，有较重的氮质血症，患者出现严重贫血和尿毒症部分中毒症状。

4. **尿毒症期** 内生肌酐清除率降至在正常值的20%以下，有明显的水、电解质和酸碱平衡紊乱以及多器官功能障碍，出现全身性严重的中毒症状。

（三）发病机制

慢性肾功能衰竭的发病机制尚不十分清楚，一般采用以下3种学说来解释。

1. **健存肾单位学说** 慢性肾病时，随着病变发展，肾单位不断被破坏，当健存肾单位少到不足以维持正常的泌尿功能时，机体内环境紊乱，出现慢性肾功能不全的临床表现。

2. **矫枉失衡学说** 当肾功能障碍时，某些溶质（如磷）滤过减少而使血中含量增高。机体通过分泌某些体液因子如甲状旁腺激素（PTH）促进这些溶质的排出，维持内环境稳定。随着病情的进展，因健存肾单位的减少，不能维持溶质的排出，相应的体液因子也随之增多，对机体其他生理功能产生不良的影响（如PTH的溶骨作用），使内环境进一步紊乱，出现"失衡"。

考点： 慢性肾功能衰竭的发病机制

3. **肾小球过度滤过学说** 肾疾病晚期，由于大量肾单位被破坏，使健存肾单位滤过负荷加重，最终会导致肾小球硬化，健存肾单位进一步减少。

（四）机体功能、代谢变化

1. **尿的改变** 可出现夜尿、多尿、低渗或等渗尿，晚期出现少尿。

（1）夜尿：患者早期出现夜间尿量增多，甚至超过白天尿量，称为夜尿。

（2）多尿：尿量>2000ml/24h称为多尿。是由原尿流经肾小管时速度增快，重吸收不充分；原尿中溶质的渗透性利尿以及肾的浓缩功能降低而导致的尿量增加。

（3）低渗、等渗尿：早期因肾浓缩功能下降而稀释功能正常，出现低渗尿（尿比重<1.020）。晚期则肾浓缩和稀释功能均下降，尿的渗透压接近血浆渗透压（尿比重固定在1.008～1.012），称为等渗尿。

（4）少尿：晚期，由于肾单位极度减少，尿量<400ml/24h。

（5）尿液成分的变化：可出现轻、中度蛋白尿，尿中可见红细胞、白细胞和颗粒管型。

2. **氮质血症** 慢性肾功能不全患者，由于肾小球滤过率降低，使血中肌酐、尿素、尿酸等非蛋白含氮物质增加，出现氮质血症。

3. **水、电解质和酸碱平衡紊乱**

（1）水代谢紊乱：由于肾浓缩和稀释功能障碍，对水的调节能力下降，可出现脱水、水潴留和水肿等。

（2）电解质代谢紊乱：由于肾脏对电解质的调节功能减退，可导致钠、钾、钙、磷代谢的失调。如多尿、呕吐及腹泻等可引起钠、钾丢失，出现低钠、低钾血症。少尿、酸中毒及感染等可造成钠水潴留及高钾血症。随着肾小球滤过率的进一步降低，还会出现高磷血症和低钙血症。

（3）代谢性酸中毒：由于肾小管上皮细胞泌 H^+、NH_4^+ 减少，对 $NaHCO_3$ 的重吸收减少，以及磷酸、硫酸和有机酸排出减少所致。此外，机体分解代谢增强，酸性代谢产物生成增多，亦可促进酸中毒的发生。

4. 肾性高血压 因肾脏病变所引起的高血压称为肾性高血压。其发生与下列因素有关：①钠水潴留引起血容量和心排血量增多,血压升高;②肾素-血管紧张素系统活性增强,导致血压升高;③肾单位大量破坏,肾间质细胞合成前列腺素、缓激肽等扩血管物质减少,导致血压升高。

5. 出血倾向 患者常表现为皮下瘀斑、牙龈出血、鼻出血、消化道出血及月经过多等。主要是由于体内蓄积的毒性物质能抑制血小板功能所致。

6. 肾性贫血 是最常见的并发症,且贫血程度与肾功能损害程度一致。其发生机制是：①肾实质破坏,红细胞生成素分泌减少;②毒性物质在体内蓄积可抑制骨髓的造血功能,破坏红细胞;③出血。

三、尿 毒 症

尿毒症(uremia)是急、慢性肾功能衰竭的最严重阶段,除了水、电解质、酸碱平衡紊乱及肾内分泌失调外,还出现代谢产物和内源性毒物在体内蓄积而引起的一系列自身中毒症状。

（一）尿毒症毒素

研究发现,尿毒症患者的血中有200多种代谢产物或毒性物质,其中很多可引起尿毒症的特异性症状,称为尿毒症毒素。常见的有：

1. 甲状旁腺素（PTH） 几乎所有的尿毒症患者都有继发性甲状旁腺功能亢进,PTH增多。PTH可引起中枢及周围神经受损、肾性骨营养不良、皮肤瘙痒、胃溃疡、高脂血症、贫血及软组织坏死等。

2. 尿素 高浓度的尿素可引起厌食、头痛、恶心、呕吐、糖耐量降低和出血倾向等。尿素的代谢产物——氰酸盐可使蛋白质发生氨基甲酰化,破坏细胞或酶的活性。

3. 胍类 是体内精氨酸的代谢产物。其中甲基胍毒性最强,可引起呕吐、腹泻、肌肉痉挛、嗜睡、溶血及心室传导阻滞等。

4. 多胺 包括精胺、腐胺和尸胺,与蛋白质和细胞具有高度的亲和力,可引起厌食、呕吐、共济失调、抽搐和蛋白尿,增加微血管壁通透性,促进肺水肿和脑水肿的发生。

此外,肌酐、尿酸、酚类及中、大分子毒素等对机体也有一定的毒性作用。

（二）机体功能、代谢变化

1. 神经系统 神经系统症状是尿毒症患者最为突出的表现,有头痛、头昏、烦躁不安、理解力和记忆力下降、幻觉等,严重时出现抑郁、嗜睡、昏迷等中枢神经系统症状,称为尿毒症性脑病。周围神经症状则表现为下肢麻木、疼痛、腱反射减弱等,最后可出现运动障碍。

护考链接 尿毒症最早出现的症状

A. 厌食、恶心、呕吐 B. 嗜睡、定向力障碍

C. 咳嗽、胸痛 D. 皮肤、黏膜出血

E. 血压升高

点评:正确为A,因消化系统的症状是尿毒症最早出现的症状。

2. 消化系统 为最早出现和最突出的症状。常有厌食、恶心、呕吐、腹泻、口腔和胃黏膜溃疡、上消化道出血等。

3. 心血管系统 主要表现为充血性心力衰竭和心律紊乱,晚期可出现尿毒症心包炎。是水钠潴留、肾性高血压、酸中毒、高血钾、贫血及毒性物质等作用的结果。

4. 呼吸系统 酸中毒时可出现深大呼吸甚至潮式呼吸,呼出氨味气体;因尿素刺激引起纤维素性胸膜炎、支气管炎及肺炎。严重者因心力衰竭、水钠潴留等导致肺水肿。

5. 皮肤症状 毒性产物在体内蓄积对皮肤神经末梢产生刺激,引起皮肤瘙痒。尿素随汗液排出沉积于汗腺口形成白色结晶,称为尿素霜。

6. 免疫系统 主要表现为细胞免疫功能下降,中性粒细胞吞噬和杀菌能力下降,导致严重感染,是尿毒症患者的主要死因之一。

考点:尿毒症的概念,尿毒症时机体的主要变化

(三) 防治原则

积极防治原发病及并发症,防治肾实质的进行性破坏,减轻肾负荷,消除诱因等。如控制感染、高血压;及时纠正水、电解质、酸碱平衡紊乱;低蛋白、低盐、低磷饮食等;采用腹膜和血液透析,有条件者可进行肾移植。

案例15-4

患者,女性,50岁,慢性肾小球肾炎9年,近1个月来厌食、皮肤瘙痒,前日起呕吐,解柏油样大便,烦躁不安,呼出的气体有氨味。

问题:分析该患者病情发生了什么变化?

链接

器官移植

器官移植在20世纪以前一直是人类的梦想,在20世纪初期,医学界对治疗那些身体某个器官功能严重衰竭的患者依旧束手无策。器官移植在当时只是停留在动物实验阶段,到了50年代,开始进行人体试验,但由于移植后的排斥反应,器官移植的效果不尽如人意。这种情况一直延续到诺华公司发明了免疫抑制药物-环孢素(新山地明)。环孢素的发明使移植后器官存活率大大提高,器官移植事业得到了飞速的发展,这是20世纪尖端医学的重大成就之一。

小 结

心力衰竭是心肌的收缩和(或)舒张功能障碍,使心排出量减少,不能满足机体代谢需要的病理过程。其原因是心肌舒缩功能障碍和心肌长期负荷过重,主要诱因有感染、心律失常、酸碱平衡及电解质代谢紊乱、妊娠与分娩等。

呼吸衰竭是指外呼吸功能严重障碍,导致动脉血氧分压降低 $PaO_2 < 8.0kPa(60mmHg)$ 或伴有动脉血二氧化碳分压增高 $PaCO_2 > 6.67kPa(50mmHg)$ 的病理过程。肺通气和(或)肺换气功能发生严重障碍时,均可引起呼吸衰竭,并可引起酸碱平衡紊乱、机体各系统代谢、功能发生相应变化。

肝性脑病是继发于严重肝脏疾病的一种神经精神综合征。其发病的主要因素是氨中毒和假神经递质作用。前者主要是干扰脑细胞的能量代谢,后者可导致神经传导发生障碍。消除诱因对防止肝性脑病有重要意义。

急性肾功能衰竭是指肾脏泌尿功能急剧降低,引起机体内环境出现严重紊乱的病理过程。可分为少尿型与非少尿型两种。少尿型可分为少尿期、多尿期和恢复期3个阶段,少尿期最危险,常因并发高钾血症而死亡。当肾脏不能充分排出代谢废物和维持内环境稳定,导致代谢废物和毒物潴留,水、电解质和酸碱平衡紊乱以及肾内分泌功能障碍时称为慢性肾功能衰竭,分为代偿期、失代偿期、衰竭期和尿毒症期。由于代谢产物和内源性毒物在体内蓄积并引起自身中毒症状时称为尿毒症,是急、慢性肾功能衰竭的终末期。

自测题

一、名词解释

1. 心力衰竭　2. 呼吸衰竭　3. 肝性脑病
4. 尿毒症

二、填空题

1. 心力衰竭根据其发生部位分为_____、_____、_____;根据其发生速度分为_____和_____;根据心衰竭力时心排血量的高低分为_____和_____。

2. 肝性脑病的发病机制其主要学说有_____和_____。

3. 急性肾功能衰竭根据病因分为_____急性肾功能衰竭、_____急性肾功能衰竭和_____急性肾功能衰竭。

4. 少尿型急性肾功能衰竭一般可分_____、_____和_____三个阶段。

三、选择题

A型题(最佳选择题)

1. 呼吸衰竭最常见的原因是
   A. 上呼吸道急性感染
   B. 肺栓塞
   C. 异物阻塞气道
   D. 过量使用麻药
   E. 慢性阻塞性肺疾病

2. 左心衰竭时最常见的临床表现是
   A. 颈静脉怒张　　B. 呼吸困难
   C. 发绀　　　　　D. 胃肠道淤血
   E. 肝肿大

3. 心衰的原因中,下列哪项不是
   A. 心脏负荷增加
   B. 心腔紧张源性扩张
   C. 心肌损伤
   D. 心肌收缩力减弱
   E. 心脏舒缩活动不协调

4. 呼吸衰竭最早出现的症状是
   A. 精神症状　　　B. 呼吸困难
   C. 发绀　　　　　D. 心血管系统症状
   E. 消化系统症状

5. 急性肾功能衰竭患者出现电解质失调中,最为严重的是
   A. 低血钠　　　　B. 高血磷
   C. 低血钙　　　　D. 高血镁

   E. 高血钾

6. 患者,男性,50岁,因全身浮肿18天入院。入院后24小时的尿量为320ml,其排尿情况为
   A. 无尿　　　　　B. 少尿
   C. 正常　　　　　D. 尿潴留
   E. 多尿

7. 患者,男性,65岁,慢性阻塞性肺病史20年。近1年咳嗽加重,痰多,黏稠脓痰,呼吸困难。血气分析:PaO_2 45mmHg,$PaCO_2$ 90mmHg,应诊断为
   A. 急性肺炎　　　B. Ⅰ型呼吸衰竭
   C. Ⅱ型呼吸衰竭　D. 急性呼吸窘迫综合征
   E. 慢性肺炎

8. 心力衰竭最常见的诱因是
   A. 过劳　　　　　B. 脱水
   C. 摄入盐过多　　D. 洋地黄中毒
   E. 感染

9. 下列哪项不是右心衰竭的临床表现
   A. 颈静脉怒张
   B. 肝大、肝区胀痛
   C. 皮下水肿
   D. 胸腔积液
   E. 胸痛

10. 肝性脑病的诱因不包括
    A. 发热　　　　　B. 大量放腹水
    C. 感染　　　　　D. 上消化道出血
    E. 高蛋白饮食

11. 在我国慢性肾功能衰竭最常见的病因是
    A. 结石　　　　　B. 慢性肾小球肾炎
    C. 肾盂肾炎　　　D. 多囊肾
    E. 糖尿病肾病

12. 假性神经递质的作用是
    A. 阻碍三羧酸循环
    B. 使ATP生成减少
    C. 取代去甲肾上腺素和多巴胺
    D. 抑制神经细胞膜
    E. 降低谷氨酰胺和γ-氨基丁酸

B型题(配伍选择题)
    A. 阻塞性通气不足
    B. 胸廓的顺应性降低
    C. 弥散障碍

D. 肺的顺应性降低

　E. 无效腔样通气

13. 肺泡透明膜形成

14. 胸膜纤维化

15. 支气管哮喘

16. 肺动脉栓塞

四、简答题

1. 简述心力衰竭的原因和诱因。

2. 简述肝性脑病的诱因及氨中毒引起肝性脑病的
机制。

（李　庆）

第16章　弥散性血管内凝血

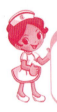

弥散性血管内凝血(disseminated or diffuse intravascular coagulation,DIC)是临床上的危重病症,早期不易诊断,一旦发生,病情凶险,预后差。那DIC究竟是怎样发生的?结局又如何?下面将阐述弥散性血管内凝血病程发生的病因、机制及表现。

弥散性血管内凝血是指机体在致病因子的作用下,引起的一种以凝血系统激活为始动环节,以广泛微血栓形成、继发性纤维蛋白溶解功能亢进和相继出现的止、凝血功能障碍为病理特征的临床综合征。

DIC可起源于多种疾病,发病率约为 0.2‰ ~ 0.5‰,病程进展迅速,死亡率高达 50% 以上。主要临床表现为出血、休克、多器官功能障碍和溶血性贫血。

第 1 节　DIC 的病因和发生机制

一、弥散性血管内凝血的病因

引起 DIC 的病因很多,其中以感染性疾病最常见,其次是恶性肿瘤、产科意外、严重的组织损伤等(见表16-1)。

表 16-1　引起 DIC 的常见病因

类型	常见疾病
感染性疾病	细菌感染、败血症、病毒性肝炎、流行性出血热、病毒性心肌炎等
恶性肿瘤	肺、消化及泌尿系统癌、转移癌、白血病、绒毛膜上皮癌、子宫颈癌、恶性葡萄胎等
产科疾病	流产、妊娠中毒症、子痫及先兆子痫、羊水栓塞、胎盘早剥、宫内死胎等
严重组织损伤	大手术、器官移植术、严重软组织创伤、挤压综合征、大面积烧伤等

案例16-1

患者,女性,29 岁,因停经38 周,阴道见红2 小时,于当日上午12 时入院,体温、脉搏、呼吸、血压正常。产检:宫高 33cm,腹围 87cm, ROT 已入盆,胎心 132 次/分。住院情况:产妇于次日凌晨 1:00 开始腹痛,4:00 阵发痛加剧送入产房待产。上午 6:30 产妇出现阴道流血,胎心减慢到 50~70次/分。疑为胎盘早剥、胎儿宫内窘迫。经家属同意,上午 7:20 入手术室抢救,行剖宫产,术中发现,有子宫不完全破裂,腹腔积血 300ml,血尿 100ml 胎儿娩出已死,产妇术中情况一直不好,上午 9:50 行子宫全切,血压仍不稳,抽血化验:PT(凝血酶原时间) >60 秒,血小板 80×10⁹/L,TT(凝血酶时间) >60 秒,Fbg(纤维蛋白原定量) <1000mg/L,3P 试验阳性。输血及抢救,血压仍进行性下降,经 2 小时全力抢救无效死亡。

问题:分析该病例发生的机制,诱发因素是什么?

二、弥散性血管内凝血的发生机制

DIC 发病机制较为复杂,可发生于许多疾病的过程中,尽管原发病不同,但在导致 DIC 这一基本病理过程中的机制却有共同之处,都是通过一种或多种途径导致血管内皮细胞损伤和组织损伤,激活内源性或(和)外源性凝血系统,从而引发了一系列以凝血功能失常为主的病理生理改变。

(一) 组织因子释放

大手术、严重创伤、烧伤、感染、产科意外等导致的组织损伤,恶性肿瘤或实质脏器坏死,白血病放疗、化疗后被破坏的白血病细胞,可释放大量组织因子入血,而启动外源性凝血系统。

组织因子 链接

组织因子是一种脂蛋白复合物,含有大量磷脂,广泛存在于人、动物的组织细胞中,脑、肺和胎盘的含量尤为丰富。感染、组织损伤、内毒素血症时组织因子释放入血浆,在钙离子存在的条件下,组织因子与因子Ⅶ结合,形成复合物,后者激活因子Ⅹ生成活化的X_a,并与Ca^{2+}、因子Ⅴ和血小板磷脂相互作用形成凝血酶原激活物,逐步完成凝血过程。

(二) 血管内皮细胞损伤

血管内皮细胞广泛损伤是 DIC 发生发展的关键环节。严重感染、内毒素、缺氧、酸中毒、抗原抗体复合物或颗粒性物质入血等,均可损伤血管内皮细胞,可导致:①受损的血管内皮细胞释放组织因子,启动外源性凝血系统;②血管内皮受损可引起血小板黏附、聚集和释放反应,使凝血过程加速;③内皮下胶原纤维等组织成分暴露,接触并激活凝血因子Ⅻ为Ⅻa,同时Ⅻa又可激活激肽系统,进一步激活Ⅻ因子,使内源性凝血系统反应加速,而引起 DIC。

(二) 血细胞的大量破坏及血小板被激活

1. 红细胞的大量破坏 在急性溶血性贫血时,如恶性疟疾、异型输血等,红细胞大量破坏,可释放出大量红细胞素和 ADP。红细胞素有类似于组织因子和血小板 3 因子的作用,ADP 可促进血小板黏附和聚集,促进凝血过程和微血栓形成。

2. 白细胞的破坏 中性粒细胞和单核细胞含有促凝物质。在严重感染、体外循环,或急性早幼粒细胞性白血病大剂量放、化疗时,可因此类细胞大量破坏,释放大量组织因子,启动外源性凝血系统。

3. 血小板的激活 血小板在 DIC 的发生、发展中具有重要作用。血小板的激活、黏附、聚集可促进血栓形成。多属继发性作用,但少数属原发作用,如血栓性血小板减少性紫癜。

(四) 促凝物质入血

急性坏死性胰腺炎时,大量胰蛋白酶入血,可使凝血酶原激活生成凝血酶,蛇毒的促凝成分可激活或加强凝血因子的活性,促进 DIC 发生。另外,某些肿瘤细胞也可分泌促凝物质。

综上所述,引起 DIC 的机制并不是单一的,通常是多个环节综合作用的结果(见图 16-1)。

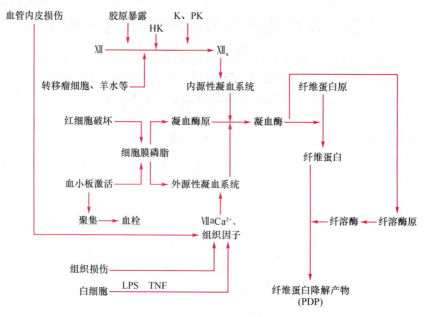

图 16-1　DIC 的发生机制

PK:激肽释放酶原;HK:高分子激肽原;K:激肽释放酶;LPS:脂多糖;TNF:肿瘤坏死因子

考点:DIC
的概念。导
致 DIC 的病
因、发生
机制

第 2 节　影响 DIC 发生发展的因素

凡能改变正常血液凝固与抗凝血系统动态平衡的因素,都可直接影响 DIC 的发生发展。

一、单核吞噬细胞系统功能损害

正常状态下,单核吞噬细胞系统具有强大的吞噬功能,可清除血液中凝血酶、纤维蛋白原、纤溶酶、FDP、激活的凝血因子及内毒素等,当机体出现感染性休克、创伤时,因该系统吞噬了大量细菌、坏死组织,使其功能受到抑制或损害,可促进 DIC 的发生。

二、肝功能严重障碍

正常肝细胞既能生成也能清除凝血与抗凝物质。当肝功能严重障碍时,可使凝血、抗凝及纤溶物质生成减少,破坏了凝血与抗凝血系统之间的动态平衡。同时因肝细胞坏死,可释放组织因子入血,增加了血液的凝固性,加剧或促进了 DIC 的形成。

三、血液高凝状态

某些生理或病理情况下,血液中凝血因子及血小板含量或活性升高,形成有利于血栓形成的状态,称为血液高凝状态。通常,妊娠末期的妇女呈生理性高凝状态,故一旦发生产科意外(如宫内死胎、胎盘早剥和羊水栓塞等),易导致 DIC。肾病综合征、白血病、恶性肿瘤晚期及妊娠中毒症引起的继发性高凝状态,均可造成血液凝固性增高而促发 DIC。另外,酸中毒也可使血液处于高凝状态,成为诱发 DIC 的诱因之一。

四、微循环障碍

休克等原因导致微循环障碍,此时毛细血管通透性增强,血浆成分外渗,微循环内血流缓慢、血液黏度增高,血液呈"泥化"状态而淤滞,又因严重缺氧、酸中毒和白细胞的介质作用使内皮细胞损伤,可促使 DIC 的发生。

考点:影响 DIC 发生发展的因素

第 3 节 DIC 的分期与分型

一、DIC 的 分 期

根据 DIC 发生后的血液凝固性变化特点,典型病程可分为以下 3 期:

1. 高凝期 主要表现为血液呈高凝状态,因各种病因导致机体凝血系统被激活,促使凝血酶生成明显增多,各脏器微循环内可有微血栓形成。但部分患者(尤其是急性 DIC 者)临床症状不明显。实验室检查:凝血时间缩短,血小板黏附性增高等。

2. 消耗性低凝期 继高凝期之后,因大量凝血酶产生和微循环内广泛微血栓形成,造成凝血因子大量消耗,血小板明显减少。加上继发性纤溶系统激活,血液转入低凝状态,患者出现不同程度的出血征象。实验室检查:血小板数量及纤维蛋白原含量明显减少,凝血时间显著延长等。

3. 继发性纤溶功能亢进期 此期,因凝血酶及活化凝血因子Ⅻa 激活了纤溶系统,使纤溶酶原转变为纤溶酶,促使纤维蛋白降解产物(FDP)大量生成,FDP 有很强的抗凝作用,患者大多有严重的出血倾向。实验室检查:血小板数量及纤维蛋白原含量明显减少;凝血酶原时间延长;凝血块或优球蛋白溶解时间缩短;血浆鱼精蛋白副凝固试验(3P 试验)阳性等。

考点:DIC 典型病程各期特点

二、DIC 的 分 型

按临床经过可将 DIC 分为急性型、亚急型及慢性型 3 种类型。

1. 急性型 可在数小时或 1~2 天发生,多见于严重感染、休克、羊水栓塞、异型输血及组织器官移植后排斥反应等。主要临床表现为出血和休克,分期不明显,病情恶化快。

2. 亚急型 可在数天内逐渐发生,临床表现介于急性型和慢性型之间,常见于恶性肿瘤转移,宫内死胎等。

3. 慢性型 发病缓慢,病程较长,临床表现不明显,常以某些实验室检查异常或某脏器功能不全为主要表现,此类病例往往在尸检做病理学检查中才被发现。

按照 DIC 时机体的代偿状态分为失代偿型、代偿型及过度代偿型 3 型。

(1)失代偿型:常见于急性型 DIC。由于凝血因子和血小板消耗过度,机体一时难以充分代偿,患者出现明显的出血和休克症状,实验室检查:血小板及纤维蛋白原显著减少。

(2)代偿型:常见于轻症 DIC,此时凝血因子和血小板的消耗与代偿处于动态平衡状态,临床表现为不明显或仅有轻度出血,实验室检查也常无明显异常,易被忽视。

(3)过度代偿型:主要见于慢性型 DIC 或 DIC 恢复期。此型凝血因子和血小板的生成超过消耗,临床表现不明显,实验室检查:纤维蛋白原及凝血因子呈短暂性升高。

第 4 节 DIC 时机体的功能变化及临床表现

DIC 的病理与临床表现复杂多样,典型的 DIC 有以下几种变化和表现。

一、出 血

为大多数 DIC 患者(70%～80%)的初发症状,且形式多样,涉及广泛,也是最常见的症状之一,可出现皮肤瘀点、瘀斑、紫癜,呕血、黑便、咯血及血尿,牙龈出血,鼻出血等。出血程度轻者创口(手术创面或采血部位)渗血不止,重者可有胃肠道、肺及模拟生殖道等内脏器官出血。主要与凝血物质大量消耗,继发性纤溶亢进以及纤维蛋白(原)降解产物形成等因素有关。

二、休 克

急性型 DIC 常引起休克,而休克的后期又常继发 DIC,两者互为因果,形成恶性循环。导致休克的机制为:①广泛微血栓形成和多部位出血,造成微循环障碍和回心血量急剧减少;②因广泛而严重出血,血容量下降,引起有效循环血量不足;③心肌缺血,收缩力减弱,导致心排血量减少;④由于补体、激肽、纤溶系统的激活及 FDP 形成,促进微血管舒张,外周阻力降低,导致血压下降。

三、多器官功能障碍

DIC 发生时,因微血管中广泛的微血栓形成,使许多器官血液灌流量减少,致使组织缺氧,局灶性变性坏死,并逐步导致受累器官功能障碍。轻症者造成个别器官部分功能障碍,重症者则可引起多器官功能衰竭,甚至死亡。临床表现依受累器官的不同而不同。如:肾脏微血栓形成,造成肾皮质缺血和肾小管缺血坏死,患者出现少尿或无尿、蛋白尿、血尿,甚至尿毒症等症状。肾上腺皮质出血坏死,可导致急性肾上腺皮质功能衰竭,产生一系列临床表现称为华-佛综合征。肺毛细血管内广泛微血栓形成,可引起肺水肿及肺出血,患者出现气急、胸闷及发绀,并可发生急性呼吸衰竭。脑组织微血栓形成,可引发脑组织多发性灶状坏死,患者出现嗜睡、昏迷、偏瘫和抽搐等神经症状。

> **链接**　　　　**华-佛综合征(Waterhorst-Friderichsen syndrome)**
>
> 　　出现于暴发型流行性脑脊髓膜炎中,多见于小儿,起病急,突然寒战、高热、中毒症状严重,出现周围循环衰竭,血压下降,皮肤黏膜大片出血,同时肾上腺有广泛出血,表现为急性肾上腺皮质功能衰竭,称华-佛综合征,又称脑膜炎球菌性肾上腺综合征。该病呈流行性,好发于冬春季节,严重者病情凶险,死亡率高。因广泛开展计划免疫,近年来发病率已明显下降。

四、贫 血

贫血是 DIC 患者通常伴有的一种特殊类型的贫血,称微血管病性溶血性贫血,其特点是:外周血涂片中可见裂体细胞(即为一些形态各异的红细胞碎片),外形呈盔形、星形、新月形等,由于表面张力的改变,这种裂体细胞易发生溶血。目前认为,裂体细胞产生的原因是由于微血管内广泛微血栓形成时,红细胞随血流流经纤维蛋白网孔时,受到血流冲击、挤压和扭曲作用,而发生机械性损伤,变形所致(见图16-2、图16-3)。

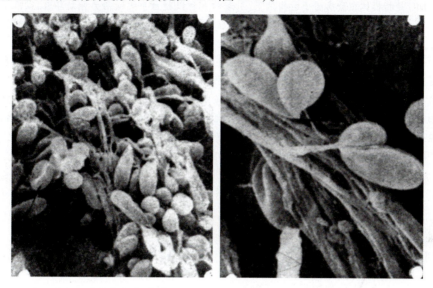

图16-2　红细胞悬挂在纤维蛋白索上(扫描电镜)

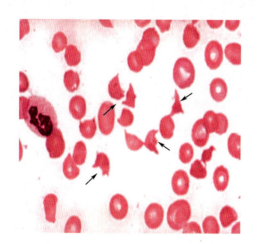

图16-3　DIC血象(裂体细胞)

五、DIC的防治原则

积极预防和迅速去除导致DIC的致病因素,针对DIC的不同病因进行防治。主要通过疏通被微血栓阻塞的微循环,扩充血容量,解除血管痉挛,早期应用抗血小板药物等方法,有效防止新的微血栓形成,并尽快建立起凝血与纤溶之间新的动态平衡。

通过应用人工心肺机、血液透析等办法,保护和维持心、肺、脑、肾等重要器官功能。应做好各项基础护理,定时测量体温、脉搏、呼吸、血压,观察尿量、尿色变化。严密观察病情变化,预防并发症发生。

小 结

DIC 是指机体在致病因子的作用下,引起的一种以凝血系统激活为始动环节,以广泛微血栓形成、继发性纤维蛋白溶解功能亢进和相继出现的止、凝血功能障碍为病理特征的临床综合征。

引起 DIC 的病因主要有:感染性疾病、恶性肿瘤、产科意外、严重的组织损伤等。其发生机制是通过一种或多种途径,导致血管内皮细胞损伤和组织损伤,激活内源性和(或)外源性凝血系统,从而引发了一系列以凝血功能失常为主的病理生理改变。主要有:组织因子释放、血管内皮细胞损伤、血细胞的大量破坏及血小板的激活、促凝物质入血。影响 DIC 发生的因素有:单核吞噬细胞系统功能损害、肝功能严重障碍、血液高凝状态及微循环障碍。

DIC 的主要临床表现为出血、休克、多器官功能障碍和微血管病性溶血性贫血。

自 测 题

一、名词解释

1. DIC   2. 微血管病性溶血性贫血

二、填空题

1. DIC 发生发展的影响因素有 _____、_____、_____、_____。

2. 根据 DIC 发生后的血液凝固性变化特点,典型病程可分为 _____、_____、_____ 三期。

3. DIC 的主要临床表现为 _____、_____、_____、_____。

4. 按 DIC 的病程及发生速度,可将其分为 _____、_____ 和 _____ 三型。

三、选择题

A 型题(最佳选择题)

1. DIC 的最主要特征是
   A. 广泛微血栓形成
   B. 凝血因子大量消耗
   C. 纤溶过程亢进
   D. 凝血功能紊乱
   E. 严重出血

2. 凝血因子和血小板生成大于消耗的情况见于
   A. 失代偿型 DIC   B. 代偿型 DIC
   C. 过度代偿型 DIC   D. 急性 DIC
   E. 亚急性 DIC

3. 下述哪项不是 DIC 的病因
   A. 细菌感染
   B. 恶性肿瘤转移
   C. 严重挤压伤

D. 单核巨噬细胞系统功能障碍
E. 白血病

4. 妊娠期高凝状态与下述哪项无关
   A. 凝血因子及血小板增多
   B. 纤溶活性增高
   C. 高脂血症
   D. 抗凝活性降低
   E. 高胆固醇血症

5. 下述哪项不参与肝功能障碍诱发 DIC 的过程
   A. 肝清除 FDP 的作用减弱
   B. 肝解毒功能减弱
   C. 肝生成凝血因子减少
   D. 肝生成血小板减少
   E. 肝释放组织因子增多

6. 大量组织因子入血的后果是
   A. 激活内源性凝血系统
   B. 激活外源性凝血系统
   C. 激活补体系统
   D. 激活激肽系统
   E. 激活纤溶系统

7. 内皮细胞受损,启动内源性凝血系统是通过活化
   A. 凝血酶原   B. XII因子
   C. 组织因子   D. 纤维蛋白原
   E. 钙离子

8. 下列哪项是导致 DIC 的直接原因
   A. 血液高凝状态
   B. 肝功能障碍

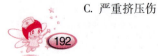

C. 血管内皮细胞受损

D. 单核巨噬细胞功能抑制

E. 高脂血症

9. DIC 时血液凝固障碍表现为

A. 血液凝固性增高

B. 纤溶活性增高

C. 纤溶过程亢进

D. 凝血物质大量消耗

E. 溶血性贫血

10. DIC 患者晚期出血的原因

A. 凝血系统被激活

B. 纤溶系统被激活

C. 凝血和纤溶系统同时被激活

D. 凝血系统活性 > 纤溶系统活性

E. 纤溶系统活性 > 凝血系统活性

11. 下述哪项不是 DIC 时产生休克的机制

A. 回心血量减少　　　B. 出血

C. 补体激活　　　　　D. 儿茶酚胺增多

E. FDP 形成

12. 华-佛综合征是指

A. 肾功能衰竭

B. 肾上腺皮质功能衰竭

C. 肾上腺髓质功能衰竭

D. 垂体功能衰竭

E. 肺功能衰竭

13. DIC 造成的贫血属于

A. 缺铁性贫血

B. 中毒性贫血

C. 大细胞性贫血

D. 微血管病性溶血性贫血

E. 失血性贫血

14. DIC 高凝期可出现

A. 血小板计数减少,凝血时间延长,纤维蛋白原含量降低

B. 血小板计数减少,凝血时间缩短,纤维蛋白原含量降低

C. 血小板计数增加,凝血时间延长,纤维蛋白原含量降低

D. 血小板计数增加,凝血时间缩短,纤维蛋白原含量增加

E. 血小板计数减少,凝血时间延长,纤维蛋白原含量增加

B 型题(配伍选择题)

A. 纤溶系统异常活跃,FDP 增多

B. 继发性纤溶系统激活,血中凝血因子和血小板减少

C. 纤溶系统异常活跃,血中凝血因子和血小板增多

D. 凝血系统被激活,血中凝血酶增多

E. 凝血系统被激活,FDP 增多

15. 高凝期

16. 消耗性低凝期

17. 继发性纤溶亢进期

四、简答题

1. 肝功能严重障碍为何能促发 DIC?

2. 简述 DIC 出血的基本机制。

3. DIC 时为什么会发生休克?

4. 简述 DIC 时多系统器官功能障碍。

(刘海燕)

实验指导

实验 ① 细胞和组织的适应、损伤与修复

【实验目的与要求】

1. 能识别萎缩、变性、坏死大体标本的形态变化。

2. 会分辨肾小管上皮细胞水肿、肝细胞脂肪变、肉芽组织的镜下病变特点。

【实验内容】

1. 大体标本观察

（1）肾盂积水：肾体积增大，切面见肾盂肾盏明显扩张，肾实质萎缩变薄，皮髓质分界不清。

（2）肾（小管上皮细胞）水肿：肾体积增大，包膜紧张，颜色变淡，切面隆起，切缘钝圆。

（3）肝脂肪变：肝体积增大，包膜紧张，淡黄色，切面切缘钝圆，有油腻感。

（4）干酪样坏死：肾标本切面。肾体积缩小，切面见多个大小不等坏死灶。坏死灶形状规则呈圆形，与周围组织分界清，坏死物黄白色，质松软，似干酪样。

（5）足干性坏疽：标本为外科截肢的肢体末端。坏死组织体积缩小，黑色，干燥，质硬，与正常组织分界清楚。

2. 正常组织学预习

（1）肾单位：肾的基本结构和功能单位为肾单位，包括肾小体和肾小管。而肾小体由血管球及肾小囊构成；肾小囊的脏、壁两层上皮细胞之间构成囊腔，脏层上皮细胞包绕在血管球外，壁层上皮细胞在尿极与肾小管上皮细胞相延续。每个肾小体均有一条与之相连的肾小管，肾小管依次可分为近端小管、细段、远端小管，远端小管与集合管相连接。肾小管上皮细胞呈锥体形或立方上皮。

（2）肝小叶：是肝的基本结构单位，呈多面棱柱体。人的肝小叶之间的结缔组织较少，故小叶分界不明显。肝小叶内肝细胞互相连接形成单个细胞厚度的细胞板，称肝板。肝板以中央静脉为中心向周围呈放射状排列。肝板的断面呈索状排列，称肝索。肝板（索）之间为肝血窦，肝窦壁衬有内皮细胞。在肝小叶边缘，肝细胞排列成环形板状结构，称界板。相邻肝细胞间的细胞膜局部凹陷，形成胆小管。

3. 病理切片观察

（1）肾小管上皮细胞水肿：肾小管管腔狭窄，不规则。肾小管上皮细胞体积增大，胞质内大量红染的细颗粒状物。

（2）肝脂肪变：肝细胞大小不一，肝索紊乱，肝血窦受压变窄。部分肝细胞明显增大，胞质内出现圆形空泡。空泡大小不一。空泡较大时，核被挤向一侧。

（3）肉芽组织：近创面有大量新生的毛细血管向创面呈祥状弯曲，其间有较多的成纤维细胞、渗出液和炎细胞。深部肉芽组织血管、渗出液及炎细胞数量减少，而出现较多与创面平行的胶原纤维。

【实验报告】

1. 描述肝脂肪变性或肾(小管上皮细胞)水肿肉眼形态变化。

2. 绘出肾细胞水肿、肉芽组织病变镜下简图。

（谢建华）

实验 2　局部血液循环障碍

【实验目的与要求】

1. 观察肝、肺淤血的病变特点。

2. 能识别混合血栓的形态特点及血栓的类型,并了解可能引起的后果。

3. 能辨认梗死的类型及形态特点,并了解其发生原因和后果。

【实验内容】

1. 大体标本观察

（1）慢性肺淤血,又称槟榔肝:肝脏体积增大,切面可见暗红色条纹与浅黄色条纹相间。呈暗红色区域为肝小叶中央静脉及窦状隙之淤血,淡黄色区域为肝细胞脂肪变性。

（2）脑出血:大脑水平切面,显示内囊及脑室。右侧内囊区严重出血,破坏部分脑组织,呈黑色。出血灶的血液破入脑室。

（3）脾贫血性梗死:切面见一扇形之梗死灶,境界清楚,向表面隆起,灰白色无结构。此病灶之尖端向脾门,底部位于脾表面,梗死灶之上缘略带灰黄色,梗死灶近下缘处见灰红色弯曲条纹。

（4）肺出血性梗死:切面见 3 个略呈三角形的病灶,病灶底部位于肺表面,病灶尖端向肺门,境界分明,呈黑褐色,实变。

（5）肠出血性梗死:小肠一段,灰白、壁较薄,黏膜皱襞清晰的为正常肠段;梗死的肠段呈黑褐色,无光泽,肠壁肿胀增厚,黏膜皱襞增粗或消失;与正常肠壁无明显界限。

2. 正常组织学预习

（1）肝小叶:见实验1。

（2）肺组织:肺泡的壁是由单层扁平上皮构成,有 3 种细胞:①扁平上皮细胞（Ⅰ型细胞）,其基膜紧贴毛细血管;②分泌上皮（Ⅱ型细胞）,该细胞突向管腔或夹在扁平上皮细胞之间,可分泌表面活性物质;③隔细胞:位于肺泡间隔中,进入肺泡腔内称尘细胞;④肺泡隔:是相邻肺泡壁之间的结构,由结缔组织和丰富的毛细血管组成。

3. 病理切片观察

（1）肺褐色硬化:肺泡壁增厚,肺泡壁毛细血管扩张充血;部分肺泡腔内含心衰细胞或含铁血黄素(褐色),部分肺泡内有淡红色水肿液;部分肺泡壁内可见红染的胶原纤维束(硬化)。

（2）槟榔肝:肝小叶内中央静脉及其周围肝血窦扩张,其中充满红细胞;中央静脉周围肝索萎缩,小叶边缘的肝细胞轻度脂肪变性。严重时相邻肝小叶的淤血区相互连接。

（3）混合血栓:低倍镜,血管腔内可见淡红色不规则小梁与暗红色区域交织存在。高倍镜,淡红色区域为均匀无结构的血小板梁,呈不规则的平行条纹;血小板梁边缘附有中性粒细胞,血小板梁之间有纤维蛋白网及红细胞。

195

【实验报告】

1. 手提重物时指端会有何变化？如何解释。

2. 血栓、栓塞、梗死、坏死相互间的关系和异同点有哪些？

3. 绘出慢性肺淤血、慢性肝淤血镜下病变简图。

（古丽菲娅）

实验 3　炎　　症

【实验目的与要求】

1. 能识别纤维蛋白性炎、化脓性炎、变质性炎（急性重型肝炎）、增生性炎（子宫颈息肉）等的病变特点。

2. 会分辨各类炎细胞的病变特点。

【实验内容】

1. 大体标本观察

（1）纤维蛋白性炎（纤维蛋白性胸膜炎、绒毛心）：胸膜不光滑，失去正常光泽，表面有薄层灰白色纤维蛋白覆盖。心包脏层及壁层不光滑，失去正常光泽，有一层灰白色渗出物附着，呈绒毛状。

（2）假膜性炎（白喉）：喉、气管及支气管黏膜表面有一层灰白色膜状物覆盖，即为假膜。假膜附着紧密，不易脱落。

（3）脑、肝及肺脓肿：切面有脓腔，腔内脓液大部已流失，只在脓肿壁尚附有少许脓性物质，周围有纤维组织包绕，边界清楚。

（4）化脓性阑尾炎（蜂窝织性阑尾炎）：阑尾肿胀变粗，浆膜面充血，附有黄白色脓性渗出物。切面阑尾壁增厚，腔内亦见脓性渗出物。

（5）急性重型肝炎：肝脏体积明显缩小，包膜皱缩，切面呈黄色或红褐色，有些区域呈红黄相间的斑纹状。

（6）增生性炎（子宫颈息肉）：子宫颈外口突出、下垂一个带蒂的肿物，蒂与宫颈内口相连，呈粉红色。

2. 正常组织学预习

（1）正常阑尾：肠壁结构分4层，依次为黏膜层、黏膜下层、肌层、浆膜层。其主要特点为腔小，无绒毛。固有膜内肠腺少，但有大量淋巴组织或淋巴小结，并可侵入黏膜下层，故黏膜肌层不完整，肌层较薄。

（2）正常白细胞形态：粒细胞圆形，大小为 $10 \sim 15 \mu m$，分为杆状核粒细胞和分叶粒细胞，根据颗粒的着色性质不同，粒细胞又可分为中性粒细胞、嗜酸粒细胞、嗜碱粒细胞。

中性粒细胞核染成紫蓝色，以分3叶的占多数，细胞质中有许多大小一致、分布均匀、染成紫红色的细小颗粒；嗜酸粒细胞较中性粒细胞略大，细胞核多为2叶，细胞质中充满大小一致、分布均匀、染成橘红色的圆形粗大的嗜酸性颗粒；嗜碱粒细胞大小与中性粒细胞近似，细胞核的形状很不规则，着色较浅，常被紫蓝色的嗜碱性颗粒掩盖，轮廓不明显，细胞质中可见大小不等、分布不均匀、染成紫蓝色的圆形嗜碱性颗粒。

淋巴细胞是大小不等（ $6 \sim 15 \mu m$ ）的圆形或椭圆形细胞。小淋巴细胞（直径 $6 \sim 9 \mu m$ ）数量最多,细胞核呈圆形或椭圆形,着色很深(紫蓝色),细胞质很少,着天蓝色。分为 B 淋巴细胞和 T 淋巴细胞,B 淋巴细胞经多次分裂,变为浆细胞。大多数浆细胞呈椭圆形,核偏位于一侧,核染色质呈车轮状,胞质较丰富,略带嗜碱性染色。

单核细胞是血液中最大的细胞,圆形或椭圆形,直径 14～20μm,大多数细胞核呈肾形或马蹄形,染色质颗粒较细而且疏松,呈着色较浅的网状,细胞质较多,染成灰蓝色。

3. 病理切片观察

(1)化脓性阑尾炎:切片中央为阑尾腔,腔内有脓细胞、血浆和红细胞,阑尾各层均有充血、水肿及大量中性粒细胞浸润。

(2)炎性息肉(宫颈息肉或鼻息肉):息肉表面被覆单层柱状上皮,上皮下间质充血、水肿,并伴有腺体增生及各种炎细胞浸润。

【实验报告】

绘出各种炎细胞镜下简图。

(张秀珍)

实验 4　肿　瘤

【实验目的与要求】

1. 观察常见肿瘤的形态特征及生长、转移和扩散方式。
2. 能辨认所见肿瘤大体标本形态特点。
3. 能识别并描绘肿瘤标本镜下病理变化特点。

【实验内容】

1. 大体标本观察

(1)子宫多发性平滑肌瘤:子宫增大,切面可见多个大小不等的球形结节,结节与周围子宫壁分界清楚。肿瘤切面灰白色,可见编织状条纹。

(2)皮肤乳头状瘤(示外生性生长):肿瘤标本呈乳头状突出于皮肤表面,其根部狭窄形成蒂与基底部正常以皮肤相连。

(3)卵巢囊腺瘤:腺瘤标本呈多房性、表面光滑,切面有许多大小不等的囊腔,腔内充满了灰白色半透明的黏液。

(4)乳腺癌(示浸润性生长):肿块部分皮肤呈结节状突起,质地较硬,切面灰白色与周围组织分界不清,无包膜,皮肤呈橘皮样外观。

(5)肺转移性癌:肺表面及切面可见多处散在分布的球形结节,大小较一致,边界尚清楚,但无包膜形成,结节中央发生出血坏死。

(6)原发性肝癌:完整肝脏 1 个,体积缩小,肝脏表面,左叶呈弥漫性结节状,结节大小较一致,质地变硬,肿块被膜已穿破,并见坏死组织。

2. 正常组织学预习

(1)鳞状上皮:低倍观,鳞状上皮由多层细胞构成,各层细胞形态各异。与下面结缔组织交界处是基膜,基膜不平整,有许多结缔组织乳头状突起伸入上皮。高倍观:表层位于上皮的最表面,为数层细胞,呈鱼鳞、扁平状,细胞核呈扁平或梭形,染色很深。鳞状上皮各层之间无明显分界。

（2）结肠：正常结肠的管壁由内向外由黏膜、黏膜下层、肌层、浆膜构成。低倍观，黏膜内无环形皱襞和绒毛，固有层有许多密集排列的单管状腺，有的部位可见孤立淋巴小结和弥散的淋巴组织。高倍观，黏膜上皮、肠腺内有大量的杯状细胞。

（3）疏松结缔组织（纤维组织）：低倍观，浅红色为胶原纤维；纤维间蓝紫色小点为细胞核，呈不规则分布。高倍观，疏松结缔组织内浅红色纵横交错、呈不规则排列的纤维束。纤维之间分布有一些细胞核，染蓝紫色，多为成纤维细胞核，胞质不明显。

3. 病理切片观察

（1）皮肤乳头状瘤：低倍观，见树枝样突起的乳头，表面由增生的鳞状上皮覆盖，中心为纤维组织、血管。高倍观，纵切乳头观察，见角化层、颗粒细胞层、棘细胞层、基底细胞层，排列规则。瘤细胞分化成熟，呈多边形，层次清楚，有细胞间桥。

（2）鳞状细胞癌（Ⅰ级）：低倍观，见大小不等的癌细胞团，呈片状或条索状排列，此为癌巢，位于结缔组织间质中。高倍观，癌巢由分化较好的鳞状上皮癌细胞构成，癌巢中央有粉红色同心圆排列之角化珠，即癌珠，有的可见细胞间桥。间质中常有浆细胞和淋巴细胞浸润。

（3）肠腺癌：低倍观，癌细胞排列成腺管状，腺腔大小不等，形状不规则，排列紊乱，染色较深，异型性大。高倍观，腺体排列紊乱，细胞形态不一，核分裂现象易见，部分细胞向腺腔突出，呈乳头状生长称为乳头状腺癌。

（4）纤维瘤：低倍观，似正常纤维组织，呈编织状排列，其间有分化好的纤维细胞。高倍观，纤维束纵横交错，呈编织状排列，其间有少数血管，瘤细胞核细长而深染，与正常纤维细胞相似。

【实验报告】

1. 患者，女性，38岁，患绒毛膜上皮癌并转移到肺，请用所学病理学知识对转移瘤进行命名。

2. 绘制皮肤乳头状瘤和鳞状细胞癌（Ⅰ级）的镜下简图。

（刘碧英）

实验 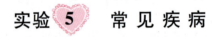 5　常见疾病

【实验目的与要求】

1. 会识别动脉粥样硬化及高血压的病理变化，熟悉其对其他器官的影响。

2. 能辨认风湿病典型的病变特点及风湿性心脏病的特点。

3. 能分辨胃溃疡、门脉性肝硬化、弥漫性毛细血管内增生性肾小球肾炎的病理变化特点。

4. 会识别病毒性肝炎、弥漫性硬化性肾小球肾炎的病理变化特点。

【实验内容】

1. 大体标本观察

（1）心（高血压性心脏病）：心脏体积增大，重量增加，左心室肌层明显增厚，乳头肌及肉柱均增粗。表现为向心性肥大显示左心室心肌肥厚，而心腔不扩张。

（2）肾（高血压肾病）：主要表现为原发性颗粒性固缩肾，双侧肾脏对称性缩小，重量减轻，质地变硬，表面分布弥漫性细小颗粒。

（3）胃溃疡：胃小弯近幽门处有一椭圆形溃疡，深达肌层，漏斗状，直径约2cm，边缘整

齐,底部平坦,溃疡周围黏膜呈放射状排列。

（4）病毒性肝炎(急性重型肝炎):肝体积缩小,包膜皱缩,呈黄色或红褐色。

（5）门脉性肝硬化:肝体积缩小,重量减轻,表面粗糙呈颗粒状,表现和切面上弥漫分布大小相等的圆形灰白色结节,结节周围被灰白色的纤维间隔包绕。

（6）弥漫性毛细血管内增生性肾小球肾炎(急性肾炎):肾体积增大,重量增加,颜色发红,称为"大红肾";表面光滑,可见弥漫分布的出血点,似蚤咬,又称"蚤咬肾"。

（7）弥漫性硬化性肾小球肾炎(慢性肾炎):肾体积缩小,重量减轻,变硬。表现不光滑呈大小均匀的细颗粒状,称"颗粒性固缩肾"。

2. 正常组织学预习

（1）肺组织:见实验2。

（2）胃壁:一般分为4层结构:①黏膜层:上皮、固有膜、黏膜肌层;②黏膜下层:含有结缔组织、血管和神经;③肌层:即内斜、中环、外纵,质地致密坚实的3层平滑肌组成;④浆膜层:为疏松结缔组织,外皮一层间皮细胞。黏膜层厚约1mm,肌层较厚,可达3mm,浆膜层则较薄。

（3）肝小叶:见实验1。

（4）肾单位:见实验1。

3. 病理切片观察

（1）风湿性心肌炎:病变主要在心肌间质小血管旁形成风湿小体,即风湿性肉芽肿。其中央是纤维素样坏死,周围出现成堆的风湿细胞(Aschoff cell)和纤维母细胞,还伴有少量的淋巴细胞和单核细胞等。风湿细胞横切面似枭眼状,核的纵切面呈毛虫状。

（2）冠状动脉粥样硬化:斑块表层为大量胶原纤维、平滑肌细胞和细胞外基质组成的纤维帽,深部为大量粉染的坏死物质和胆固醇结晶。

（3）病毒性肝炎:肝细胞坏死广泛而严重,小叶周围残留少量变性的肝细胞。肝窦明显扩张,大量淋巴细胞、单核细胞浸润,肝细胞再生不明显。

（4）肝硬化:假小叶形成。假小叶为周围增生的纤维包绕的圆形、类圆形的肝细胞团,其中肝细胞大小不一,排列紊乱,中央静脉缺如或偏位,周围结缔组织中可见新生的小胆管和炎细胞浸润。

（5）急性肾炎:低倍观,肾小球体积增大,肾小球内细胞数目增多,肾小管上皮细胞肿胀,管腔内可见各种管型,间质血管扩张充血。高倍观:毛细血管管腔狭窄或闭塞,见中性粒细胞和浆液渗出。

【实验报告】

1. 描述胃溃疡、急性肾炎大体标本的病变特点。

2. 绘出风湿性心肌炎、门脉性肝硬化病变的镜下简图。

（贺　玲　田晓露）

实验 6 传 染 病

【实验目的与要求】

1. 能识别结核结节、伤寒肉芽肿的镜下结构。

2. 会分辨继发性肺结核主要临床病理类型的病变。

3. 观察并了解伤寒典型肠道病变的发展过程。

【实验内容】

1. 大体标本观察

（1）肺（慢性纤维空洞型肺结核）：肺切面上可见数个大小不等、形状不一的空洞，空洞内面可见干酪样坏死物，空洞附近组织有显著的纤维组织增生，胸膜增厚。

（2）回肠（肠伤寒）：回肠黏膜面肿胀，呈脑回状（髓样肿胀期），或坏死（坏死期）、脱落后形成溃疡（溃疡期）。

（3）结肠（细菌性痢疾）：结肠黏膜充血、水肿，表面被覆一层灰黄色或灰褐色糠皮状的假膜，有的假膜脱落后形成不规则的表浅溃疡，可见小的出血点，整个黏膜疏松水肿增厚。

2. 正常组织学预习

（1）正常肺组织：见实验 2。

（2）正常小肠：正常小肠的管壁由内向外由黏膜、黏膜下层、肌层、浆膜构成。黏膜上皮由单层柱状细胞、杯状细胞（从十二指肠至回肠逐渐增多）和少量内分泌细胞组成。黏膜固有层内有肠腺，黏膜固有层或黏膜下层常有淋巴组织，一般为弥散淋巴组织或孤立淋巴小结，在回肠则表现为集合淋巴小结。肌层为内环行、外纵行平滑肌。

（3）正常结肠：正常结肠的管壁由内向外由黏膜、黏膜下层、肌层、浆膜构成。黏膜上皮由单层柱状细胞及大量杯状细胞组成。黏膜固有层有排列密集的大肠腺及较多淋巴组织。肌层为内环行、外纵行平滑肌，后者形成 3 条结肠带。

3. 病理切片观察

（1）结核结节：结节状病灶由内向外的层次为中央为红染无结构干酪样坏死，周围围绕上类上皮细胞和朗格汉斯巨细胞。结节外周有淋巴细胞浸润及数目不等的成纤维细胞和胶原纤维。

（2）肠伤寒：肠黏膜和黏膜下层可见淋巴滤泡增生，滤泡中巨噬细胞聚集成团，形成伤寒肉芽肿。

【实验报告】

绘出朗格汉斯巨细胞、伤寒细胞的镜下形态图。

（张国江）

实验 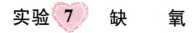 7 　　缺　　氧

【实验目的与要求】

1. 复制乏氧性缺氧、血液性缺氧、组织性缺氧的动物模型。

2. 观察实验动物缺氧时的表现及各项指标的变化，分析缺氧的发生机制。

3. 观察实验动物对各型缺氧的耐受性。

【实验原理】

空气中的氧通过外呼吸进入血液，与血红蛋白结合并由血液运输到全身各处，最后被组织细胞摄取和利用。其中任何一个环节发生障碍，都可以引起缺氧。复制乏氧性缺氧、血液性缺氧、组织性缺氧的动物模型，观察各种类型缺氧时的表现特点。

【实验药品与器材】

1. 药品　钠石灰(NaOH·CaO),甲酸,浓硫酸,5%亚硝酸钠溶液,1%亚甲蓝溶液,0.1%氰化钾,生理盐水。

2. 器材　小白鼠缺氧瓶(125ml带管道瓶塞的广口瓶),简易一氧化碳发生装置,广口瓶,5ml和2ml刻度吸管,酒精灯,1ml注射器,剪刀,镊子。

【实验步骤】

1. 乏氧性缺氧

(1)将小白鼠称重后置于装有少许钠石灰(约5g)的缺氧瓶内,观察小白鼠的一般情况,然后将瓶盖塞紧,记录时间。以后每3分钟观察上述指标1次,有变化及时记录,直到小白鼠死亡为止。

(2)保留小白鼠尸体,待2、3实验做完后,再依次打开腹腔,观察和比较肝脏和血液的颜色。

思考:缺氧瓶内的钠石灰起何作用?

2. 血液性缺氧　(一氧化碳中毒性缺氧)

(1)组装好一氧化碳发生装置。

(2)取1只小白鼠放入广口瓶中,观察一般情况,然后与一氧化碳发生装置连接。

(3)取甲酸3ml放入试管内,加入浓硫酸2ml,塞紧。如气泡产生过少,可用酒精灯加热,促进一氧化碳的生成。

$$HCOOH \xrightarrow[\triangle]{H_2SO_4} CO\uparrow + H_2O$$

(4)观察指标与方法同前。

【注意事项】

1. 不可过热以至液体沸腾,因一氧化碳产生过快,动物死亡太快,血液改变不明显,达不到预期观察效果。

2. 吸取硫酸和甲酸时,注意不要溅到皮肤或衣物上;CO中毒实验完毕,及时处理CO发生器内的残余物。

3. 亚硝酸盐中毒性缺氧

(1)取体重相近的小白鼠2只,观察并记录。

(2)分别给小白鼠腹腔注入5%亚硝酸钠溶液0.3ml后,其中1只迅速注入15%亚甲蓝溶液0.3ml,另一只注入生理盐水0.3ml。观察两只小白鼠各项指标变化及死亡时间。

4. 组织中毒性缺氧(氰化钾中毒性缺氧)

(1)小白鼠1只,称重,观察正常指标。

(2)腹腔注射0.1%氰化钾0.2ml立即观察上述指标。

(3)打开小白鼠腹腔,观察血液和肝脏的颜色并记录。

【注意事项】

氰化物有剧毒,教师要派专人管理,勿沾染皮肤、黏膜,特别是破损处,实验后要妥善处理。

附:影响缺氧耐受性的因素

1. 年龄对缺氧耐受性的影响。

将成年与初生小白鼠各1只同时置于广口瓶内,塞紧瓶塞,观察表现并记录存活时间。

2. 环境温度对缺氧耐受性的影响。

（1）取 500ml 烧杯 2 只，1 只加入碎冰块和水，另 1 只加热水，水温 40～42℃。

（2）取 3 只小白鼠，分别装入盛有钠石灰的广口瓶内，再将广口瓶分别置于盛有热水、冷水的烧杯和常温（20℃左右）中，塞紧瓶塞，记录小白鼠死亡时间。

【实验结果与讨论】

通过各型缺氧模型的复制以及对缺氧发生过程中各项指标的观察，分析各型缺氧的发生机制。

（张丽华）

实验 **8** 失血性休克

【实验目的与要求】

1. 复制失血性休克动物模型并观察其表现。

2. 熟悉失血性休克的发病机制。

3. 比较不同治疗方案对失血性休克的作用。

【实验原理】

一般快速大量失血超过总血量的 20% 左右（约 1000ml）时即可引起失血性休克。如果失血量超过总血量的 50%，会导致死亡。失血后是否引起休克，取决于失血量和失血速度。失血性休克分期明显，其发展过程基本上遵循代偿期、失代偿期、难治期逐渐发展的特点，复制失血性休克动物模型并观察其表现。

【实验药品与器材】

1. 药品 3% 戊巴比妥钠溶液。

2. 器材 大动物手术器械、BL402 生物信号采集分析系统、压力传感器、微循环观察装置（显微镜、恒温灌流盒、电视监视器）、静脉输液装置、储血瓶、动脉导管和静脉导管、温度计、100ml 烧杯、注射器、止血纱布、磅秤、狗手术台。

【实验步骤】

1. 取成年狗 1 只，称体重后静脉注射 3% 戊巴比妥钠溶液（30mg/kg）全身麻醉。

2. 将动物仰卧固定于实验台上，剪去手术部位被毛，在甲状软骨下作颈部正中切口（长约 8cm），分离气管，作气管插管并固定，保证呼吸通畅；分离一侧颈总动脉，插入动脉导管，经压力传感器（插管前在动脉导管和压力传感器导管部分充盈肝素，以防止凝血后堵塞血压传导通路）与 BL402 生物信号采集与分析系统相连，记录 MAP、Ps-d、HR。

3. 在左侧股三角区域触及股动脉后，沿动脉行走方向作约 3cm 切口，游离左股动脉，然后插入动脉导管（插管前在动脉导管和储血瓶内加入约 40ml 肝素钠溶液，以防止凝血后堵塞放血通道），在动脉导管前端用动脉夹夹闭股动脉（放血时再松开），导管另一端与储血瓶相连，以备放血。

4. 在右侧股三角区沿动脉行走方向作一长约 3cm 切口，游离右股静脉，插入长度约为 50cm 股静脉导管至下腔静脉入右心房处（约在剑突上 1～2cm 处，深度约 35cm），导管外端接三通管，一侧同输液瓶相连后，缓慢输入生理盐水（5～10 滴/分钟）以保持导管及静脉通畅，另一侧通过压力传感器与 BL402 生物信息系统相连，测量狗的 CVP。

5. 在右侧腹直肌旁作一长约 8cm 腹部旁正中切口，钝性分离肌层，打开腹腔。推开大网膜,找出一段游离度较大的小肠肠袢,轻轻拉出,置于微循环灌流盒内,用显微镜观察肠系膜微循环情况。

6. 耻骨联合上 2～3cm 行垂直切口,分离膀胱,沿膀胱三角找到双侧输尿管,分离并插管,观察记录尿量。

7. 将温度计插入直肠,测量体温。

8. 记录各项指标后,降低储血瓶,松开动脉夹,快速从左股动脉放血,使 MAP 降低至 40mmHg,并维持 15～20 分钟,记录各项指标及储血瓶内血量。

【注意事项】

(1) 此实验手术操作多,应尽量减少手术性出血和休克。

(2) 麻醉深浅要适度,麻醉过深抑制动物呼吸导致死亡,麻醉过浅动物疼痛可导致神经源性休克。

(3) 动物套管和注射器中,事前应加一定量肝素,防止凝血。

(4) 放血速度和输血输液速度都将影响到休克状态的维持及抢救的效果。

【实验结果与讨论】

1. 观察记录平均动脉压(MAP)、脉压(Ps-d)、心率(HR)、中心静脉压(CVP)、体温、皮肤黏膜颜色等变化。

2. 分析实验动物失血量与血压、尿量的关系。

3. 讨论狗失血性休克时机体变化的机制。

（曹冬霞）

实验 9 急性肾功能不全

【实验目的与要求】

1. 复制蟾蜍升汞中毒性肾功能不全模型。

2. 观察肾脏损害时泌尿功能的变化。

【实验原理】

肾脏是多功能器官,其主要功能是泌尿。尿液的生成包括肾小球的滤过、肾小管和集合管的重吸收和分泌 3 个环节,任何一个环节出现问题都会影响尿液的生成。急性肾功能不全是指各种原因导致肾脏泌尿功能急剧降低,引起机体内环境出现严重紊乱的病理过程。通过复制蟾蜍升汞中毒性肾功能不全模型,观察肾脏外形和泌尿功能的变化。

【实验药品与器材】

1ml 及 5ml 注射器各 1 支、刻度试管、试管架 1 个、大漏斗、100g 与 500g 天平各 1 台、小动物解剖器械 1 套(含剪刀、镊子、手术刀、探针、放大镜等)纱布若干、1% $HgCl_2$ 溶液、0.6% NaCl 溶液。

【实验步骤】

1. 取蟾蜍 2 只,挤压其下腹部,将尿液排空,用纱布擦干,分别称重。

2. 在 1 只蟾蜍下肢皮下注射 1% $HgCl_2$ 0.2～0.5ml,另 1 只注射相同量 0.6% NaCl 溶液作为对照。

3. 分别在 2 只蟾蜍背部皮下注入 0.6% NaCl 溶液 4～8ml。

4. 将 2 只蟾蜍分别置于漏斗中 2 ~ 3 小时,并用刻度试管收集此期间的尿量。

5. 挤压蟾蜍下腹部,将剩余尿排到漏斗中,分别称重,并观察尿量有何不同。

6. 分别解剖观察蟾蜍的肾,取出肾称重,计算肾体重比,对实验及对照蟾蜍肾进行对比观察。

【注意事项】

1. 注射升汞的针头要细,注射速度要慢,勿使升汞从注射部位渗出,影响效果。

2. 操作过程中要防止升汞污染中毒。

【实验结果与讨论】

1. 观察两组肾脏的外形及皮髓质的条纹和色泽等。

2. 分析肌内注射升汞引起急性肾功能不全的发病机制。

3. 解释急性肾功能不全时发生少尿的机制。

（李　庆）

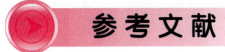

参考文献

步宏．2006．病理学与生理学．北京:人民卫生出版社

曹靖宇．2010．病理学基础．西安:第四军医大学出版社

陈命家．2004．病理学．北京:人民卫生出版社

崔进,张雅洁．2007．病理学．北京:科学出版社

高子芬等．2005．病理学．第2版．北京:北京大学医学出版社

宫恩聪等．2002．病理学．北京:北京医科大学出版社

贺平泽,靳晓丽．2010．病理学基础．案例版．北京:科学出版社

金惠铭,王建枝．2008．病理生理学．第6版．北京:人民卫生出版社

金惠铭,王建枝．2008．病理生理学．第7版．北京:人民卫生出版社

李法琦,司良毅．2008．老年医学．北京:科学出版社

李玉林．2008．病理学．第7版．北京:人民卫生出版社

刘红,钟学仪．2010．病理学(案例版)．北京:科学出版社

裴素霞．2003．病理生理学．北京:科学出版社

石增立,李著华．2006．病理生理学(案例版)．北京:科学出版社

唐建武,吴伟康．2007．病理学．北京:人民卫生出版社

王斌,陈命家．2009．病理学与病理生理学．第6版．北京:人民卫生出版社

王清勇,冯世俊．2005．生理学-病理生理学-药理学实验指导．北京:人民军医出版社

王树人．2004．病理生理学．成都:四川大学出版社

王志敏．2008．病理学基础．北京:人民卫生出版社

吴继锋．2010．病理学．第2版．北京:人民卫生出版社

吴伟康,赵卫星．2007．病理学．第2版．北京:人民卫生出版社

徐久元．2002．病理学．北京:高等教育出版社

杨如虹．2008．病理生理学．第2版．北京:科学出版社

杨运高．2008．养肝饮食指南——把药房变成厨房．北京:人民军医出版社

张建中．2010．病理学．北京:高等教育出版社

张立克．2009．病理生理学．北京:人民卫生出版社